U0325796

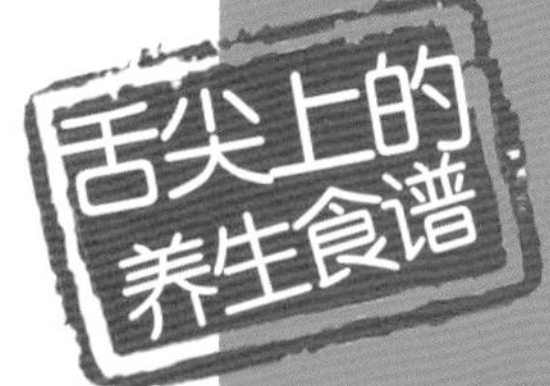

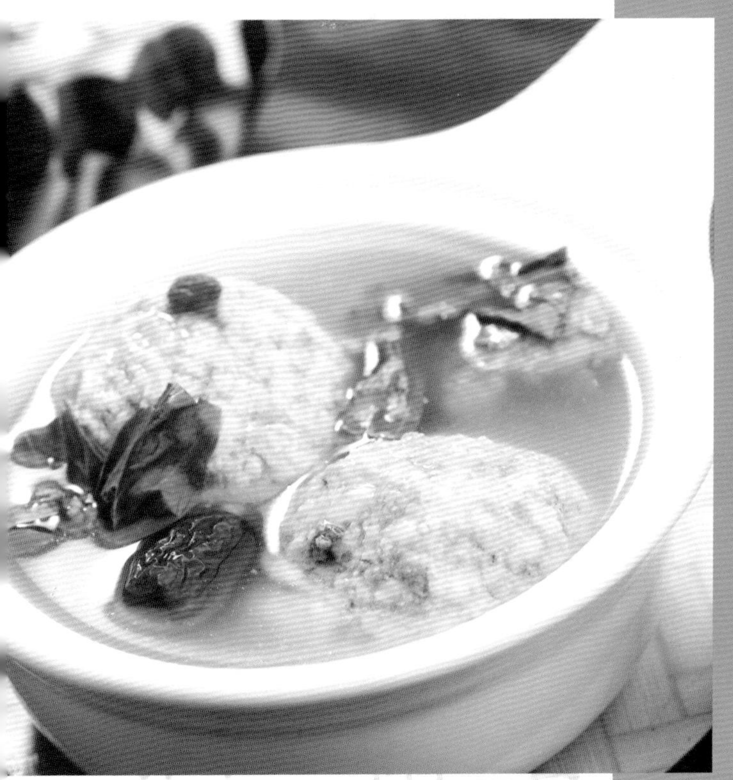

不时不食的
二十四节气美味攻略

高玉才◎主编

吉林出版集团 吉林科学技术出版社

作者简介 Author

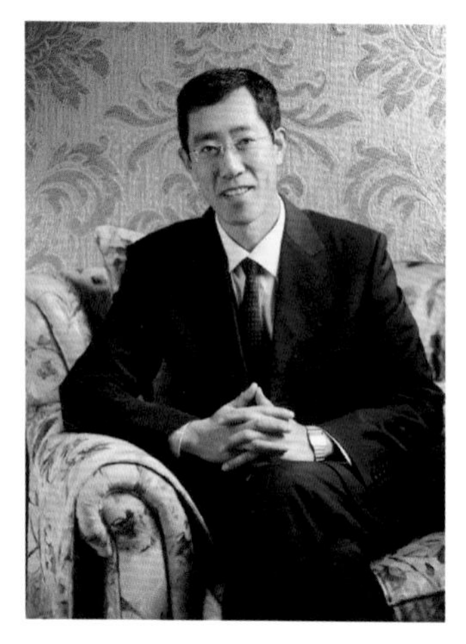

高玉才　吉林工商学院烹饪研究所副所长，享受国务院特殊津贴，吉林省拔尖创新人才，国家高级烹调技师，国家公共营养技师，中国烹饪大师，中国东北烹饪大师，餐饮业国家级考评员，国家职业技能裁判员，吉林省饭店餐饮烹饪协会副会长，吉林省名厨专业委员会会长，吉林省药膳专业委员会会长，吉林省营养学会副秘书长，长春市饭店餐饮烹饪协会常务副会长、秘书长。吉林电视台《第一美食》、长春电视台《食尚》栏目顾问、制片人。

主　　编：高玉才

编　　委：王述钧　王铁建　王新元　付　岩　许兵楷　巩桂花　吕国强　吕振才　刘雪峰　朱基富　诌　冰　李　军　李　翔　李琢伟　李德春　吴纪雨　邹殿军　房永刚　范璐依　胡亚全　姚志鹏　姜　涛　姜春和　赵喜春　袁新华　曹青春　潘文艳　霍记录　郭久隆　张明亮　崔晓冬　蒋志进

技术顾问

唐　文：吉林工商学院烹饪研究所所长，全国餐饮业国家级评委，烹饪教授

营养顾问

马萱钺：中国营养学会理事，吉林省营养学会理事长，吉林大学教授

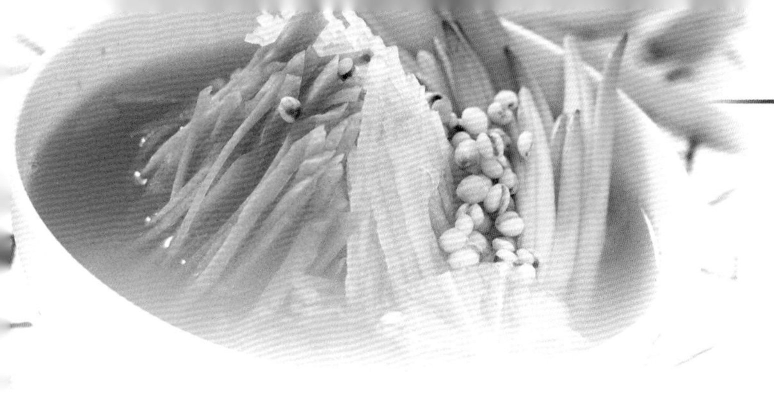

前言

春雨惊春清谷天，
夏满芒夏暑相连。
秋处露秋寒霜降，
冬雪雪冬小大寒。

二十四节气是中国劳动人民独创的文化遗产，它能反映季节的变化，指导农事活动，影响着千家万户的衣食住行。远在春秋时期，中国古代先贤就定出仲春、仲夏、仲秋和仲冬四个节气，以后不断地改进和完善，到秦汉年间，二十四节气已完全确立。公元前104年，《太初历》正式把二十四节气定于历法，明确了二十四节气的天文位置，2011年6月入选第三批国家级非物质文化遗产名录。

“因时养生”是中医养生学的一条重要原则。《黄帝内经》中说：“故智者之养生也，必须顺四时而避寒暑”，祖国医学中也有“春夏养阳，秋冬养阴”之说。这些都说明人体必须顺应四时自然变化而养生，从而加强人体适应季节与气候变化的能力，以保证身体健康，减少疾病的发生。

一般来说，根据节气不同，应采取不同的食疗、食补方式。如春天六个节气万物生发向上，可用升补，饮食要清淡；夏天六个节气炎热酷暑，宜用清补，饮食要甘凉；秋天六个节气凉爽干燥，则宜平补，要食生津的食品；冬天六个节气气候寒冷，适宜滋补，可食比较温热的食品。节气食补应顺应季节气候的变化，可保养体内阴阳气血，而使正气在内，外邪无法入侵。

《舌尖上的养生食谱：不时不食的24节气美味攻略》以传统节气为主线，首先为读者介绍了关于每个节气的常识，如该节气的时间、黄经、意义、属性、气候特点、饮食养生、民俗风情等，使您对节气有所了解。随后我们根据该节气的特点，有针对性地介绍了多款家常实用菜肴。选取的每道菜肴都配以精美的图片，而对于一些深受大家喜欢的菜肴，我们还配以制作步骤图片并加以步步详解，简单、明了，一看就会，既做到色香味美，又可达到营养均衡的效果。

《舌尖上的养生食谱：不时不食的24节气美味攻略》可以说是一本非常全面、实用的节气美食烹饪宝典，其顺应时代，面向大众，并且不断创新。相信通过本书，您一定能够做出满足全家人口味的家常菜肴，并从中享受到烹饪的乐趣。

Part 1 春季

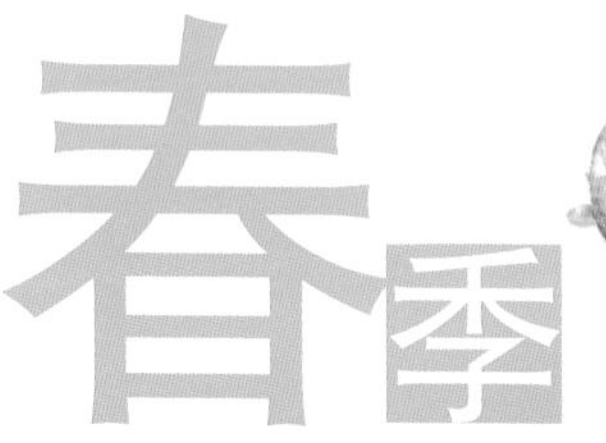

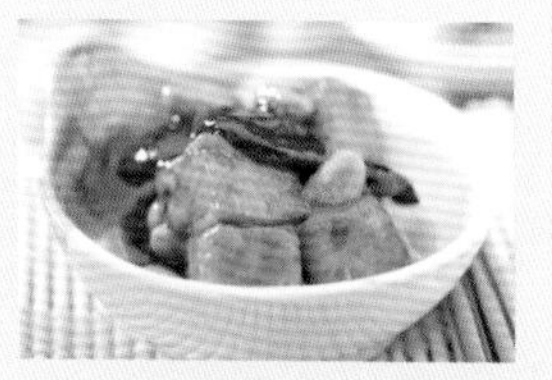

立春

雨水

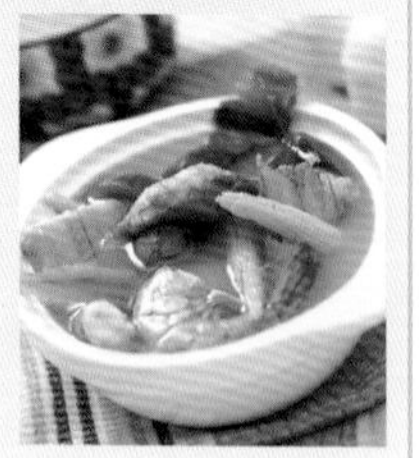

惊蛰

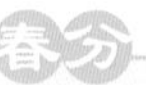

春分

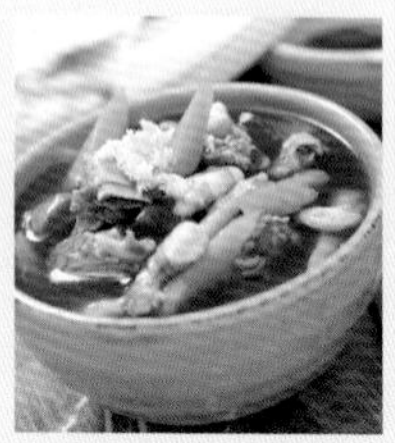

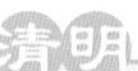

清明

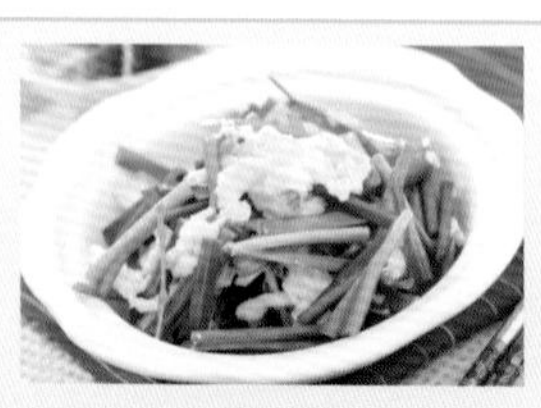

谷雨

Part 2 夏季

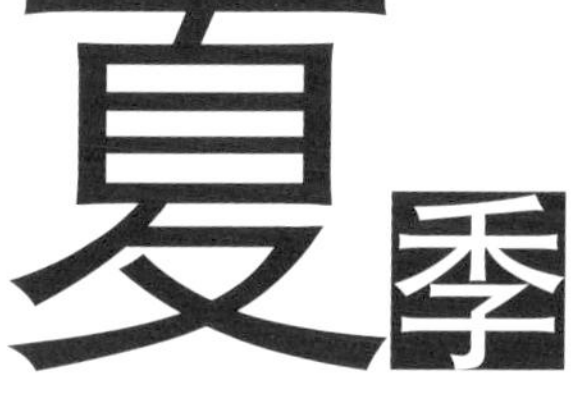

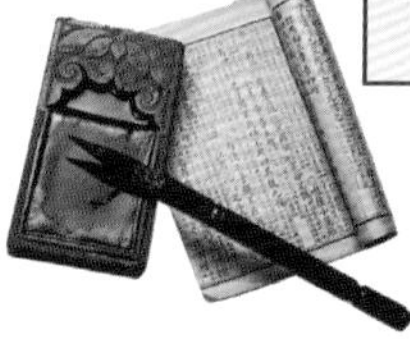

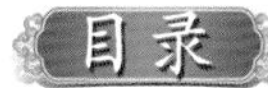

目录

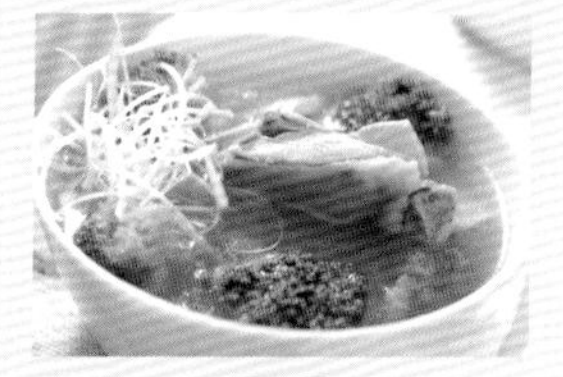

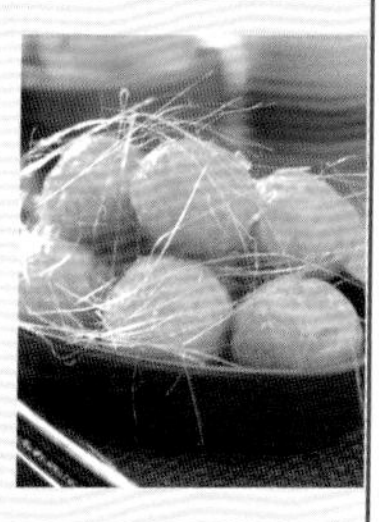

Part 3 秋季 目录

立秋

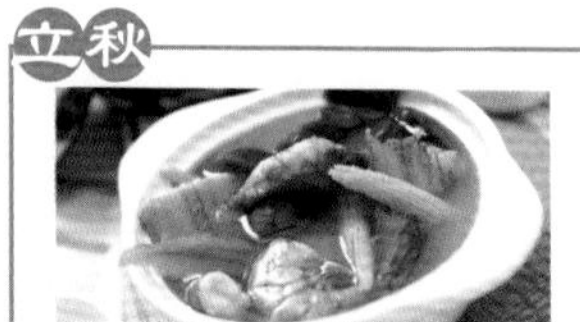

处暑

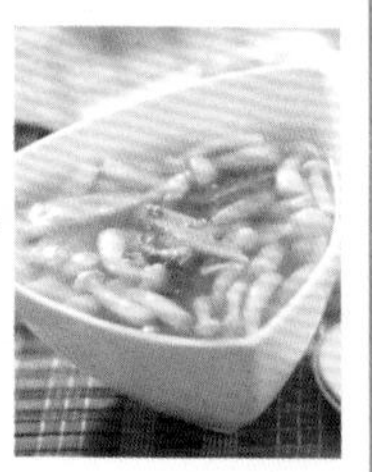

白露

秋分

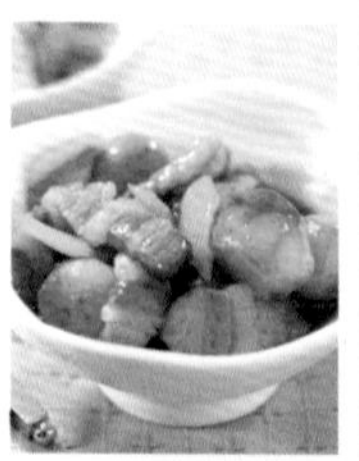

寒露

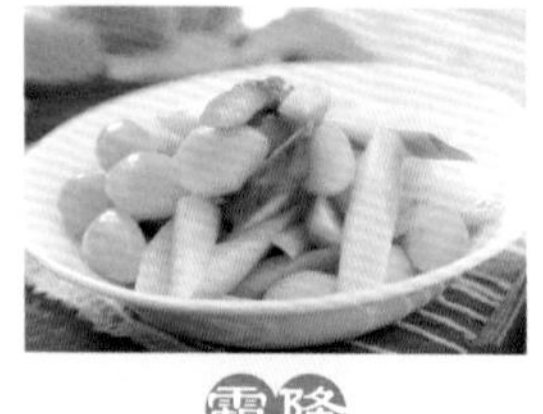

霜降

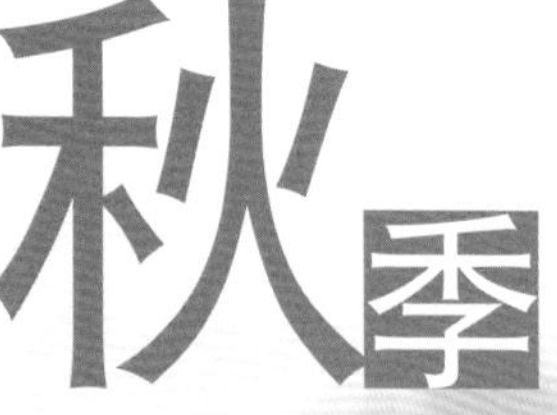

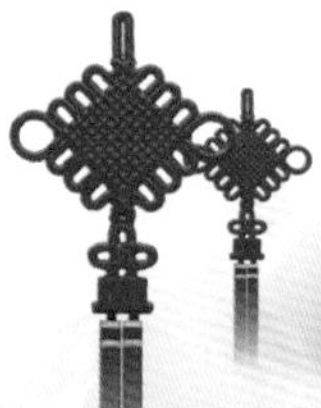

Part 4 冬季

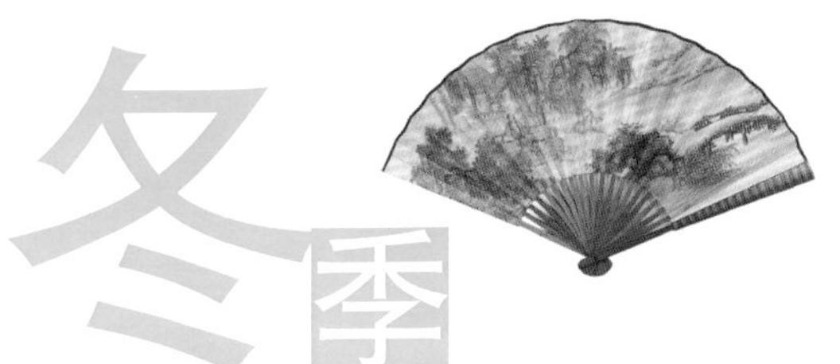

目录

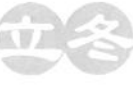

立冬

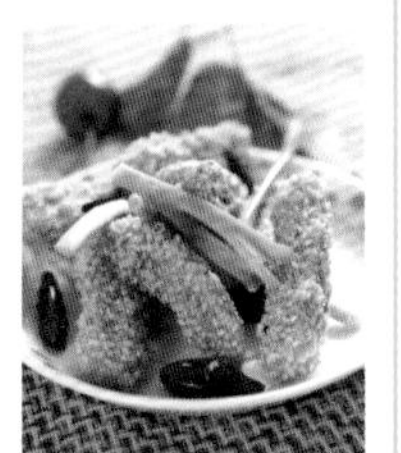

小雪

大雪

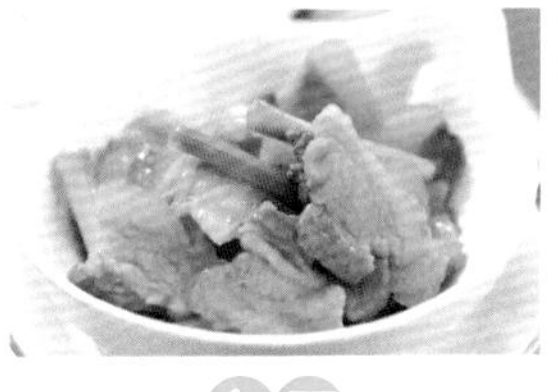

冬至

小寒

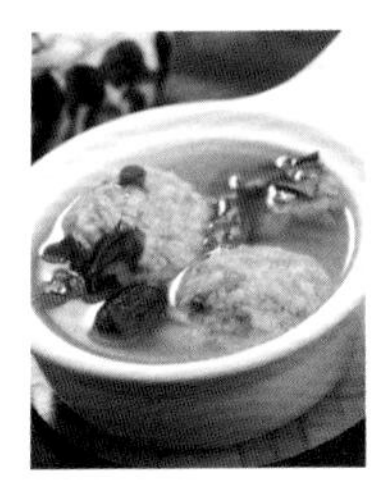

大寒

节气歌

西园梅放立春先，云镇霄光雨水连。
惊蛰初交河跃鲤，春分蝴蝶梦花闲。
清明时放风筝误，谷雨西厢好养蚕。
牡丹立夏花零落，玉簪小满布庭前。
隔溪芒种渔家乐，义侠同耘夏至田。
小暑白罗衫着体，望亭大暑对风眠。
立秋向日葵花放，处暑西楼听晚蝉。
翡翠园中零白露，秋分折桂月华天。
柯山寒露惊鸿雁，霜降芦花红蓼滩。
立冬畅饮麒麟阁，绣襦小雪咏诗篇。
幽闺大雪红炉暖，冬至琵琶懒去弹。
小寒高卧邯郸梦，捧雪飘空交大寒。

据清末苏州弹词艺人马如飞《节气歌弹词》改编

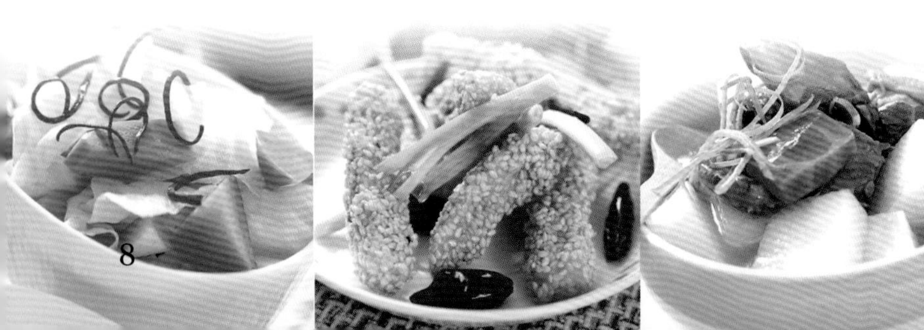
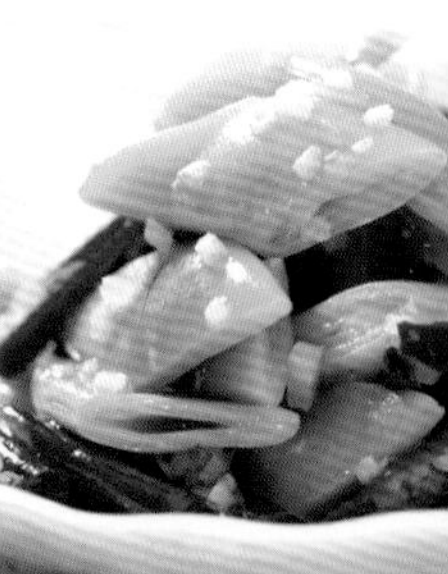

Part 1 SPRING 春季

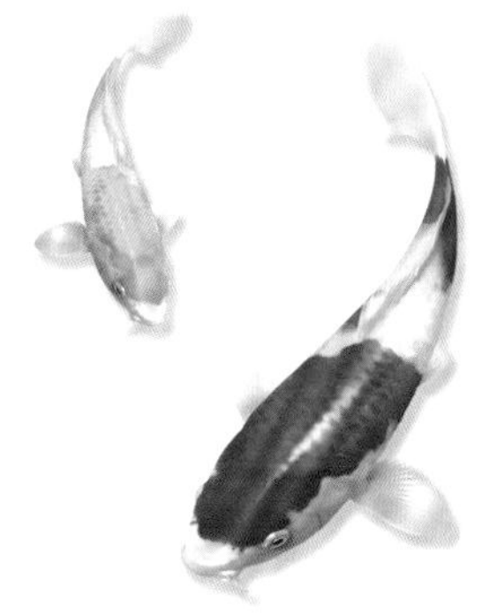

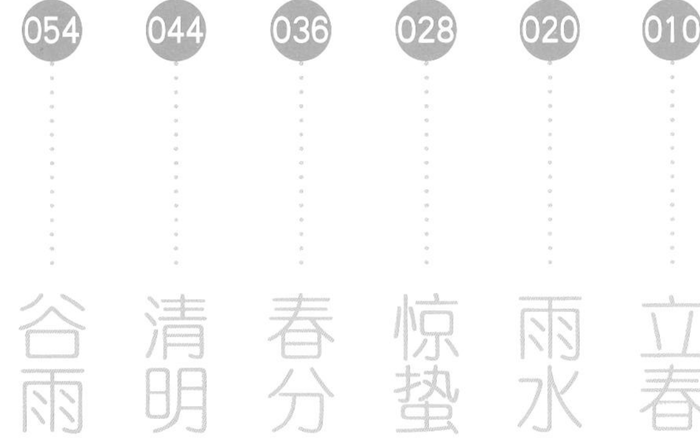

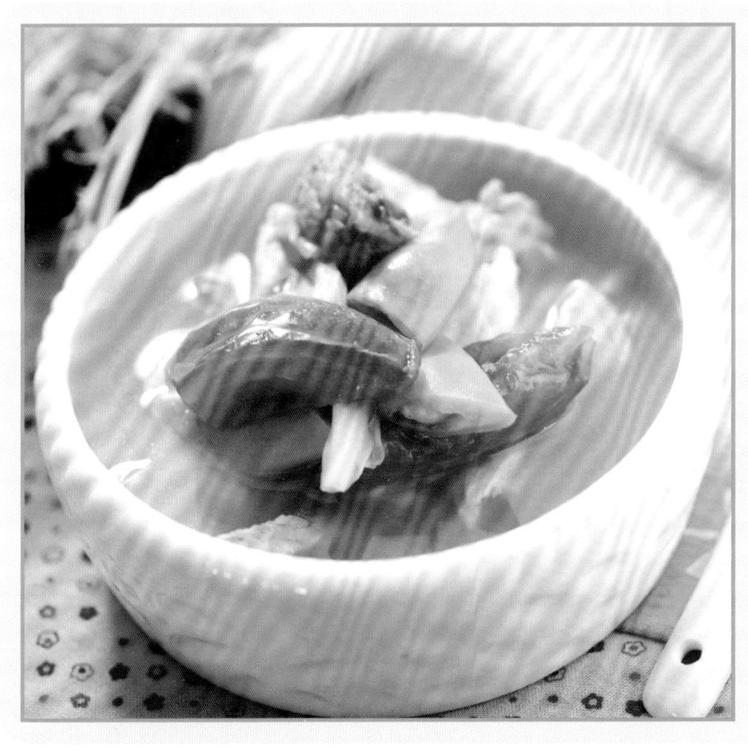

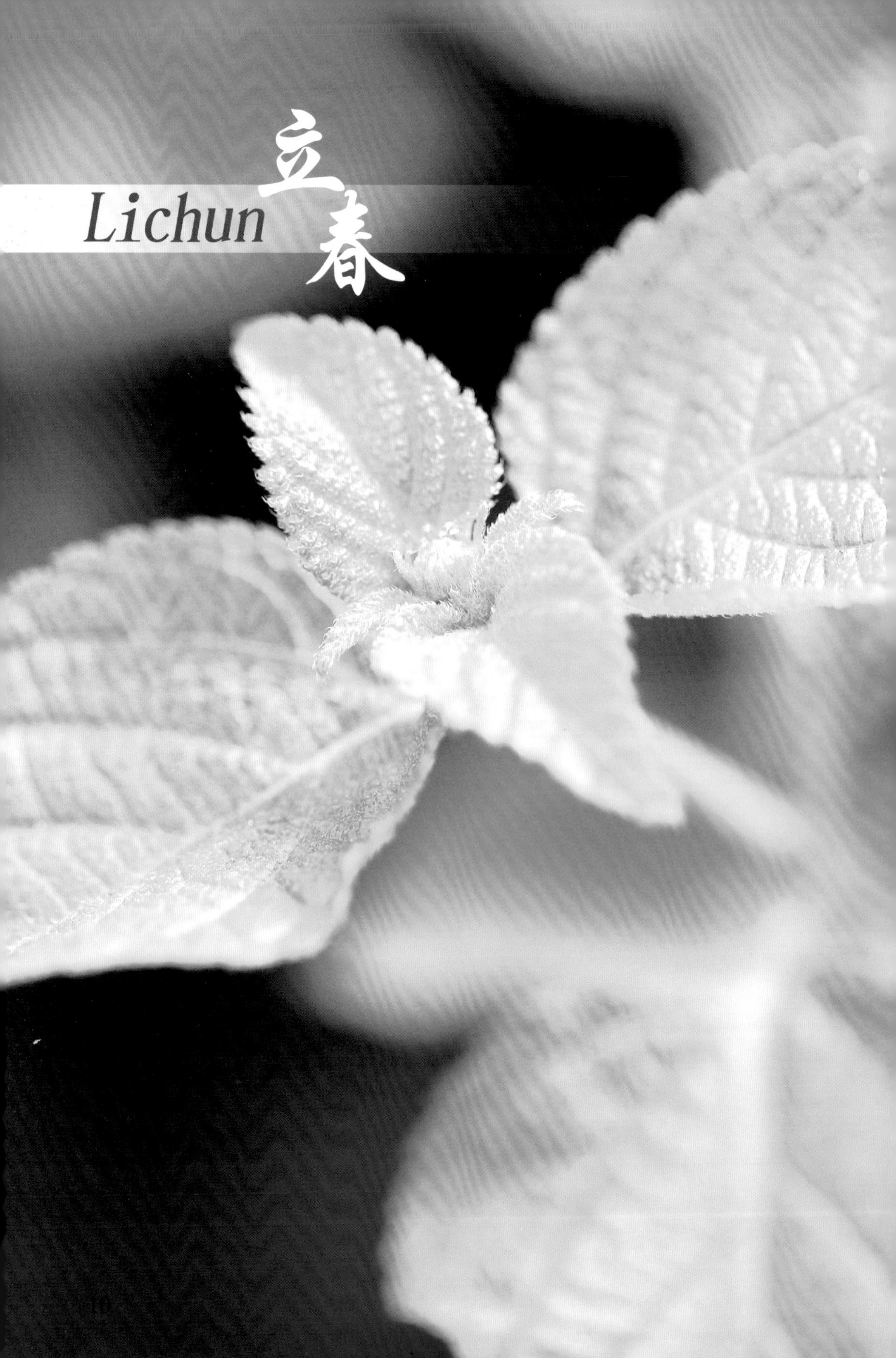
Lichun
立春

时间	每年2月4日或5日	黄经	太阳到达黄经315°
意义	“立”表示“开始”的意思	属性	二十四节气之第一节气

立春又称“打春”，其揭开了春天的序幕，也表示万物复苏春季的开始。《月令七十二候解》说：“立，始建也……春夏秋冬同。”这一句话把立春、立夏、立秋、立冬四个节气的意义全解释清楚了。立春时节，“嫩如金色软如丝”的垂柳芽苞，泥土中跃跃欲试的小草，正等待着“春风吹又生”，而“律回岁晚冰霜少，春到人间草木知”，形象地反映出立春的自然特色。

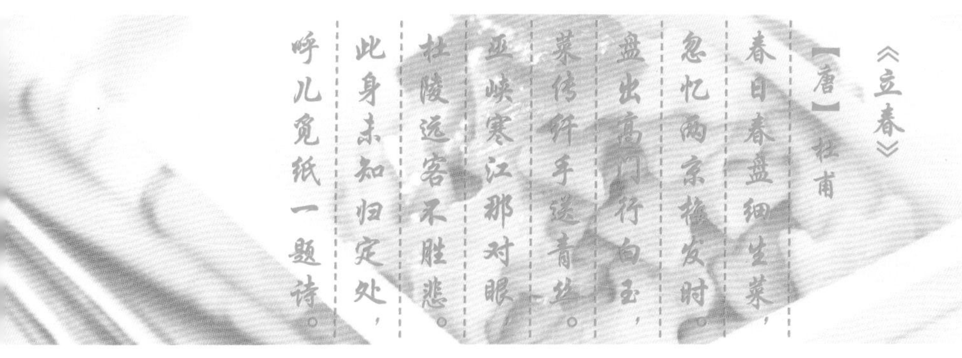

饮食养生

立春饮食养生方面要考虑立春时节阳气初生，宜食辛甘发散之品，不宜食酸收之味。在食材选择上还是要以平性或偏温性的食物为主，不要损伤了脾胃阳气。《素问·藏气法时论》说：“肝主春……肝苦急，急食甘以缓之……肝欲散，急食辛以散之，用辛补之，酸泻之”。在五脏与五味的关系中，酸味入肝，具收敛之性，不利于阳气的生发和肝气的疏泄，饮食养生要投其脏腑所好，即“违其性故苦，遂其性故欲。欲者，是本脏之神所好也，即补也。苦者是本脏之神所恶也，即泻也。”明确了这种关系，就能有目的地选择一些养肝、疏肝、理气的食材，如萝卜、韭菜、菠菜、蕨菜、茭白、竹笋、西红柿、羊肉、粳米、香菜等。

气候特点

随着立春的到来，人们明显地感觉到白天渐长，太阳也暖和很多，气温、日照、降水也趋于上升和增多。这时人们也走出门户踏青，体会那最细微的、最神妙的春意。

民俗风情

立春亦称“打春”，这个节气与众多节气一样有许多民俗，其中最为著名的为“咬春”。“咬春”是指立春日吃春盘、吃春饼、吃春卷、嚼萝卜之俗，一个“咬”字道出节令的众多食俗。春盘、春饼是用蔬菜、水果、饼饵等装盘，馈送亲友或自食，亦称为春盘。

时间：15分钟　口味：咸鲜爽滑

韭菜炒虾仁

原料　韭菜300克，鲜虾仁50克。

调料　葱花15克，姜末10克，精盐1小匙，料酒2小匙，植物油2大匙。

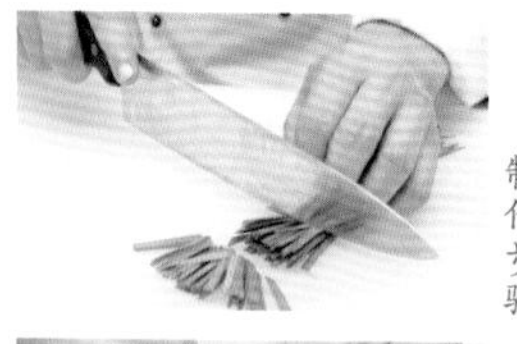

制作步骤 **壹**　韭菜择洗干净，切成3厘米长的段；虾仁从背部片开，挑除虾线，洗净、沥干。

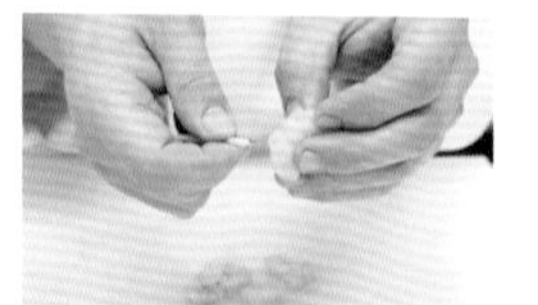

制作步骤 **贰**　炒锅置旺火上，加上植物油烧至六成热，先下入葱花、姜末炒出香味。

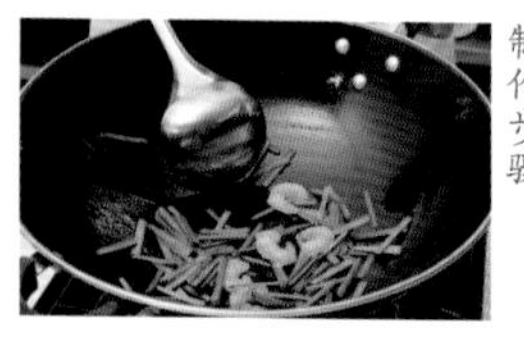

制作步骤 **叁**　再放入鲜虾仁、韭菜段，快速翻炒均匀，然后烹入料酒，加入精盐调好口味，即可出锅装盘。

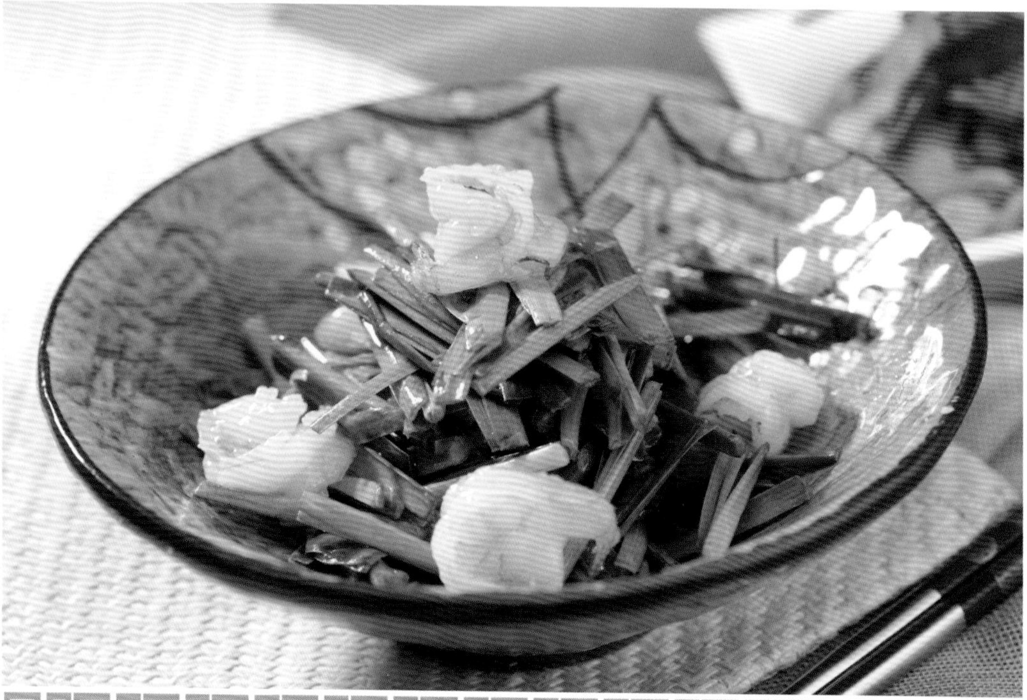

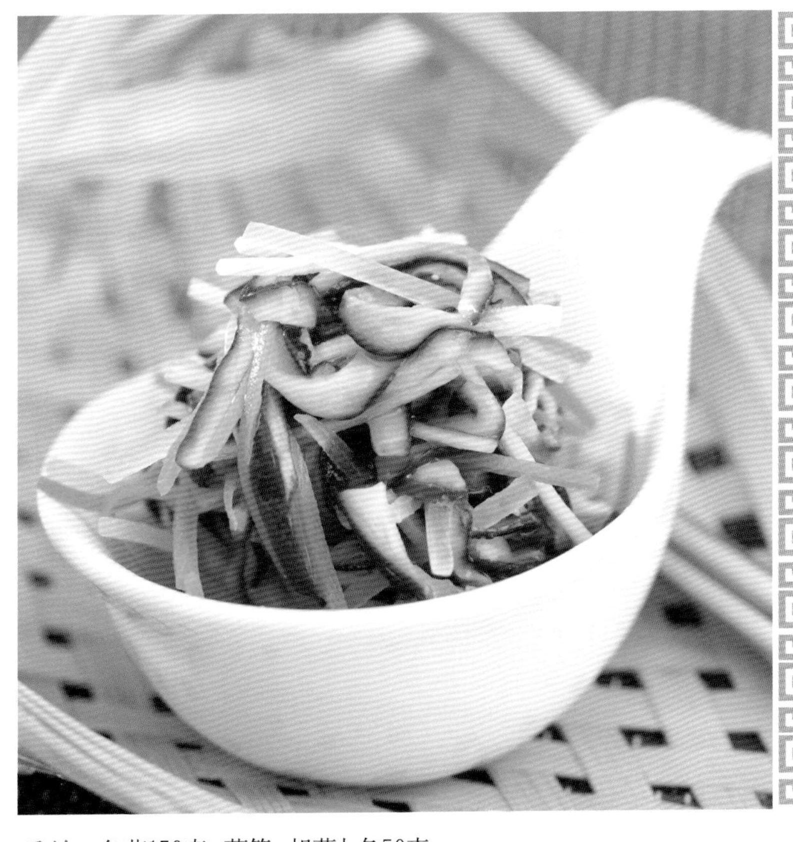

胡萝卜炝冬菇

时间：10分钟

口味：鲜香软嫩

原料 冬菇150克，莴笋、胡萝卜各50克。

调料 葱丝、姜丝各5克，精盐1小匙，味精、白糖各1大匙，花椒油2大匙。

制作步骤 壹 冬菇放入清水中浸泡至软，去除根蒂，洗净，切成粗丝，放入沸水锅内焯烫一下，捞出、沥水。

制作步骤 贰 莴笋去根、去皮，洗净，切成丝；胡萝卜去皮，洗净，切成粗丝。

制作步骤 叁 净锅置火上，加入适量清水烧沸，放入莴笋丝、胡萝卜丝焯烫一下，捞出、沥干。

制作步骤 肆 冬菇丝、莴笋丝、胡萝卜丝、精盐、味精、白糖拌匀，撒上葱丝、姜丝，浇上烧热的花椒油即可。

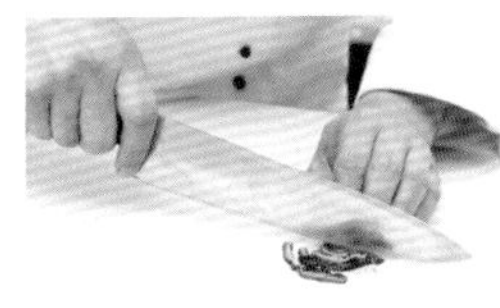

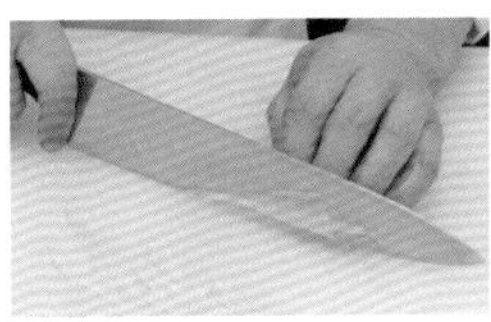

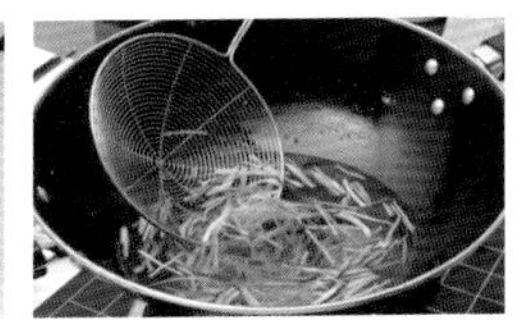

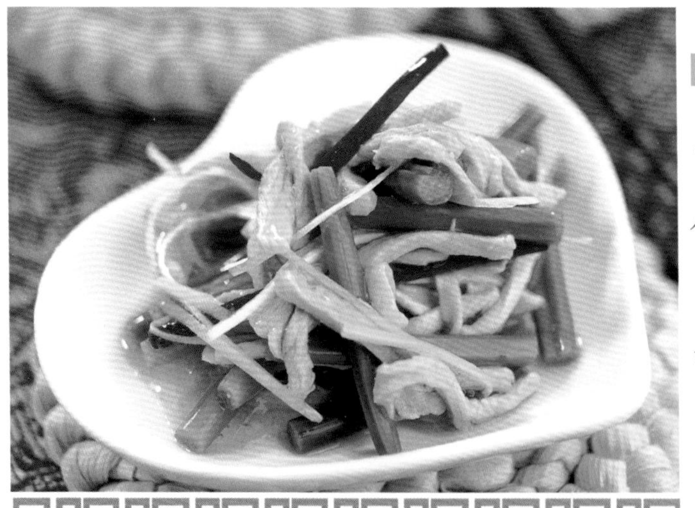

时间：20分钟 口味：鲜咸清香

鸡丝炒蕨菜

原料 嫩蕨菜300克，鸡胸肉150克，春笋50克，红辣椒15克，鸡蛋清1个。

调料 葱丝、姜丝各15克，精盐、白糖、料酒、香油各1小匙，淀粉1/2大匙，植物油2大匙。

制作步骤 壹 嫩蕨菜去根，择洗干净，切成小段；春笋去壳，削去外皮，洗净，切成细丝；红辣椒洗净，去蒂及籽，切成细丝。

制作步骤 贰 鸡胸肉去掉筋膜，洗净，切成长5厘米的细丝，放入碗中，加入精盐、鸡蛋清、料酒、淀粉拌匀，上浆、入味。

制作步骤 叁 锅中加油烧热，下入鸡肉丝炒散，再放入葱、姜、辣椒丝、料酒、精盐、白糖炒匀，然后加入春笋、蕨菜炒熟，淋入香油即成。

时间：40分钟 口味：软嫩鲜香

蒜苗炒肉片

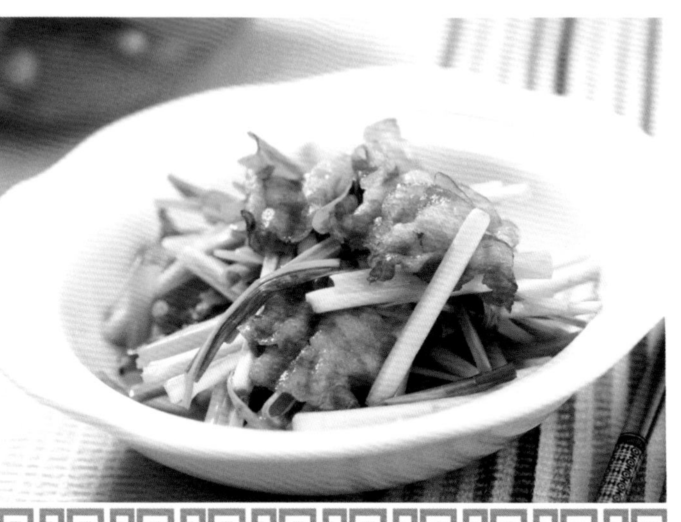

原料 蒜苗200克，带皮猪五花肉150克。

调料 精盐、味精、白糖各1小匙，酱油1大匙，料酒2小匙，植物油2大匙，香油2小匙。

制作步骤 壹 将带皮猪五花肉刮洗干净，放入沸水锅中煮至断生，捞出、沥干，切成小薄片；蒜苗择洗干净，切成3厘米长的段。

制作步骤 贰 炒锅置火上，加入植物油烧至六成热，先下入五花猪肉片煸炒出油，再加入酱油、料酒炒出香味。

制作步骤 叁 再放入蒜苗段，用旺火快速翻炒约15秒，加入精盐、味精、白糖炒至入味，淋上香油，出锅装盘即成。

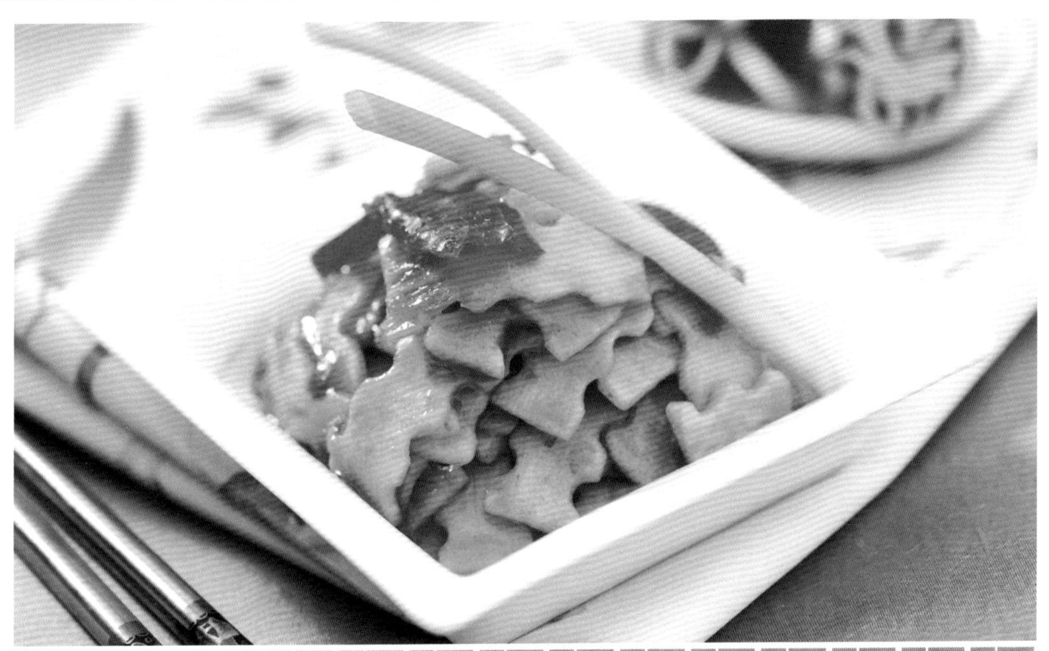

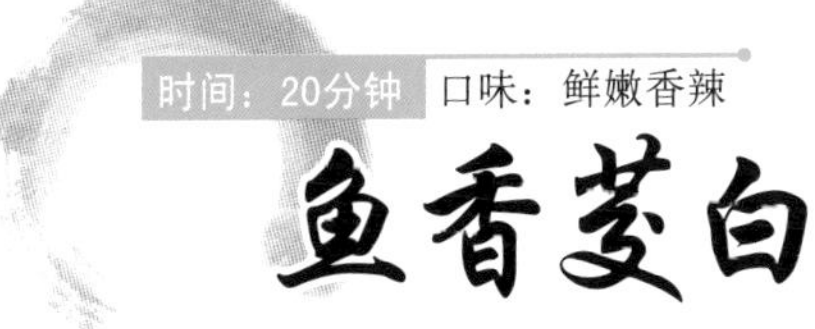

时间：20分钟 口味：鲜嫩香辣

鱼香茭白

原料 茭白500克，泡辣椒50克。

调料 葱末、姜末、蒜末各5克，精盐、豆瓣酱各1小匙，鸡精、白糖、料酒、米醋、胡椒粉各少许，淀粉2小匙，酱油1大匙，香油、辣椒油、清汤、植物油各适量。

制作步骤 壹 茭白去壳，洗净，切成花片，放入热油锅中滑透，捞出、沥油；豆瓣酱剁成细末；泡辣椒切成小段。

制作步骤 贰 碗中加入酱油、清汤、精盐、料酒、米醋、辣椒油、白糖、胡椒粉、鸡精、淀粉调成鱼香汁。

制作步骤 叁 锅置火上，加上植物油烧热，先下入葱末、姜末、蒜末和豆瓣酱末炒香，再加入泡辣椒段煸炒一下。

制作步骤 肆 然后放入茭白片，烹入鱼香汁，快速翻炒至入味，淋入香油，即可出锅装盘。

时间：20分钟 口味：清香味美

干贝萝卜汤

原料 白萝卜400克，干贝25克，香菜15克。

调料 姜丝5克，精盐、味精各1/2小匙，鲜汤800克，植物油1大匙。

制作步骤 壹 将白萝卜去皮，洗净，切成5厘米长的细丝；香菜择洗干净，切成小段。

制作步骤 贰 干贝放入清水中浸泡至回软，用清水冲洗干净，沥干水分，撕成细丝。

制作步骤 叁 坐锅点火，加上植物油烧至五成热，先下入姜丝炒出香味，再添入鲜汤，放入白萝卜丝、干贝丝煮至沸。

制作步骤 肆 然后加入精盐、味精调好汤汁口味，再撒入香菜段，即可出锅装碗。

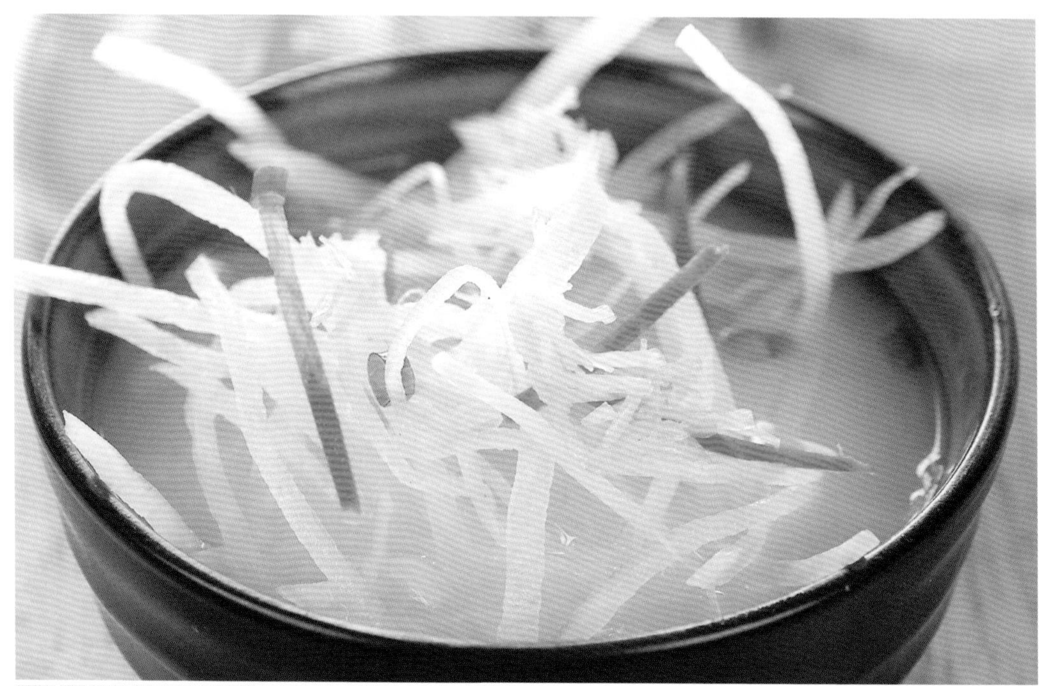

时间：30分钟 口味：咸鲜香嫩

三鲜烩海参

原料 水发海参2条，虾仁250克，甜蜜豆100克，熟火腿丁15克。

调料 姜片5克，酱油、水淀粉各1小匙，料酒2小匙，蚝油1大匙，鸡清汤250克，植物油2大匙。

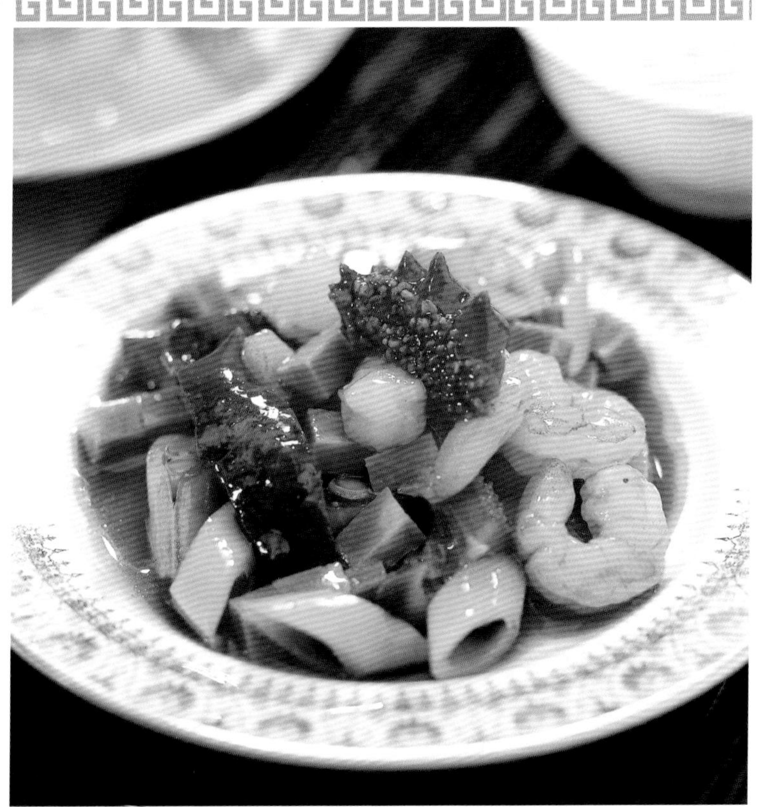

制作步骤 壹 水发海参去除内脏，洗净，放入清水锅中焯烫一下，捞出、沥干，切成小块。

制作步骤 贰 虾仁去虾线，洗净，用沸水略焯一下，捞出冲净；甜蜜豆择洗干净，切成小段。

制作步骤 叁 锅中加上植物油烧热，先下入姜片炒香，再放入海参块，烹入料酒，加入鸡清汤烧烩10分钟。

制作步骤 肆 然后放入虾仁、甜蜜豆、火腿丁烧烩3分钟，加入蚝油、酱油炒匀，用水淀粉勾芡，即可出锅。

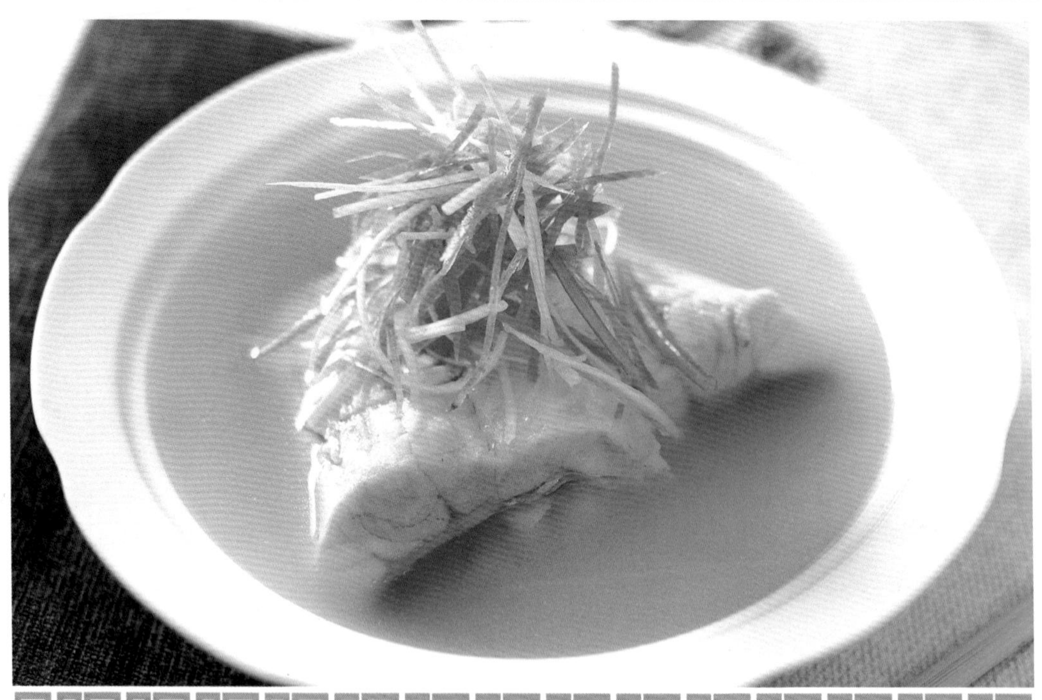

时间：25分钟 口味：肉嫩汤鲜

鱼片汤

原料 鲜鲈鱼1条，胡萝卜50克，香菜梗15克。

调料 葱段15克，姜片5克，精盐1小匙，料酒1大匙，高汤1000克。

制作步骤 **壹** 鲈鱼去鳞、去鳃、除内脏，洗净，再剁去鱼头，剔除骨刺，取净鱼肉，切成大片。

制作步骤 **贰** 葱段洗净，切丝；胡萝卜去皮，洗净，切成细丝；香菜梗洗净，切成小段；一起放入容器中拌匀。

制作步骤 **叁** 净锅置火上烧热，加入高汤烧煮至沸，下入鱼肉片、姜片、料酒汆烫至熟。

制作步骤 **肆** 再放入精盐调匀，撒入拌好的三丝略煮2分钟，出锅装碗即可。

时间：20分钟 口味：软嫩清香

栗子双菇

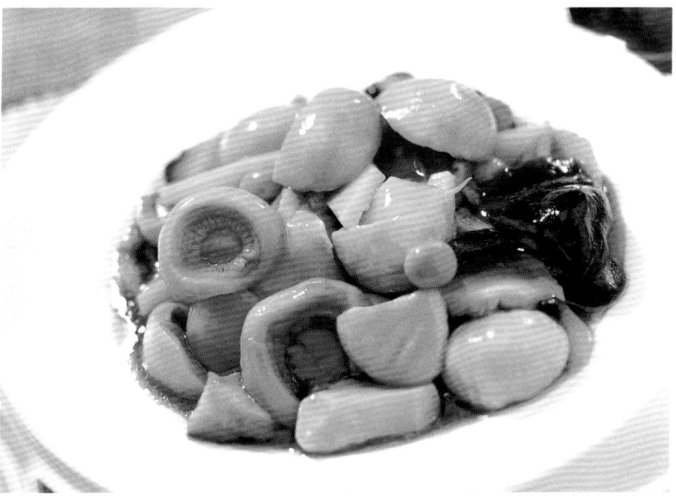

原料 水发香菇、蘑菇各100克，栗子肉75克，冬笋片、青豆各少许。

调料 精盐、白糖各少许，蚝油2小匙，香油1/2小匙，水淀粉、植物油各1大匙。

制作步骤 **壹** 栗子肉洗净，放入沸水锅中煮至熟，捞出、沥净水分；水发香菇、蘑菇分别去蒂，洗净；青豆洗净、沥水。

制作步骤 **贰** 炒锅置火上，加入适量清水烧沸，先放入蚝油、精盐、白糖煮调匀，再下入香菇、蘑菇，转小火烧至入味。

制作步骤 **叁** 然后加入熟栗子肉稍炒，放入冬笋片、青豆翻炒均匀，再用水淀粉勾薄芡，淋入香油，即可出锅装盘。

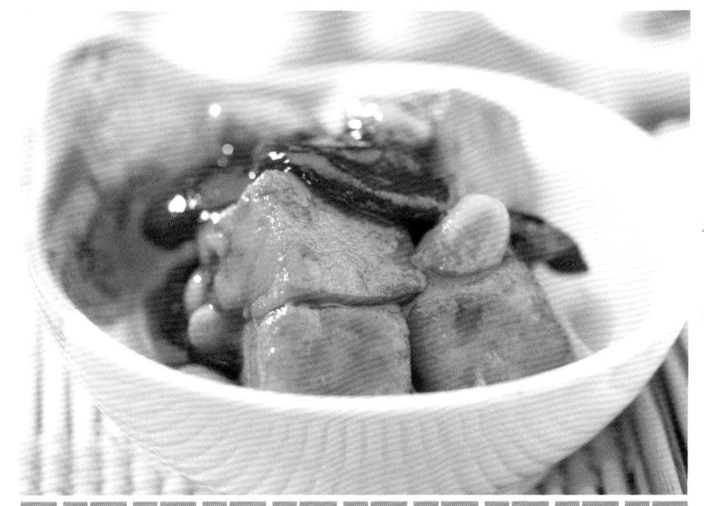

时间：20分钟 口味：咸鲜浓香

香菇烧豆腐

原料 豆腐350克，干香菇、青豆各20克。

调料 精盐、味精、酱油、白糖、料酒各1小匙，水淀粉2小匙，鲜汤100克，植物油3大匙。

制作步骤 **壹** 豆腐洗净，切成小方块；干香菇放入温水中泡发，去蒂，洗净，一切两半；青豆洗净，放入沸水锅中煮熟，捞出、过凉。

制作步骤 **贰** 坐锅点火，加上植物油烧至六成热，先下入豆腐块煎至金黄色，再放入酱油、料酒、白糖、精盐、味精、鲜汤烧沸。

制作步骤 **叁** 撇去浮沫和杂质，然后下入香菇、青豆烧煮2分钟，再用水淀粉勾芡，淋入少许明油，即可出锅装碗。

Yushui 雨水

时间	每年2月18日前后	黄经	太阳到达黄经330°
意义	降雨开始，雨量渐增	属性	二十四节气之第二节气

人们常说：“立春天渐暖，雨水送肥忙。”节气雨水在此表示两层意思，一层意思是表示天气回暖，降水量逐渐增多了；第二层意思是在降水形式上，雪渐少了，而雨渐多了。《月令七十二候集解》中说：“正月中，天一生水。春始属木，然生木者必水也，故立春后继之雨水。且东风既解冻，则散而为雨矣。”

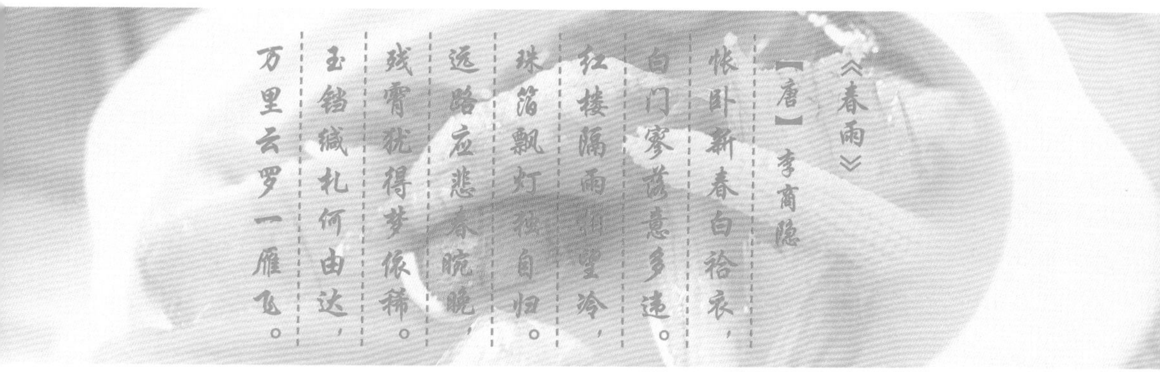

饮食养生

在雨水节气之后，随着降雨有所增多，寒湿之邪最易困着脾脏，同时湿邪留恋难以去除，故雨水前后应当着重养护脾脏。

雨水节气中，地湿之气渐升，且早晨时有露、霜出现。所以针对这样的气候特点，饮食养生应侧重于调养脾胃和祛风除湿。又由于此时气候较阴冷，可以适当地进补，如蜂蜜、红枣、山药、银耳等都是适合这一节气的补品。

雨水时节气候转暖、风多物燥，常会出现皮肤、口舌干燥，嘴唇干裂等现象，故应多吃新鲜蔬菜、多汁水果以补充人体水分，应少食油腻之物，以免助阳外泄，其中比较常见的蔬菜水果有韭菜、白菜、菠菜、番茄、鸭梨等。

气候特点

我国古代将雨水分为三候：“一候獭祭鱼；二候鸿雁来；三候草木萌动。”一候水獭开始捕鱼了；二候大雁开始从南方飞回北方；三候草木开始抽出嫩芽，从此大地渐渐开始呈现出一派欣欣向荣的景象。

民俗风情

雨水节回娘家是川西一带的风俗。生育过的妇女须带上罐罐肉、椅子等礼物，感谢父母的养育之恩；久不怀孕的妇女，则由母亲为其缝制一条红裤子，穿到贴身处，据说这样可使其尽快怀孕。

时间：15分钟 口味：脆嫩香辣

香辣土豆丁

原料 土豆400克，红干椒20克。

调料 葱丝15克，姜末5克，精盐1小匙，味精、米醋各1/2小匙，猪肉汤100克，植物油适量。

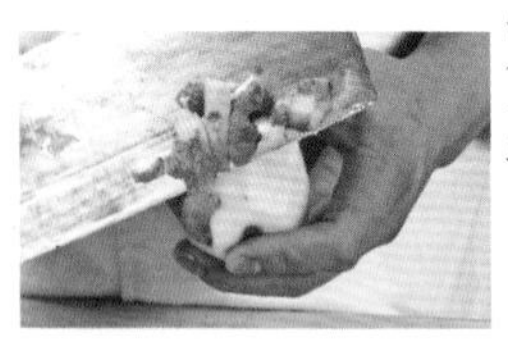

制作步骤 壹 将土豆去皮，洗净，切成2厘米见方的小丁，再放入七成热油中炸至金黄色，捞出、沥油；红干椒洗净，切成小段。

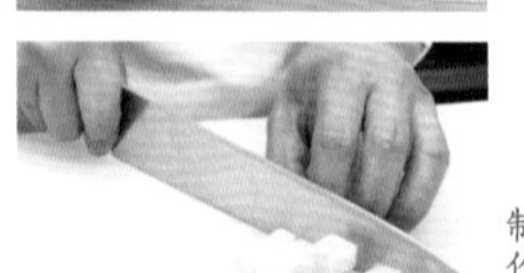

制作步骤 贰 锅中留少许底油，复置旺火上烧至七成热，先下入葱丝、姜末炒出香味。

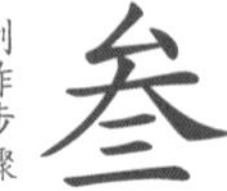

制作步骤 叁 再放入红干椒段煸炒至出红油，然后加入土豆丁，添入猪肉汤烧沸。

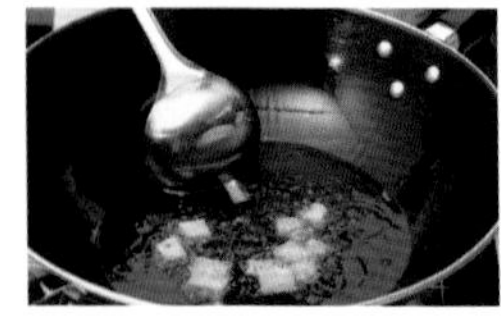

制作步骤 肆 放入精盐、米醋翻炒至熟，再加入味精调好口味，即可出锅装盘。

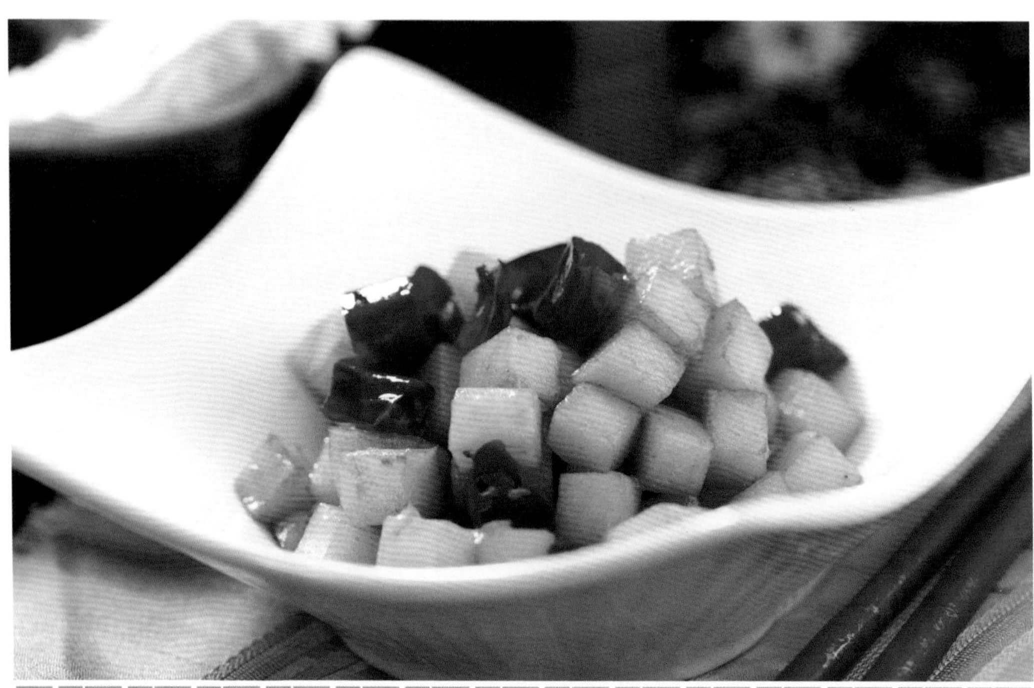

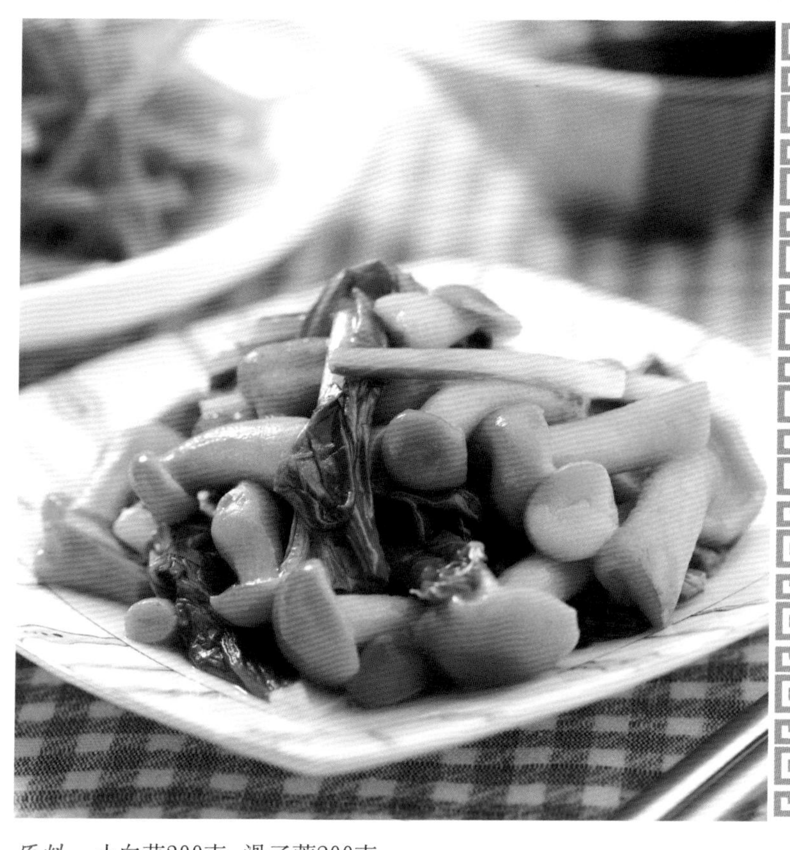

滑子蘑小白菜

时间：15分钟 口味：鲜香嫩滑

原料 小白菜300克，滑子蘑200克。

调料 蒜片10克，精盐、料酒各1小匙，味精、鸡精、水淀粉各适量，香油少许，植物油2大匙。

制作步骤 壹 小白菜去根、洗净，切成两段；滑子蘑择洗干净，放入沸水锅中略焯，捞出、沥干。

制作步骤 贰 炒锅置火上，加入植物油烧至六成热，先下入蒜片炒出香味。

制作步骤 叁 再放入小白菜、滑子蘑翻炒均匀，然后烹入料酒，加入精盐、味精、鸡精炒至入味。

制作步骤 肆 再用水淀粉勾薄芡，淋入香油推匀，即可出锅装盘。

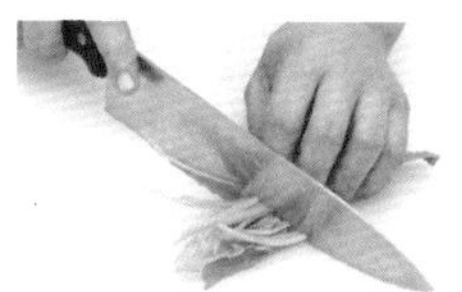

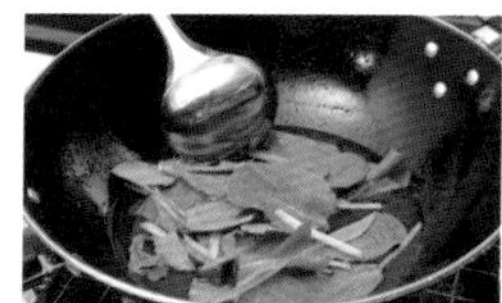

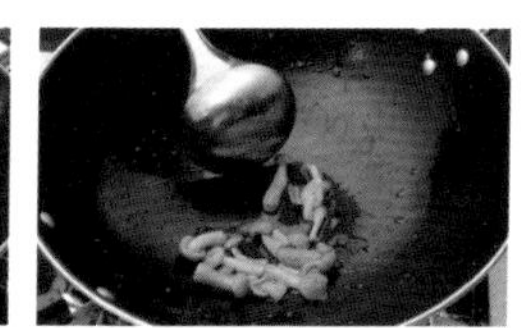

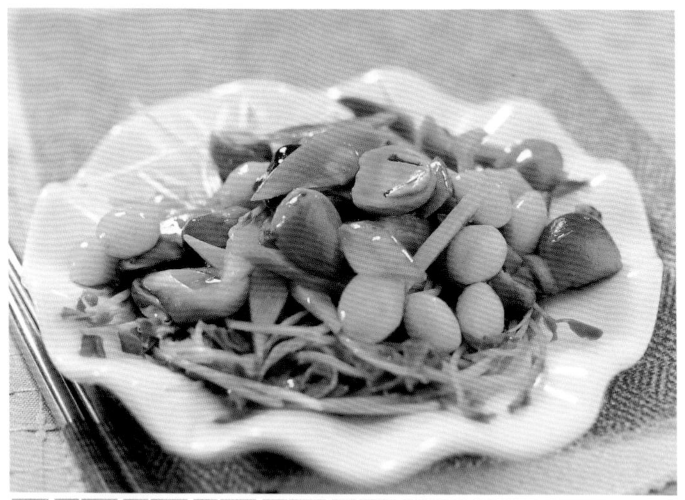

时间：20分钟 口味：鲜嫩清香

双菇扒豆苗

原料 草菇、香菇各100克，豆苗150克，白果仁50克，青笋片、胡萝卜片各少许。

调料 葱段10克，姜片、蒜片、精盐、鸡精、水淀粉、香油各少许，蚝油、酱油、料酒各1小匙，植物油2大匙。

制作步骤 壹 草菇、香菇分别去蒂，洗净，切成大片；豆苗择洗干净，放入热油锅中，加上少许精盐炒至熟，盛入盘中垫底。

制作步骤 贰 锅中加油烧热，先下入草菇、香菇、葱段、姜片、蒜片、胡萝卜略炒，再加入精盐、鸡精、蚝油、酱油、料酒和清水烧沸。

制作步骤 叁 然后放入白果仁、青笋，用旺火炒至熟香，再用水淀粉勾芡，淋入香油，出锅，倒在盛有豆苗的盘内即可。

时间：20分钟 口味：鲜咸嫩滑

鱼虾丝瓜汤

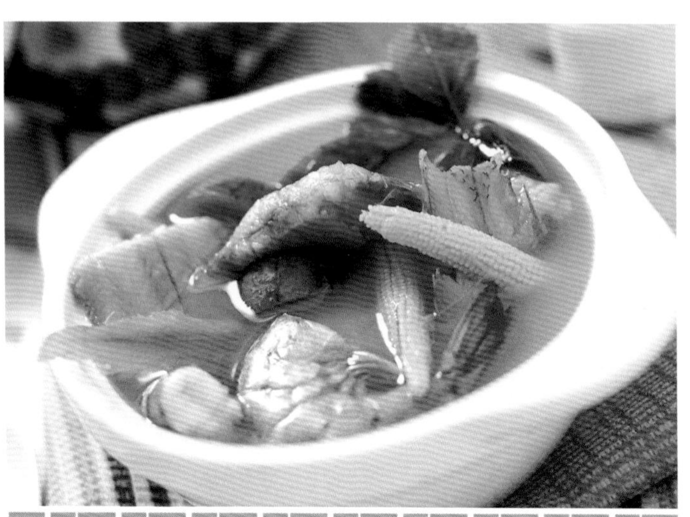

原料 比目鱼1条(约200克)，鲜虾、丝瓜各50克，玉米笋30克，香菜少许。

调料 葱花15克，精盐1小匙，味精1/2小匙，虾酱1大匙，清汤1500克。

制作步骤 壹 比目鱼撕去两面鱼皮，切去头尾，去除内脏，用清水洗净，沥干水分，切成大块；香菜去根，洗净，切成碎末。

制作步骤 贰 鲜虾去掉虾头，剥去外壳，挑除虾线，洗净、沥干；丝瓜洗净，去瓤及籽，切成小块；玉米笋洗净、沥水。

制作步骤 叁 锅中加入清汤，放入鱼块、鲜虾、丝瓜、玉米笋烧沸，再加入虾酱焖煮10分钟，然后放入精盐、味精，撒入香菜末即成。

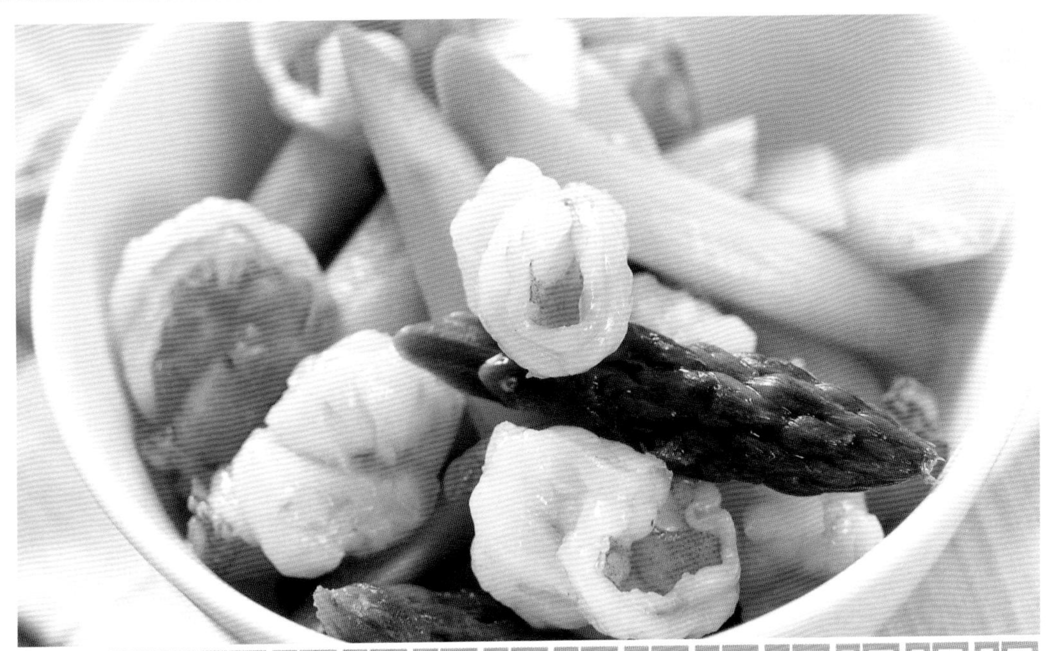

时间：20分钟 口味：鲜香味美

芦笋虾球

原料 芦笋350克，鲜虾仁200克。

调料 葱段10克，姜片5克，精盐1小匙，白糖、鸡精各1/2小匙，料酒1大匙，水淀粉、植物油各适量。

制作步骤 壹 虾仁去虾线，洗净，在背部划一刀，再用精盐、鸡精拌匀，用热油滑至变色，捞出；精盐、白糖、水淀粉调成芡汁。

制作步骤 贰 芦笋去根，洗净，切成小段，再放入热油锅中，加入精盐、鸡精炒至熟，盛入碗中。

制作步骤 叁 锅中留少许底油，复置火上烧热，先下入葱段、姜片炒香，再放入虾仁、料酒炒匀。

制作步骤 肆 然后拣出葱段、姜片不用，加入芡汁翻炒均匀，盛入装有芦笋的碗中即可。

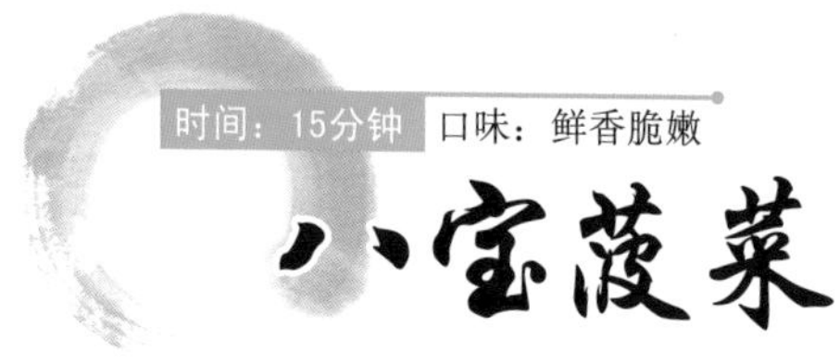

时间：15分钟　口味：鲜香脆嫩

八宝菠菜

原料　菠菜200克，胡萝卜丝、冬笋丝、香菇丝、口蘑片各50克，火腿、水发海米各25克，杏仁、核桃仁各15克。

调料　葱丝10克，姜丝5克，精盐1小匙，鸡精1/2小匙，料酒2小匙，香油少许，植物油2大匙。

制作步骤 **壹**　菠菜洗净，切成小段，用沸水略焯一下，捞出过凉，挤干水分，装入大碗中；火腿切成粗丝。

制作步骤 **贰**　把口蘑、核桃仁、杏仁分别放入沸水锅中略焯一下，捞出过凉，沥干水分。

制作步骤 **叁**　锅中加入植物油烧至六成热，先下入葱丝、姜丝、火腿丝、海米、料酒略炒一下。

制作步骤 **肆**　再倒入菠菜碗中，加入胡萝卜、冬笋、香菇、口蘑、杏仁、核桃仁、精盐、鸡精、香油拌匀即成。

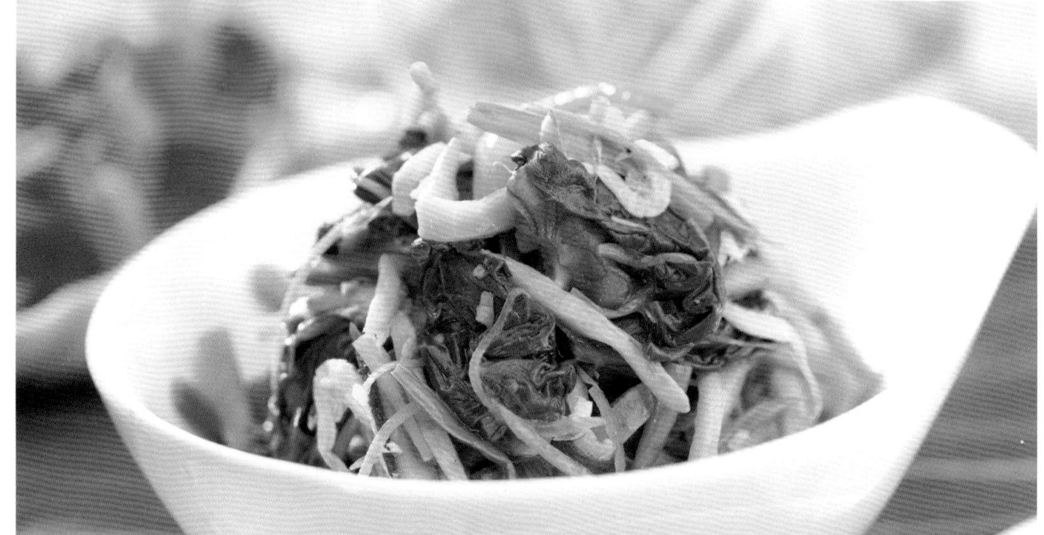

时间：25分钟 口味：鲜咸爽口

肉末雪里蕻

原料 腌雪里蕻200克，猪五花肉150克。

调料 葱花10克，味精、白糖、酱油、料酒、花椒水、清汤、香油、熟猪油各适量。

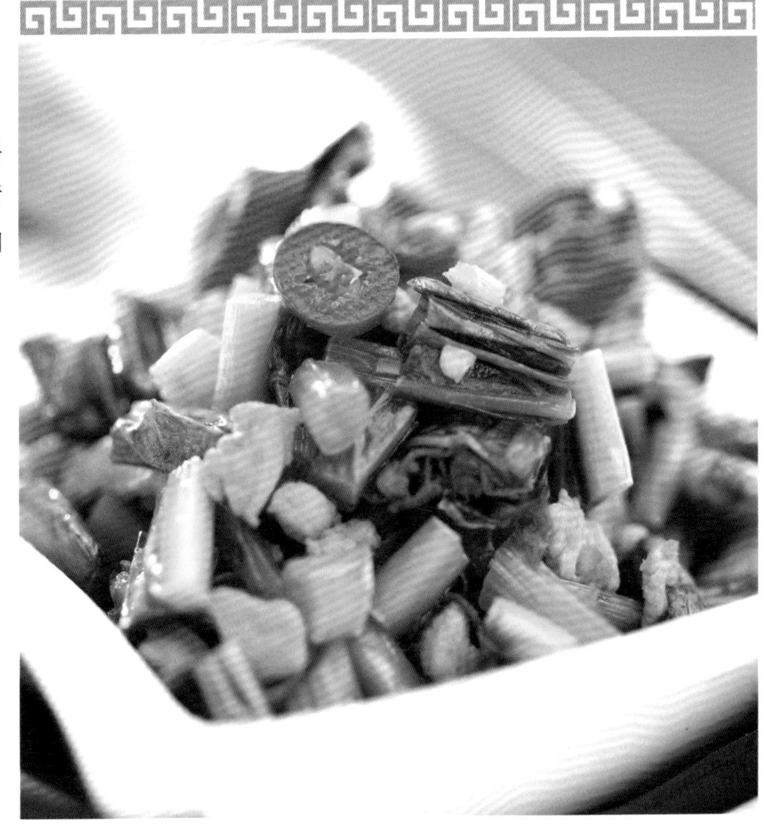

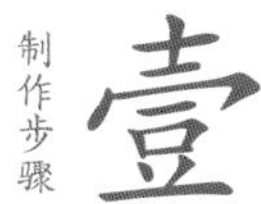

制作步骤 壹 猪五花肉洗净，切成碎末；腌雪里蕻冲洗干净，用温水浸泡10分钟，捞出攥干，切成小粒。

制作步骤 贰 坐锅点火，加入熟猪油烧至七成热，先下入葱花炒出香味。

制作步骤 叁 再放入猪肉末煸炒约2分钟至熟，然后烹入料酒，放入雪里蕻粒翻炒均匀。

制作步骤 肆 再加入酱油、花椒水、白糖、味精、清汤，转小火烧5分钟，淋入香油，即可出锅装盘。

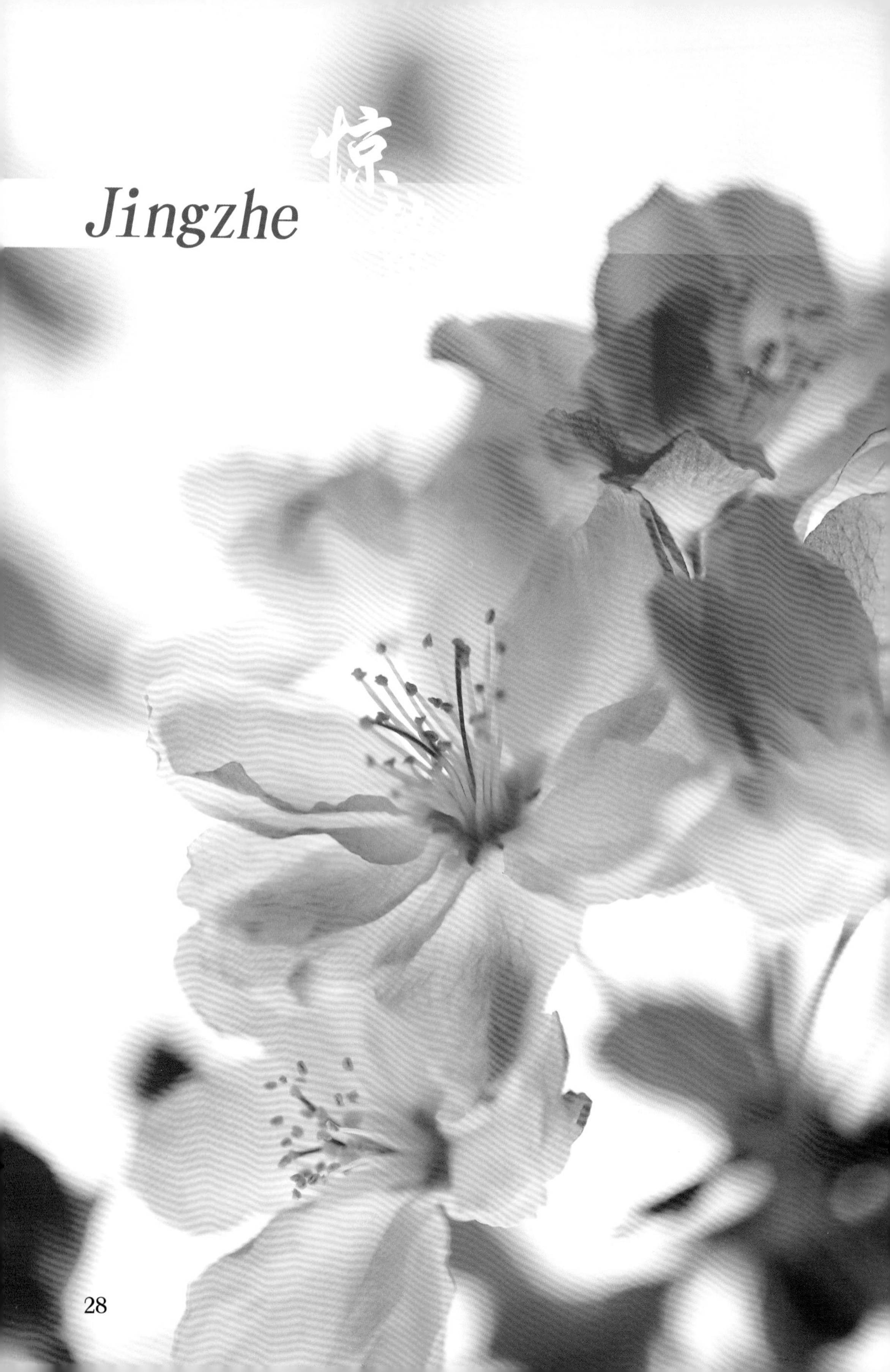

Jingzhe

时间	每年3月5日或6日	黄经	太阳到达黄经345°
意义	气温回升，雨水增多	属性	二十四节气之第三个节气

《月令七十二候集解》中说："二月节，万物出乎震，震为雷，故曰惊蛰。"惊蛰是"立春"以后天气转暖、春雷初响、惊醒了蛰伏在泥土中冬眠的各种昆虫的时候，此时过冬的虫卵也要开始卵化，由此可见惊蛰是反映自然物候现象的一个节气。但真正使冬眠动物苏醒出土的，并不是隆隆的雷声，大地回春，天气变暖才使它们结束冬眠。

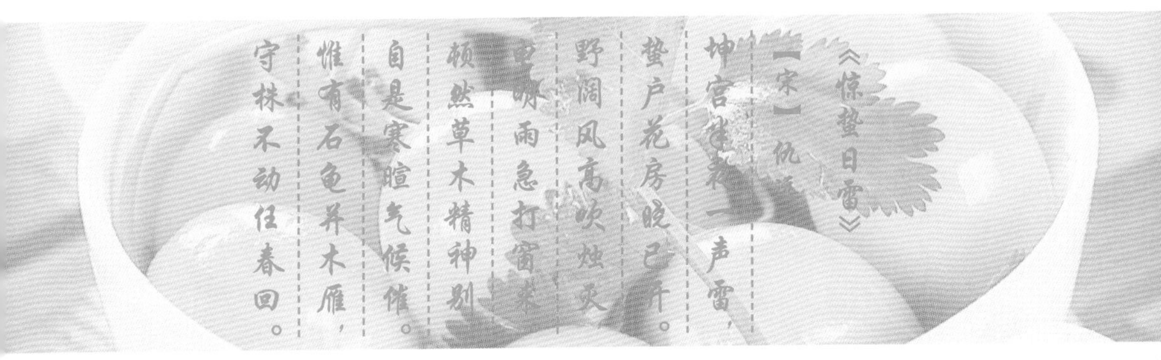

饮食养生

惊蛰时节人体的肝阳之气渐升，阴血相对不足，养生应顺乎阳气的升发、万物始生的特点，使自身的精神、情志、气血也如春日一样舒展畅达，生机盎然。从饮食养生方面来看，惊蛰时节饮食起居应顺肝之性，助益脾气，令五脏和平，宜多吃富含植物蛋白质、维生素的清淡食物，少食动物脂肪类食物。可多食鸭血、菠菜、芦荟、水萝卜、苦瓜、芹菜、油菜、山药、莲子、银耳等食物。另外由于春季与肝相应，如养生不当则可伤肝。现代流行病学调查亦证实，惊蛰属肝病的高发季节。此外，诸如流感、流脑、水痘、带状疱疹等在这一节气都易流行爆发，因此要严防此类疾病。

气候特点

我国将惊蛰分为三候："一候桃始华；二候仓庚（黄鹂）鸣；三候鹰化为鸠。"描述已是进入仲春，桃花红、梨花白，黄莺鸣叫、燕飞来的时节。惊蛰前后各地天气已开始转暖，雨水渐多，大部分地区都已进入了春耕。

民俗风情

在陕西一些地区过惊蛰要吃炒豆。人们将黄豆用盐水浸泡后放在锅中爆炒，发出噼啪之声，象征虫子在锅中受热煎熬时的蹦跳之声。在山东的一些地区，农民在惊蛰日要在庭院之中生火炉烙煎饼，意为烟熏火燎整死了害虫。

时间：15分钟 口味：脆嫩爽滑

胡萝卜炒木耳

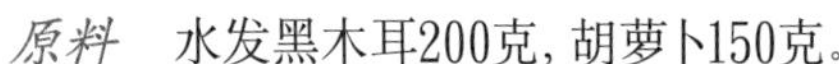

原料 水发黑木耳200克，胡萝卜150克。

调料 姜末10克，精盐、鸡精、酱油各1小匙，白糖1/2小匙，料酒1大匙，植物油2大匙。

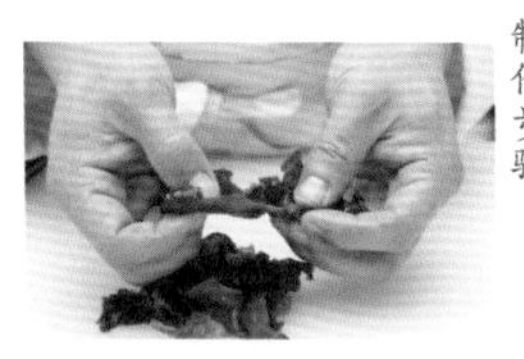

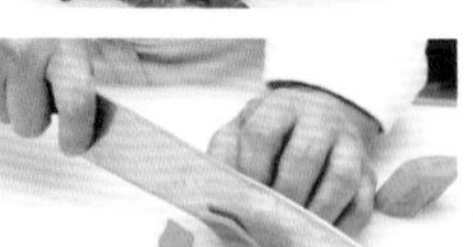

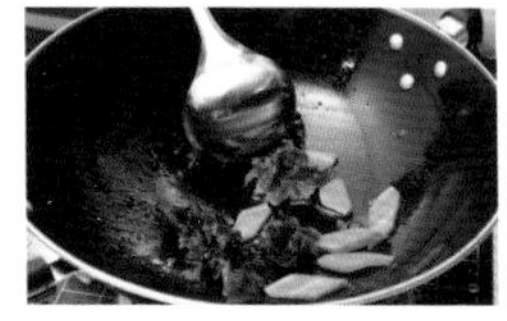

制作步骤 壹 水发黑木耳去根，用清水洗净，撕成小朵；胡萝卜去根，削去外皮，洗净，切成薄片。

制作步骤 贰 锅中加入适量清水烧沸，分别放入水发黑木耳、胡萝卜片焯烫一下，捞出、沥干。

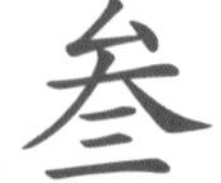

制作步骤 叁 坐锅点火，加入植物油烧至七成热，先下入姜末炒出香味，再放入胡萝卜片、黑木耳翻炒均匀。

制作步骤 肆 然后烹入料酒，加入精盐、鸡精、酱油、白糖炒至入味，即可出锅装盘。

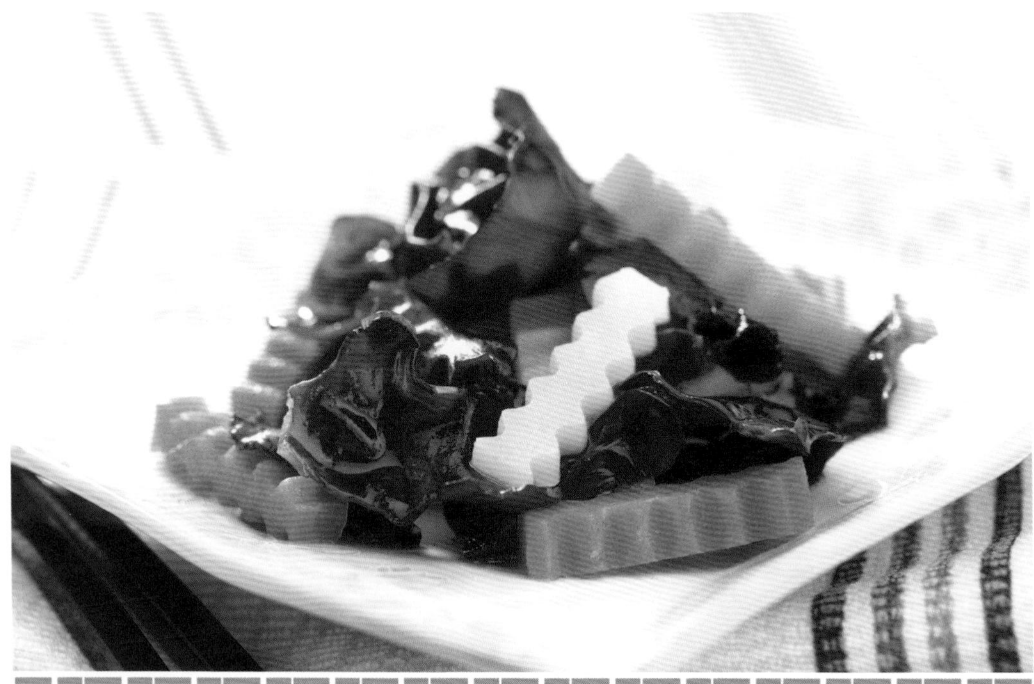

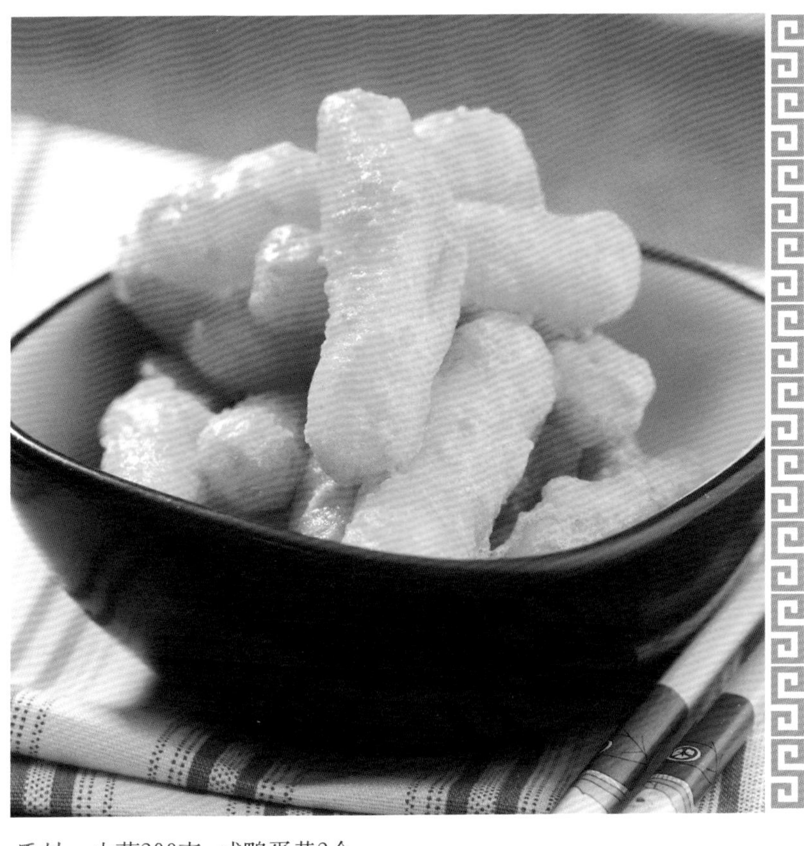

金沙山药

时间：30分钟 口味：脆嫩咸鲜

原料 山药300克，咸鸭蛋黄3个。

调料 葱花5克，精盐1小匙，味精、胡椒粉、香油各少许，淀粉3大匙，植物油适量。

制作步骤 壹 将咸鸭蛋黄放入蒸锅中，用旺火蒸10分钟至熟透，取出、晾凉，碾成碎末。

制作步骤 贰 山药洗净，放入蒸锅中蒸5分钟，取出去皮，切成小条，拍匀淀粉，下入热油锅中炸熟，捞出。

制作步骤 叁 锅中留少许底油烧热，先下入咸鸭蛋黄炒至散，再加入精盐、味精、胡椒粉、香油炒匀。

制作步骤 肆 然后放入山药条，用旺火快速翻炒均匀，出锅装盘，撒上葱花即成。

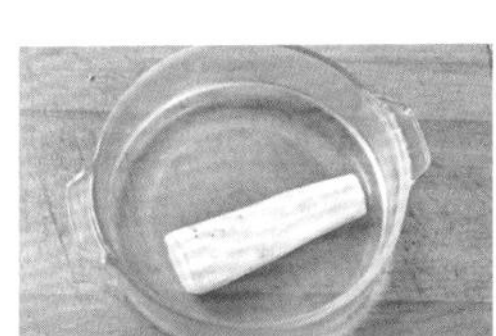

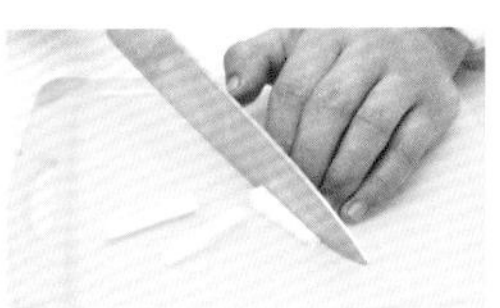

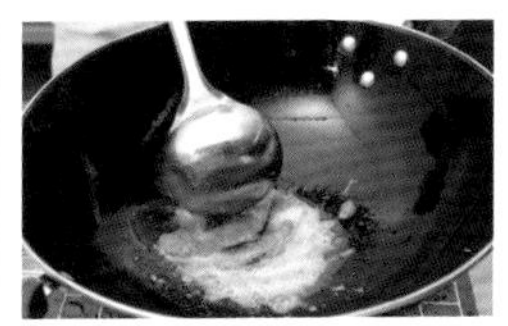

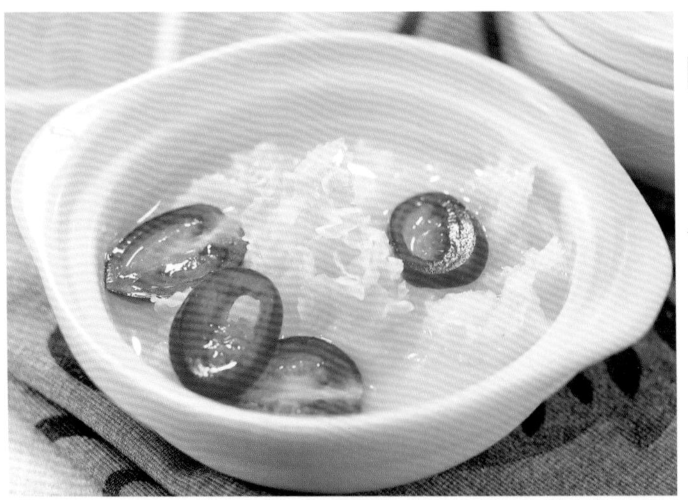

时间：20分钟 口味：花香味美

花香银耳汤

原料 水发银耳150克，鸡肉蓉100克，番茄片25克，茉莉花15朵。

调料 精盐、胡椒粉、香油各少许，高汤250克。

制作步骤 壹 把水发银耳洗净，去掉菌蒂，撕成小朵，再用沸水略焯，捞出装碗，然后加入高汤，放入蒸锅中蒸透，取出。

制作步骤 贰 锅中加入高汤烧沸，将鸡肉蓉抓成小块，入锅煮熟，再捞出鸡肉蓉，转小火保持汤的温度，加入精盐、胡椒粉煮匀。

制作步骤 叁 茉莉花洗净，放入碗中，冲入鸡蓉清汤，略闷片刻，捞出茉莉花，再加入蒸好的银耳，点缀上番茄片，淋入香油即可。

时间：2小时 口味：鲜咸辣香

牛腩炖柿子

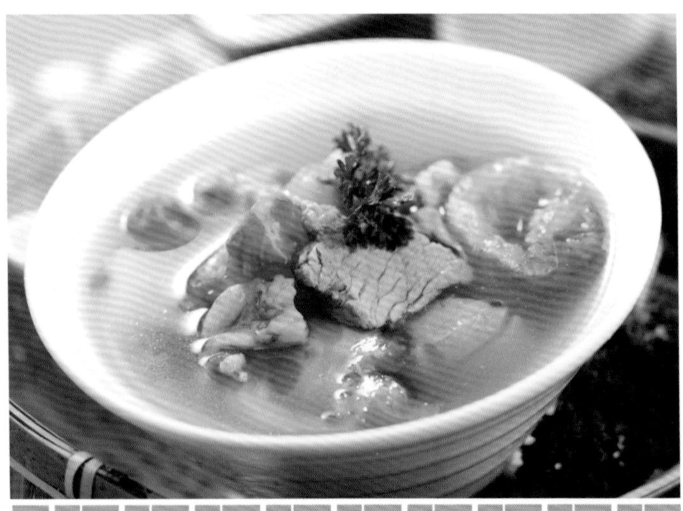

原料 牛腩500克，西红柿250克，黄豆100克。

调料 葱段、姜片、花椒粒、八角、桂皮、精盐、味精、白糖、胡椒粉、植物油各适量，清汤1500克。

制作步骤 壹 西红柿去蒂、洗净，切成小块；牛腩洗净，切成小块，再放入沸水锅中焯烫一下，捞出冲净；黄豆洗净，用清水泡发。

制作步骤 贰 炒锅加油烧热，下入葱、姜、花椒、八角、桂皮炒香，再放入牛腩略炒，然后加入清汤、黄豆，入高压锅中压制10分钟。

制作步骤 叁 再把牛腩等倒回炒锅内，加入胡椒粉、精盐、味精、白糖烧至入味，最后放入西红柿块炖煮10分钟，出锅装碗即成。

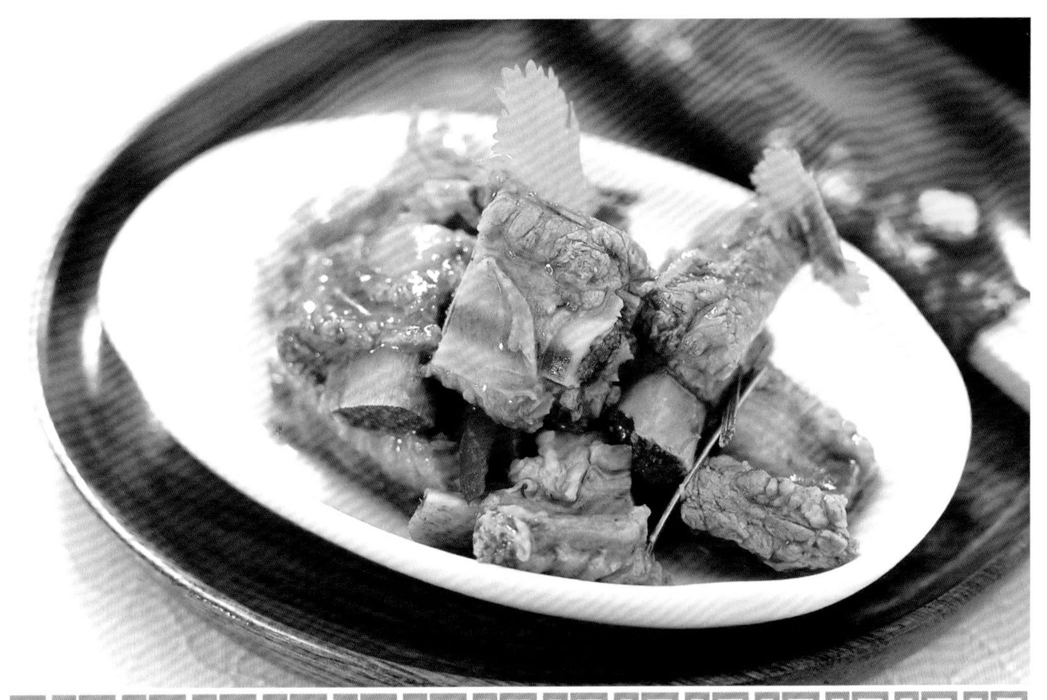

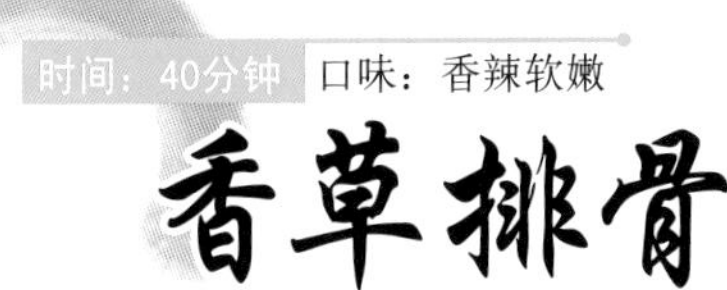

时间：40分钟 口味：香辣软嫩

香草排骨

原料 猪排骨500克，香草75克，红辣椒50克。

调料 姜块15克，蒜瓣30克，八角2粒，酱油2大匙，鸡精、冰糖各1小匙，醪糟1大匙，香油适量。

制作步骤 **壹** 猪排骨洗净，剁成小段，再放入容器中，加入酱油、鸡精、八角拌匀，腌渍入味。

制作步骤 **贰** 姜块去皮，洗净，切成小片；蒜瓣去皮，洗净，切成小片；红辣椒洗净，去蒂及籽，切成段。

制作步骤 **叁** 砂锅上火，加入香油烧热，先下入姜片、蒜片、红辣椒段炒香出味，再加入排骨段炒匀。

制作步骤 **肆** 然后加入酱油、醪糟、冰糖、香草及适量清水，转小火炖煮20分钟至熟香，出锅装盘即成。

时间：15分钟 口味：麻辣鲜香

碎米鸡丁

原料 鸡胸肉250克，油炸花生米50克，红泡椒25克，鸡蛋清1个。

调料 葱末、姜末、蒜末、精盐、鸡精、米醋、酱油、白糖、淀粉、高汤、植物油各适量。

制作步骤 壹 鸡胸肉洗净，切成丁，加入淀粉、鸡蛋清、精盐拌匀，腌渍入味；油炸花生米压成碎粒；红泡椒剁成碎末。

制作步骤 贰 白糖、酱油、鸡精、米醋、精盐、高汤、淀粉放入小碗中调匀，制成味汁。

制作步骤 叁 锅中加上植物油烧至四成热，先下入鸡肉丁炒至变色，再放入泡椒、姜末、蒜末炒香。

制作步骤 肆 然后烹入味汁炒至入味，再撒入葱末、花生碎炒匀，即可出锅装盘。

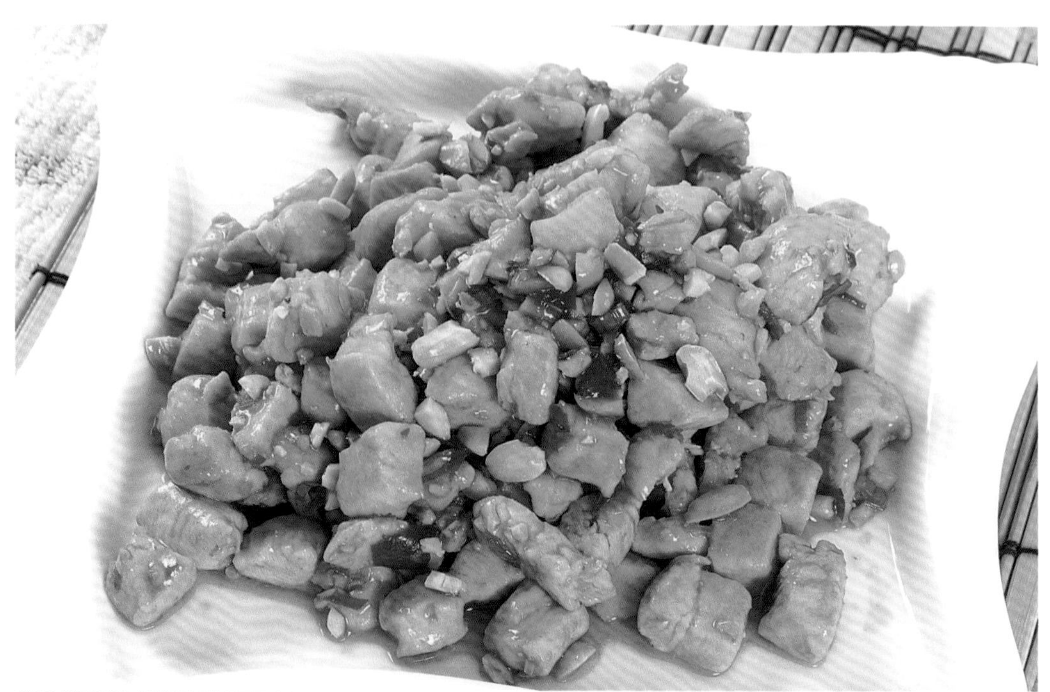

时间：20分钟 口味：鲜香软嫩

香熏鸽蛋

原料 鸽蛋400克。

调料 精盐1大匙，味精1小匙，白糖3大匙，香油少许，大米100克，茶叶10克，卤料包1个（姜片、鸡油各20克，八角、肉蔻、砂仁、白芷、桂皮、丁香、小茴香各少许）。

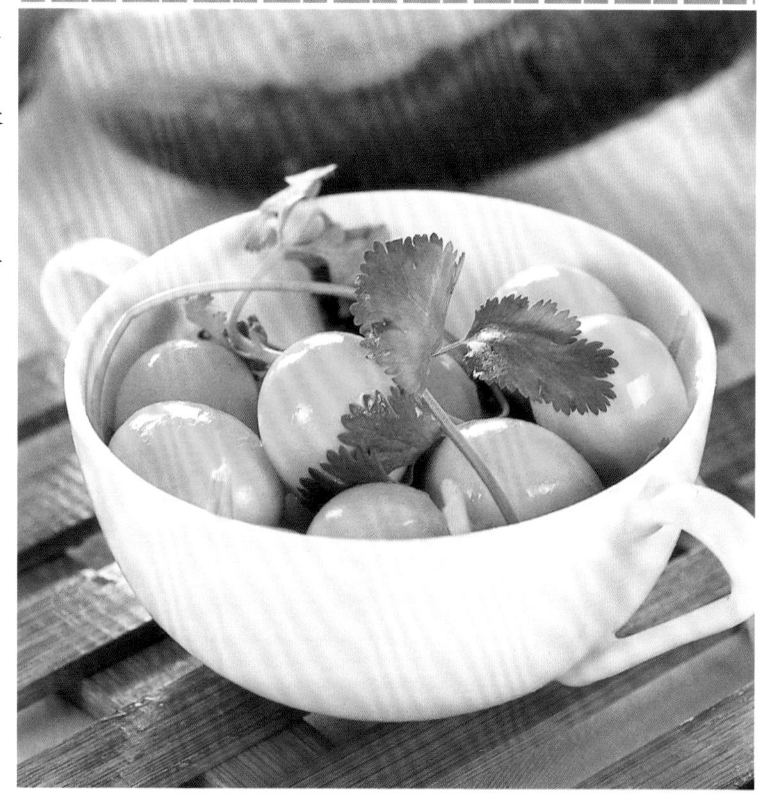

制作步骤 壹 把鸽蛋洗净，放入清水锅中，加上少许精盐煮至熟，捞出、过凉，剥去外壳。

制作步骤 贰 净锅置火上，加入清水、卤料包、精盐、味精和少许白糖烧煮5分钟成卤汁。

制作步骤 叁 放入鸽蛋，烧沸后改用小火卤煮约3分钟，然后关火浸泡5分钟，捞出、沥干。

制作步骤 肆 锅中撒入大米、茶叶、白糖，架上箅子，放上鸽蛋，盖严盖，旺火熏3分钟，取出刷上香油即可。

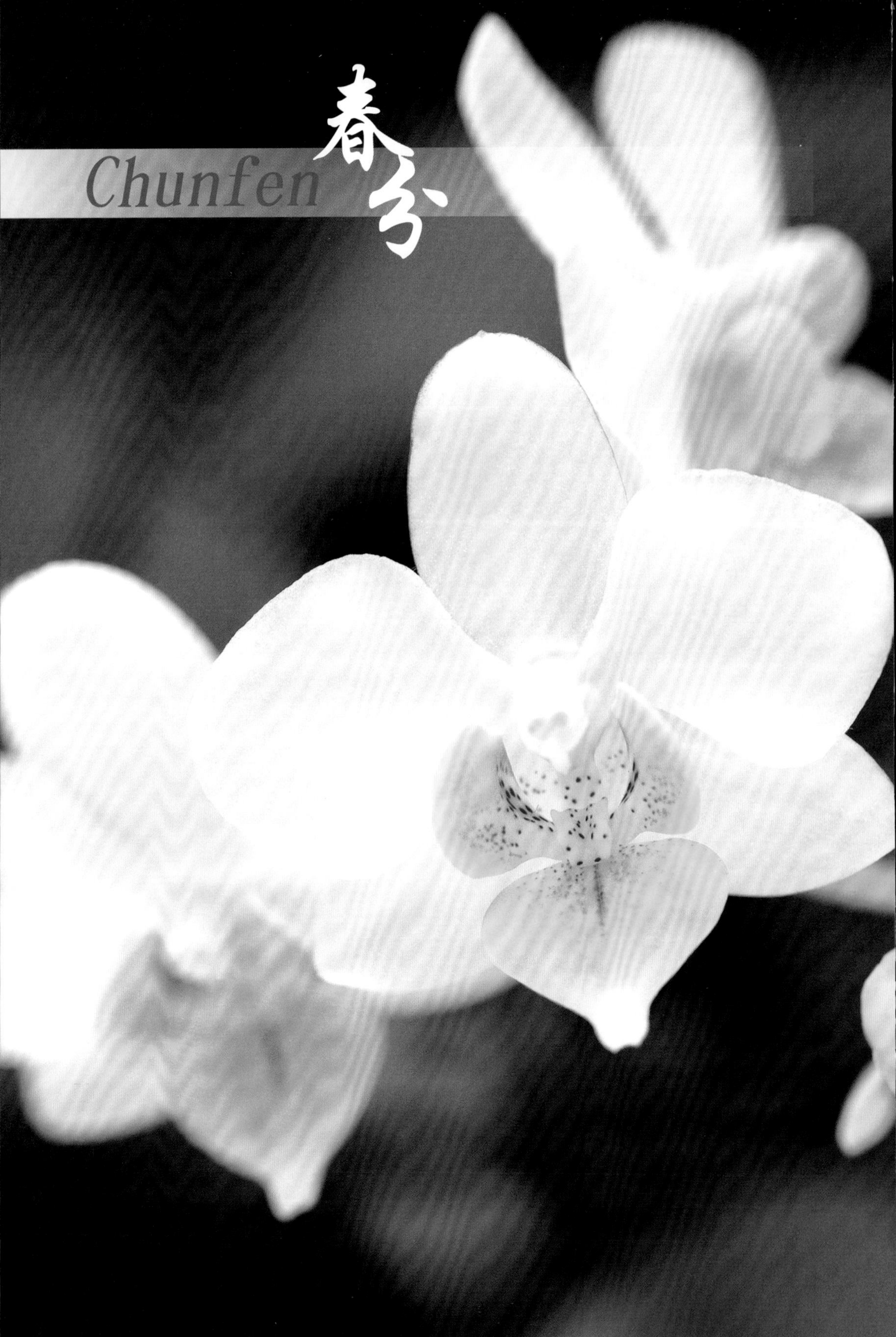
Chunfen
春分

时间	每年的3月21日前后	黄经	太阳到达黄经0°
意义	春分表示昼夜平分	属性	二十四节气之第四节气

《月七十二候解集》曰：“分者平也，此当九十日之半，故谓之分。”《春秋繁露，阴阳出入上下篇》记载：“春分者，阴阳相平也，故昼夜均而寒暑平。”春分以后天气处于阴阳、昼夜相对平分的状态，应注意预防雷电及强对流气象灾害。民间谚语说：“春分秋分，昼夜平分；吃了春分饭，一天长一线。”就是说春分一过，白天一天比一天长，夜晚逐渐缩短。

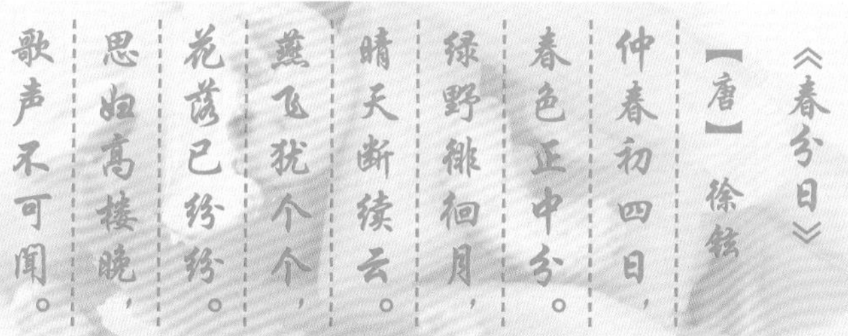

饮食养生

由于春分节气平分了昼夜、寒暑，人们在保健养生时应注意保持人体的阴阳平衡状态，其概括为补虚、泻实两方面。如益气、养血、滋阴、助阳、填精、生津为补虚；解表、清热、利水、泻下、祛寒、去风、燥湿等方面则可视为泻实。中医养生实践证明，无论补或泻，都应坚持调整阴阳，以平为期的原则，科学地进行饮食保健，才能有效地防治很多非感染性疾病。

春天到来从立春节气到清明节气前后是草木生长萌芽期，人体血液正处于旺盛时期，此节气的饮食调养应当根据自己的实际情况，选择能够保持机体功能协调平衡的饮食。如在烹调虾蟹等寒性食物时必佐以葱姜、酒醋类温性调料，以防止性寒偏凉菜肴有损脾胃而引起脘腹不舒之弊。

气候特点

欧阳修对春分曾有过一段精彩的描述：“南园春半踏青时，风和闻马嘶，青梅如豆柳如眉，日长蝴蝶飞。”无论南方北方，春分节气都是春意融融的大好时节，我国的台湾省更是兰花盛开的时候。

民俗风情

春分“竖蛋”风靡全球。春分时节选择一个光滑匀称、刚生下四五天的新鲜鸡蛋，轻手轻脚地在桌子上把它竖起来。虽然失败者颇多，但成功者也不少。春分成了竖蛋游戏的最佳时光，故有“春分到，蛋儿俏”的说法。

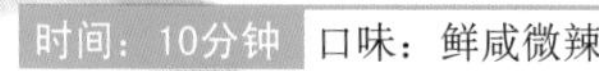
时间：10分钟 口味：鲜咸微辣

椿芽蚕豆

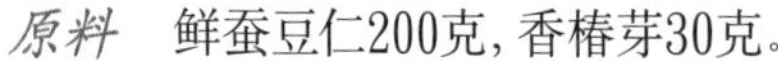
原料 鲜蚕豆仁200克，香椿芽30克。

调料 精盐1小匙，味精1/2小匙，辣椒油、鸡汤各1大匙。

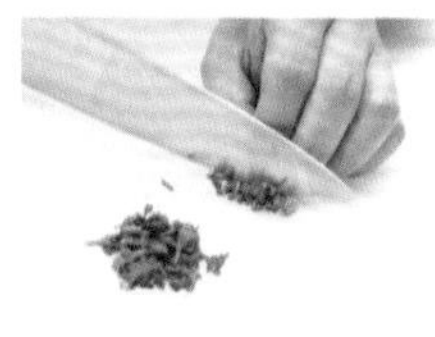

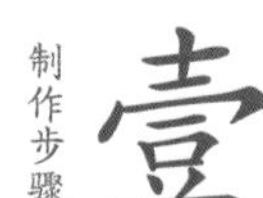
制作步骤 壹 将鲜蚕豆仁洗净，放入沸水锅中煮至熟嫩，捞出、沥干，摊开晾凉。

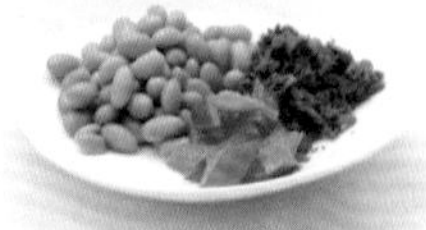

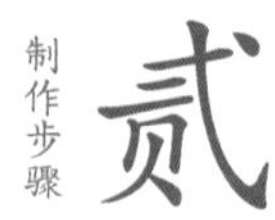
制作步骤 贰 香椿芽去根，洗净，放入沸水中略焯一下，捞出过凉，切成碎粒。

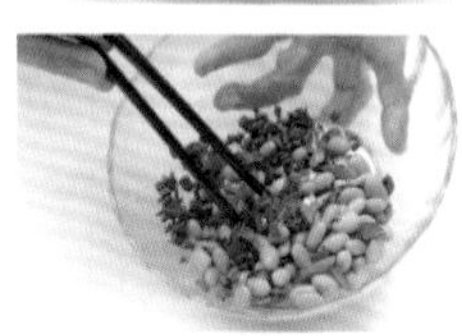

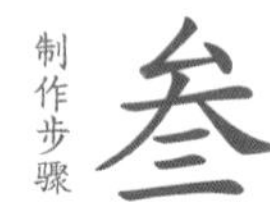
制作步骤 叁 将精盐、味精、辣椒油、鸡汤放入容器中调拌均匀，再放入蚕豆仁、香椿芽拌匀，即可装盘上桌。

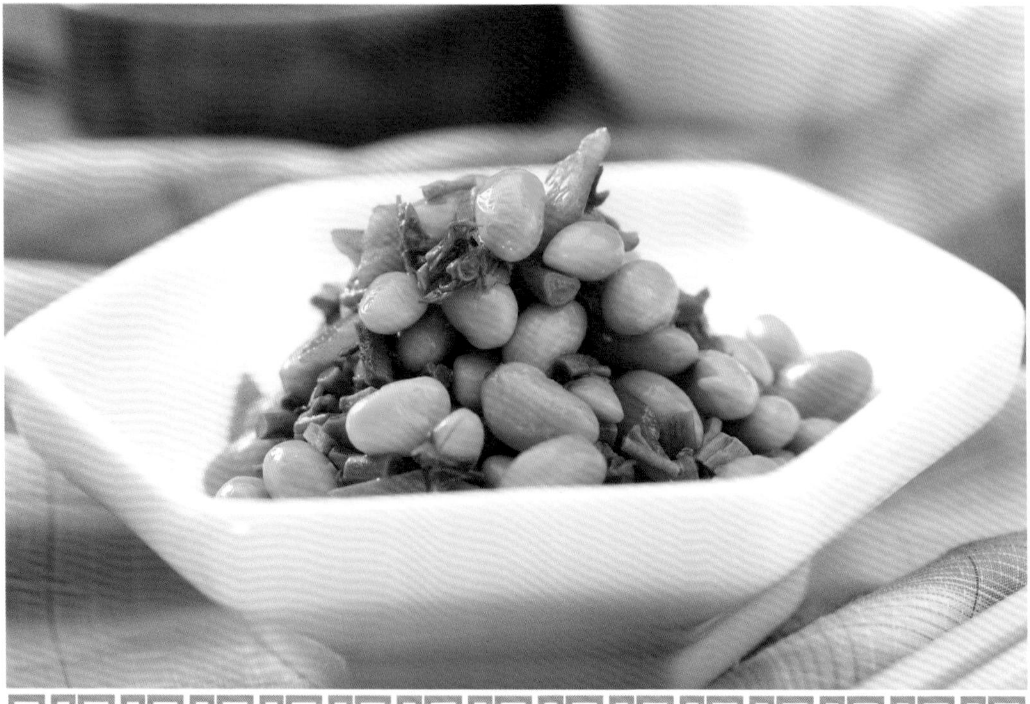

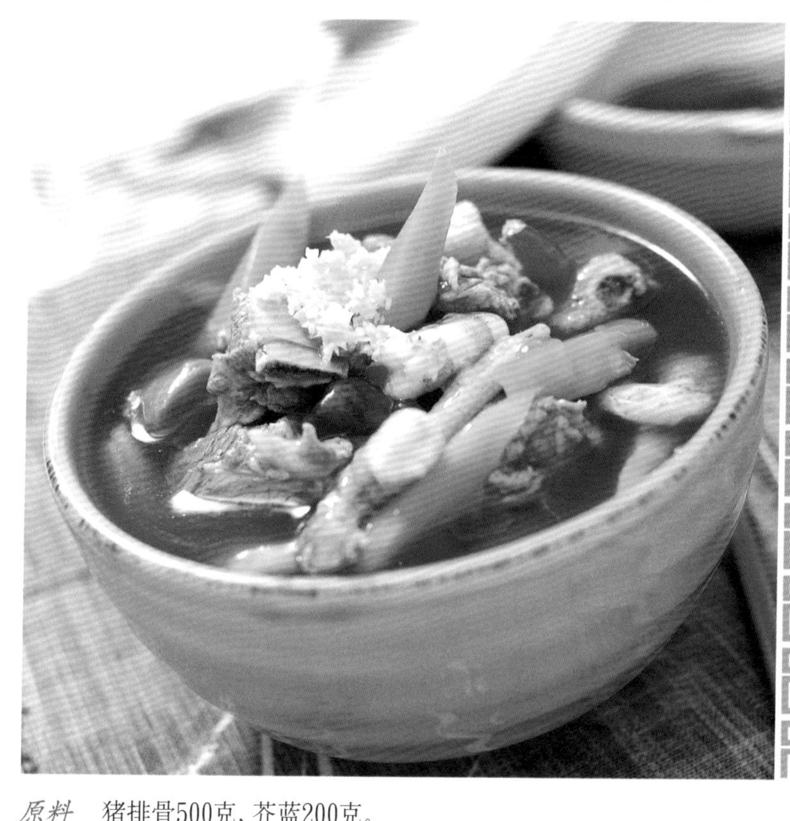

芥蓝排骨汤

时间：90分钟

口味：软嫩清香

原料 猪排骨500克，芥蓝200克。

调料 葱末15克，姜末5克，蒜末10克，精盐1小匙，鸡精、白糖各1/2小匙，料酒、酱油各1大匙，胡椒粉少许，高汤1500克，植物油2大匙。

制作步骤 **壹** 猪排骨用清水洗净，剁成小段，再放入沸水锅中焯烫一下，捞出、冲净。

制作步骤 **贰** 芥蓝去根，洗净，切成滚刀块，放入加有白糖的沸水中略焯一下，捞出、沥干。

制作步骤 **叁** 锅中加上植物油烧热，先下入葱末、姜末、蒜末炒香，再放入排骨段炒均匀，烹入料酒，加入酱油炒至上色。

制作步骤 **肆** 再放入芥蓝块炒匀，添入高汤烧沸，加入精盐、鸡精、胡椒粉煮至入味，即可出锅装碗。

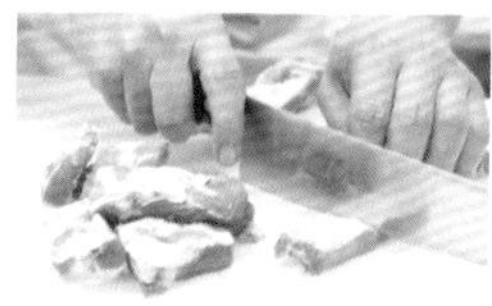

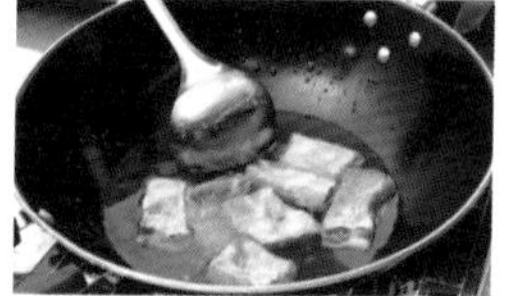

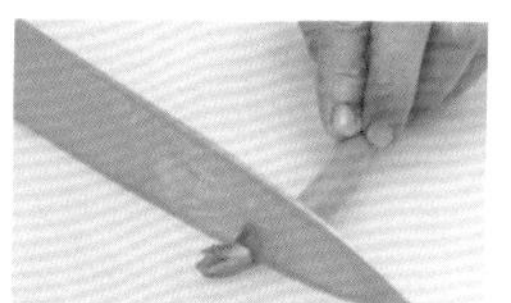

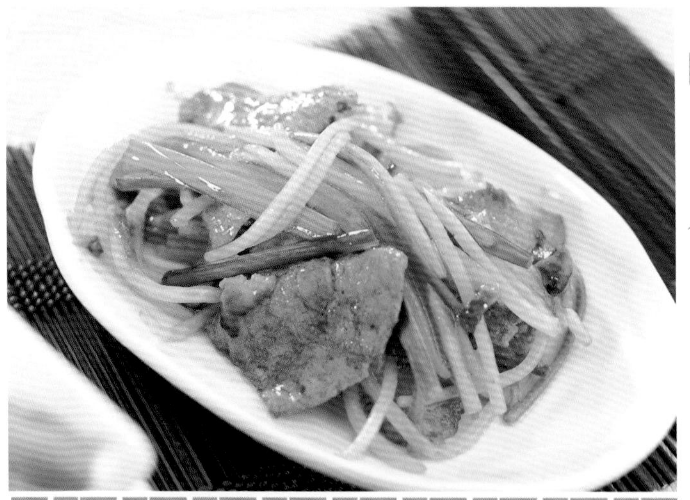

时间：20分钟 口味：鲜咸嫩香

银芽牛肉

原料 牛肉300克，韭菜段、黄豆芽各75克，春笋、香菇、胡萝卜、洋葱各少许，鸡蛋清1个。

调料 葱丝、姜丝各5克，精盐1小匙，鸡精1/2小匙，酱油、蚝油各2小匙，淀粉1大匙，植物油2大匙。

制作步骤 壹 牛肉洗净，切成大片，加入淀粉、鸡蛋清、精盐拌匀入味；春笋、香菇、胡萝卜、洋葱分别洗涤整理干净，均切成细丝。

制作步骤 贰 净锅置火上，加上植物油烧至七成热，先下入牛肉片炒散至变色，再放入葱丝、姜丝炒出香味。

制作步骤 叁 然后加入香菇、春笋、胡萝卜、洋葱略炒，再放入精盐、酱油、蚝油、鸡精、韭菜、黄豆芽翻炒至入味，即可出锅装盘。

时间：20分钟 口味：清香美味

干贝油菜汤

原料 油菜心250克，水发干贝50克。

调料 精盐1小匙，鸡精1/2小匙，料酒1大匙，蚝油少许，高汤1000克。

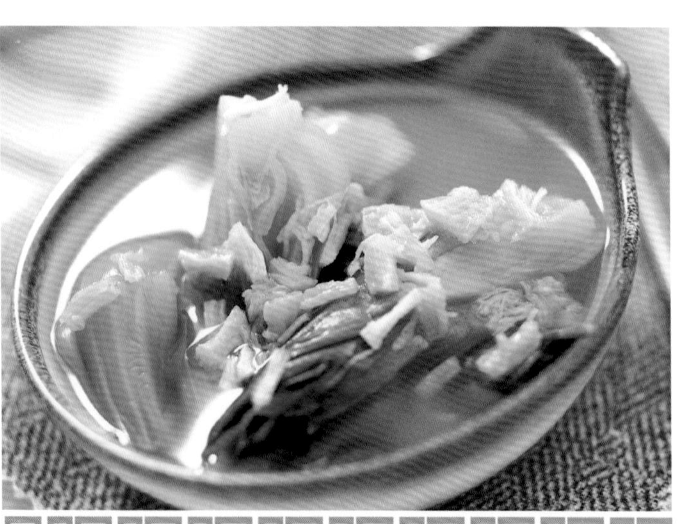

制作步骤 壹 将水发干贝去掉筋膜，洗净，攥干水分，撕成细丝；油菜心切去根部，用淡盐水浸泡并洗净，捞出、沥水。

制作步骤 贰 净锅置火上烧热，先放入高汤烧煮至沸，下入干贝丝煮约10分钟至出香味，再放入油菜心略煮片刻。

制作步骤 叁 然后加入蚝油、精盐、鸡精、料酒调好口味，用小火煮约10分钟至入味，撇去浮沫，即可出锅装碗。

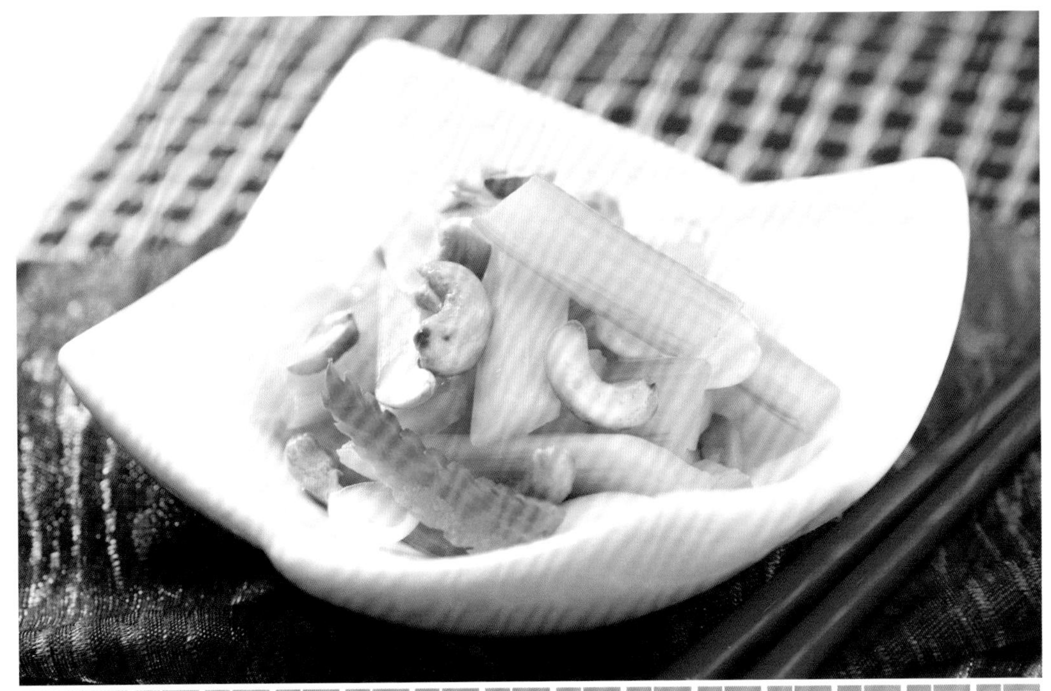

时间：10分钟 口味：咸鲜爽滑

西芹百合炒腰果

原料 西芹150克，鲜百合100克，腰果30克。

调料 精盐、味精各1小匙，水淀粉2小匙，高汤3大匙，植物油适量。

制作步骤 **壹** 将百合去黑根，洗净，掰成小瓣；西芹去皮，择洗干净，切成菱形片；分别放入沸水锅中焯至断生，捞出、沥干。

制作步骤 **贰** 坐锅点火，加上植物油烧至七成热，放入腰果炸至熟香，捞出、沥油。

制作步骤 **叁** 锅中留少许底油，复置火上烧至六成热，先下入西芹片略炒一下，再添入高汤烧沸。

制作步骤 **肆** 加入百合、精盐、味精炒至入味，然后用水淀粉勾芡，出锅装盘，撒上炸熟的腰果即可。

时间：20分钟 口味：茶香味浓

肉碎茶干炒苋菜

原料 苋菜300克，猪肉末80克，红茶30克。

调料 葱段、姜片、蒜末各5克，红干椒段10克，精盐、酱油、料酒各1小匙，白糖、胡椒粉各1/2小匙，香油少许，植物油1大匙。

制作步骤 壹 苋菜去根和老叶，用清水洗净，切成小段，放入沸水中焯烫一下，捞出、沥干。

制作步骤 贰 猪肉末加入少许精盐、料酒、葱段、姜片略腌一下；红茶用沸水泡开，捞出、沥干。

制作步骤 叁 坐锅点火，加上植物油烧热，先下入红干椒段、蒜末炒香，再放入猪肉末、红茶略炒一下。

制作步骤 肆 然后加入苋菜段、精盐、酱油、料酒、白糖、胡椒粉炒至入味，淋入香油，即可出锅装盘。

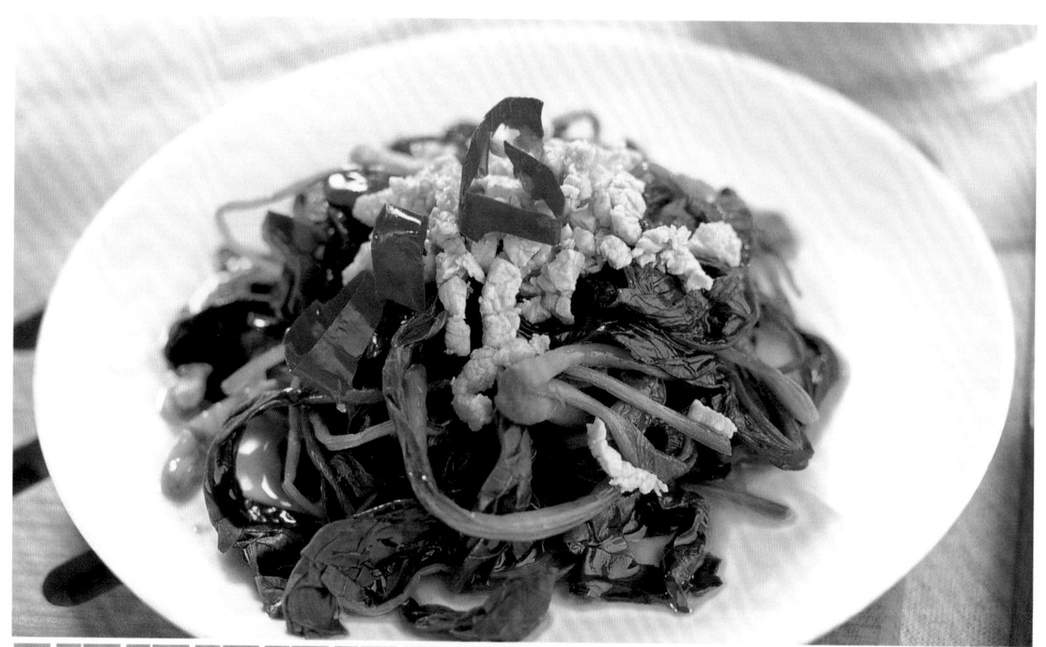

时间：20分钟 口味：清香嫩滑

姜丝炒肉

原料 猪里脊肉350克，鲜姜150克。

调料 大葱15克，精盐、味精、米醋各1/2小匙，酱油2小匙，料酒1大匙，香油1小匙，植物油2大匙。

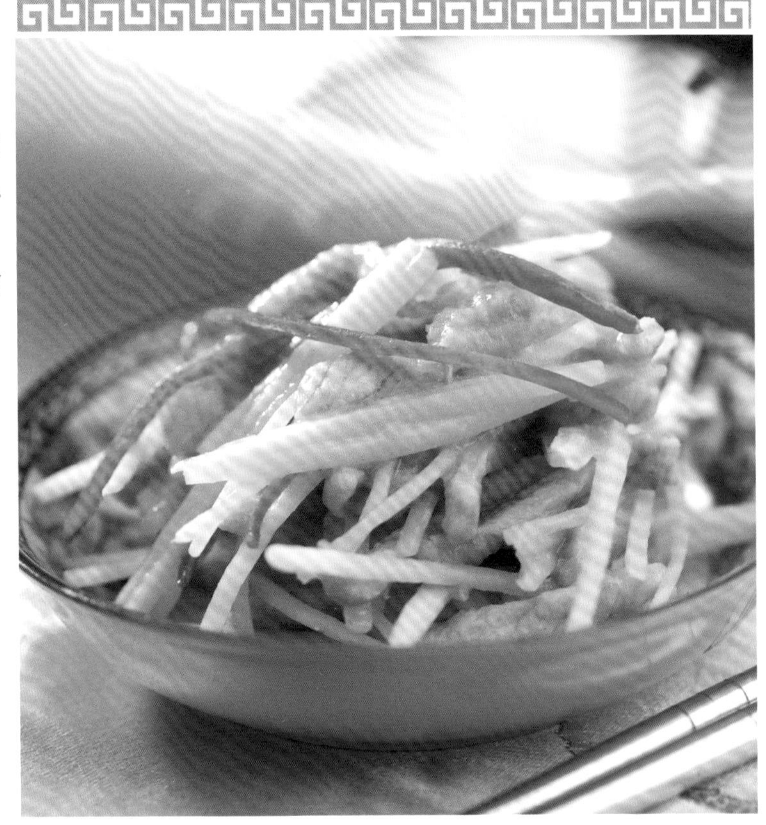

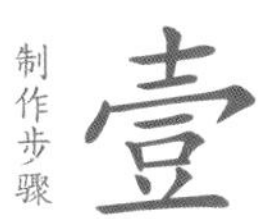

制作步骤 壹 猪里脊肉洗净，擦净水分，切成6厘米长的细丝，加上少许精盐拌匀；大葱去根和老叶，洗净，切成细丝。

制作步骤 贰 鲜姜去皮，洗净，切成细丝，再放入清水中浸泡（去除辣味），捞出、沥干。

制作步骤 叁 炒锅置火上，加上植物油烧至六成热，先下入葱丝、姜丝炒出香味，烹入料酒，再放入猪肉丝略炒。

制作步骤 肆 然后加入酱油、精盐、米醋、味精翻炒至入味，再淋入香油炒匀，即可出锅装盘。

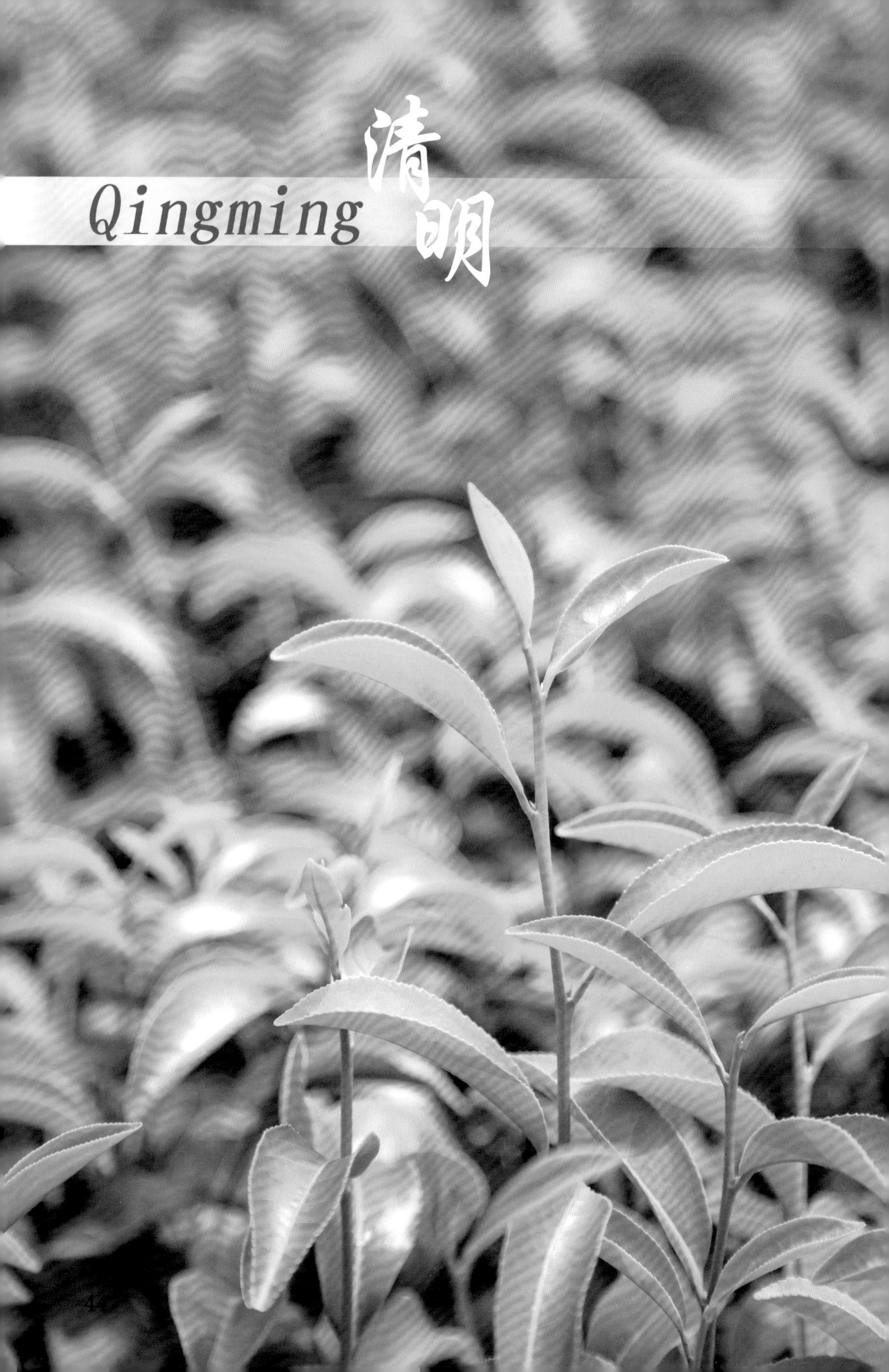

Qingming 清明

时间	每年的4月5日左右	黄经	太阳到达黄经15°
意义	气候温暖，草木萌茂	属性	二十四节气之第五节气

天气晴朗、空气清新明洁、气温悄悄转暖、草木逐渐繁茂，这也是“清明”两个字的真正含意。同时，清明还是中国传统的节日，是中国重要的“时年八节”之一，这在24节气中是绝无仅有的。作为节气的清明，时间在春分之后。这时冬天已去，春意盎然，天气清朗，四野明净，大自然处处显示出勃勃生机。用“清明”称这个时期，是再恰当不过的一个词。

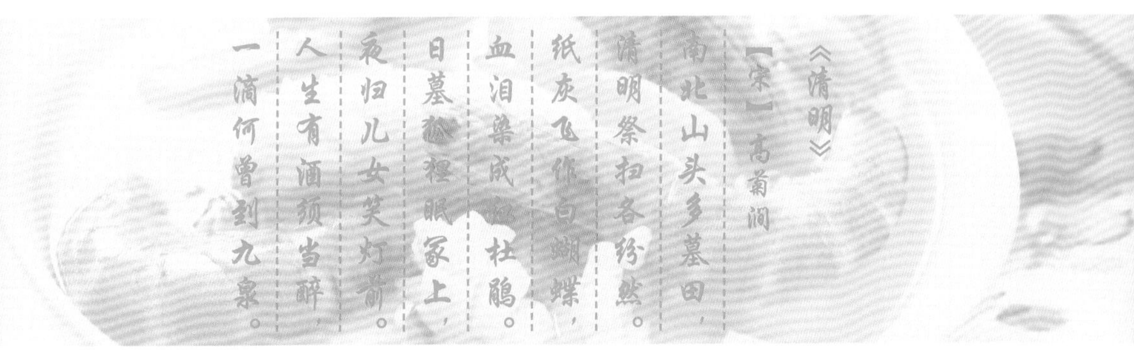

饮食养生

清明前气温已经逐渐回升了，虽然在升温的过程中仍有很大的波动，但是清明以后的天气会逐渐以温热为主，这就要求我们在饮食的选择上不要过于辛辣温热了，而应以平性或凉性食材为主，以防止肝阳肝火过于亢盛，或肺胃热邪瘀积形成春季温热性疾病。

清明节气亦是多种慢性疾病易复发之时，如关节炎、哮喘等，因而有慢性病的人要忌食易发的食物。所谓“发物”，从中医角度上是指动风生痰、发毒助火、助邪之品，如海鱼、海虾、海蟹、咸菜、竹笋、毛笋、羊肉、公鸡等，可适当吃些凉性食物，因此清明节气中的“寒食节”也有一定的养生道理。

气候特点

清明一到，气温升高，雨量增多，正是春耕春种的大好时节。故有”清明前后，种瓜点豆”、“植树造林，莫过清明”、“清明谷雨两相连，浸种耕田莫拖延”的农谚，可见这个节气与农业生产有着密切的关系。

民俗风情

清明节的习俗是丰富有趣的，除了讲究禁火、扫墓，还有踏青、荡秋千、蹋蹴鞠、打马球、插柳等一系列风俗体育活动。相传这是因为寒食节要寒食禁火，为了防止寒食冷餐伤身，所以大家来参加一些体育活动，以锻炼身体。

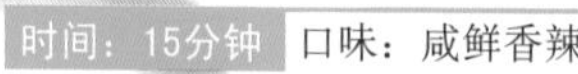
时间：15分钟 口味：咸鲜香辣

金针菇拌芹菜

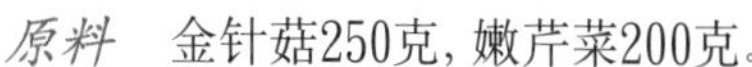
原料 金针菇250克，嫩芹菜200克。

调料 红干椒10克，花椒15粒，精盐、味精、白糖各1/2小匙，植物油2大匙。

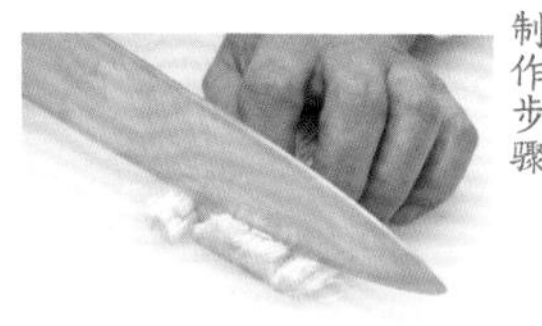

制作步骤 **壹** 金针菇去根、洗净，切成两段，放入沸水锅中焯透，捞出过凉，挤干水分；红干椒洗净，去蒂及籽，切成细丝。

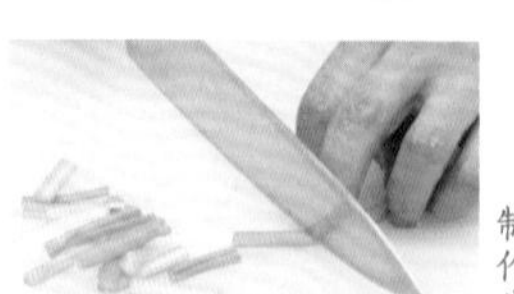

制作步骤 **贰** 嫩芹菜择洗干净，放入沸水锅中焯煮3分钟，捞出过凉，沥干水分，切成小段。

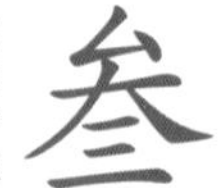

制作步骤 **叁** 把嫩芹菜段、金针菇放入容器中，加入精盐、味精、白糖翻拌均匀，码放在盘中。

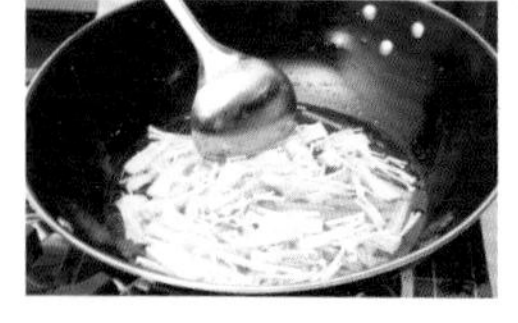

制作步骤 **肆** 锅中加油烧热，下入花椒炸香，捞出不用，再关火，放入红干椒炒至酥脆，出锅浇在金针菇上即可。

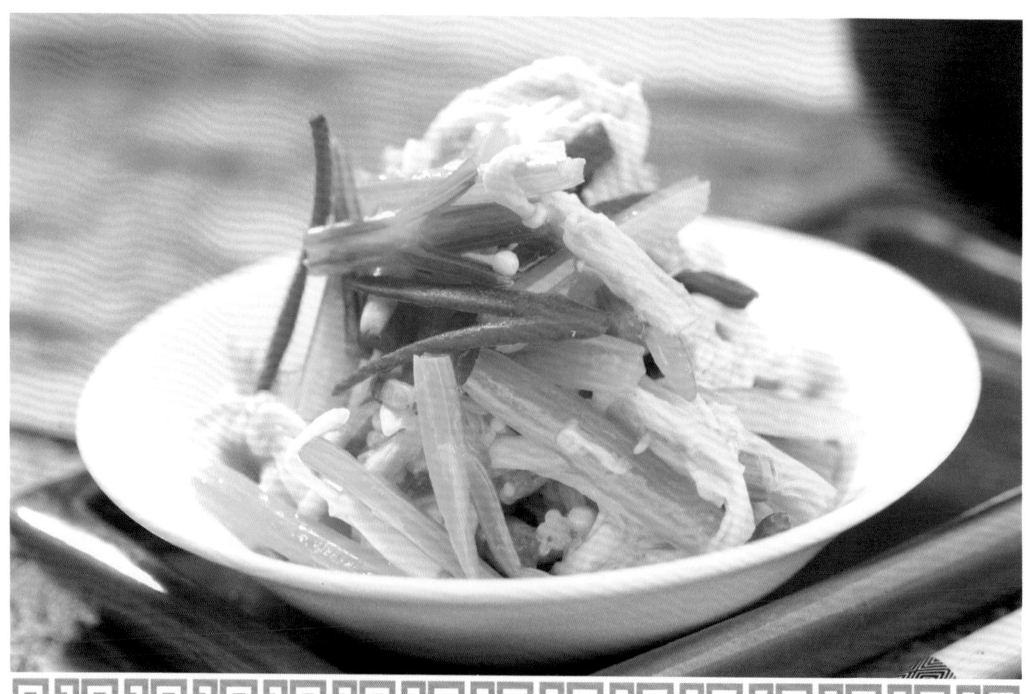

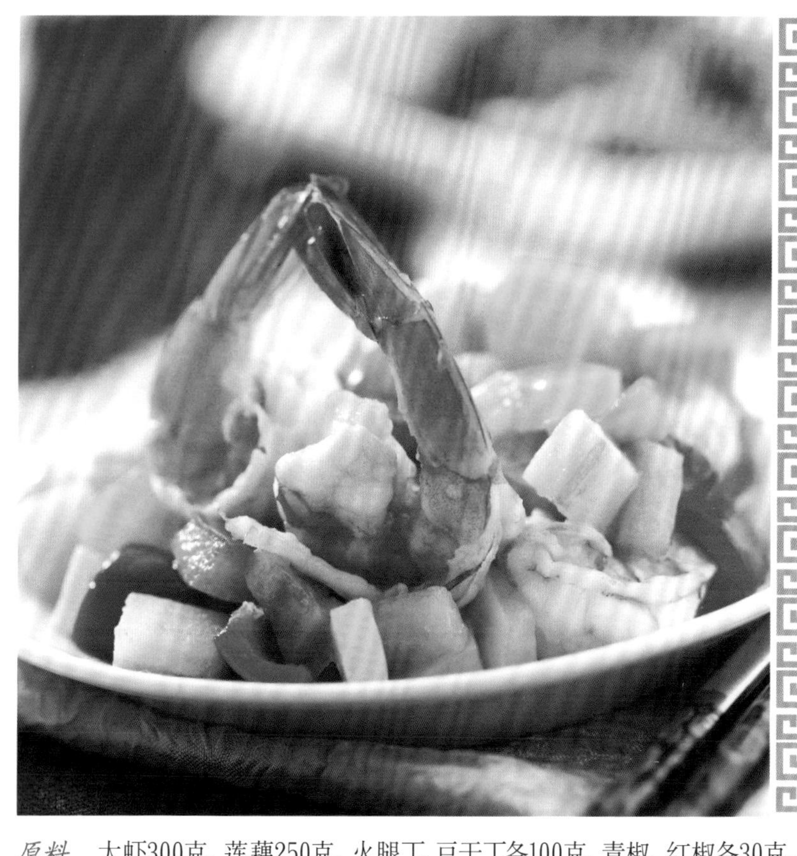

什锦藕丁炒虾

时间：20分钟　口味：鲜咸微辣

原料　大虾300克，莲藕250克，火腿丁、豆干丁各100克，青椒、红椒各30克。

调料　精盐1/2小匙，酱油1小匙，辣椒酱2小匙，植物油2大匙，花椒油少许。

制作步骤 壹　大虾洗净，去头、去壳，挑除沙线，留下尾部；莲藕去皮，洗净，切成小丁；青椒、红椒洗净，去蒂及籽，切成小丁。

制作步骤 贰　炒锅置火上，加上植物油烧至七成热，先放入豆干丁，旺火炒至表面呈微黄色。

制作步骤 叁　再下入莲藕丁、大虾翻炒均匀，然后加入辣椒酱、酱油、精盐翻炒至入味。

制作步骤 肆　最后放入火腿丁、青椒丁、红椒丁快速炒匀，淋上花椒油，出锅装盘即可。

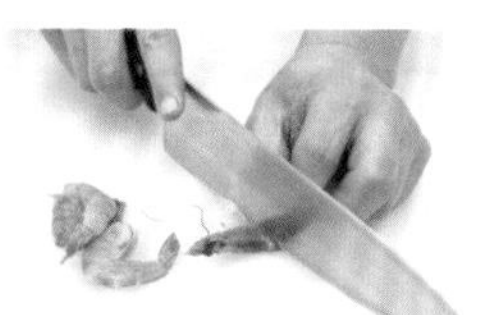

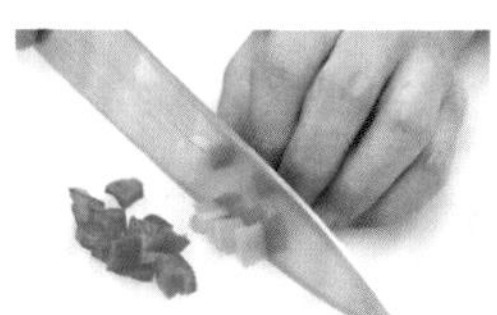

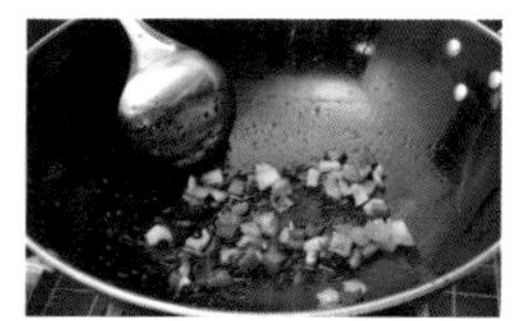

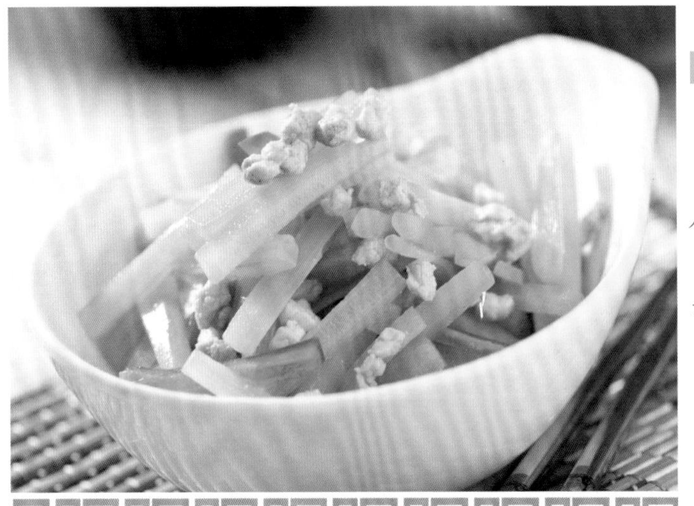

时间：15分钟 口味：香辣爽口

肉末炒芹菜

原料 芹菜300克，猪五花肉100克。

调料 葱末、姜末各少许，精盐、味精、料酒、香油各1小匙，白糖1/2小匙，酱油2小匙，植物油1大匙。

制作步骤 壹 将芹菜去掉根及芹菜叶，用淡盐水浸泡并洗净，取出，沥净水分，切成小段；猪五花肉洗净，剁成碎末。

制作步骤 贰 净锅置火上，加上植物油烧至五成热，先下入猪肉末炒散至变色，再放入葱末、姜末炒出香味。

制作步骤 叁 然后加入芹菜段、酱油、料酒翻炒均匀，再放入精盐、味精、白糖和适量清水炒至收汁，淋入香油，即可出锅装盘。

时间：90分钟 口味：酸辣甜香

五味黄瓜

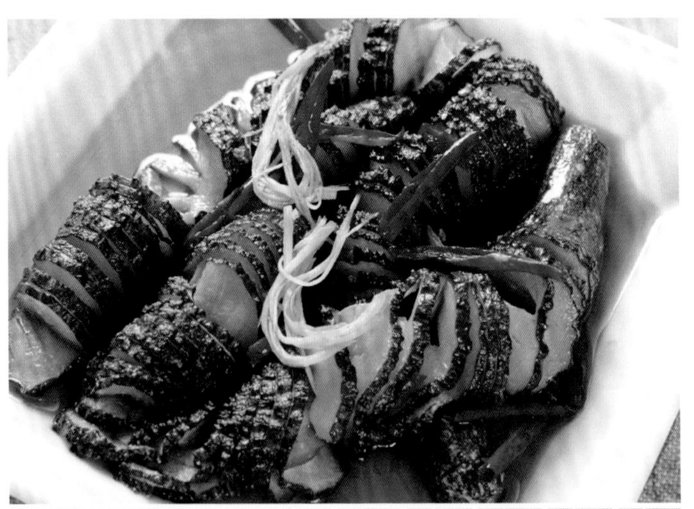

原料 黄瓜500克。

调料 红干椒10克，姜丝5克，精盐、白醋各2大匙，白糖3大匙，味精、生抽各1大匙，香油、植物油各2小匙。

制作步骤 壹 把黄瓜去蒂，洗净，擦净水分，斜刀切成薄片(切至2/3深处，不要切断)，再用精盐拌匀，腌渍10分钟，挤干水分。

制作步骤 贰 净锅置火上，加上植物油烧至八成热，先下入红干椒炸香，再加入生抽、白糖、白醋和适量清水煮成味汁。

制作步骤 叁 然后放入姜丝、味精调匀，再将切好的黄瓜放入味汁中腌渍1小时(每隔15分钟翻动1次)，待黄瓜入味后即可食用。

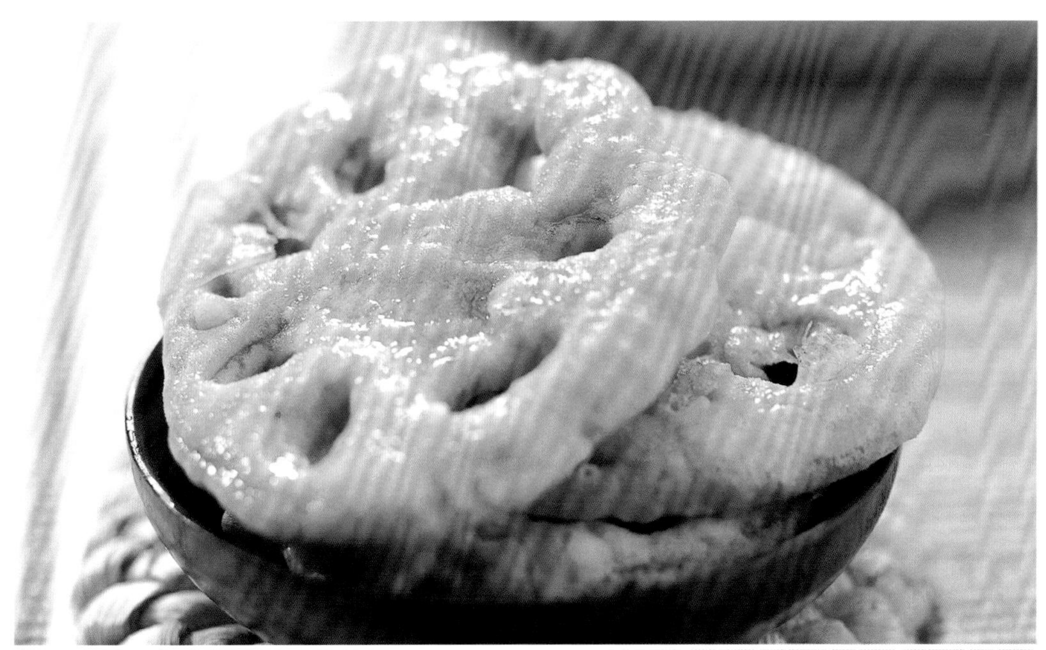

时间：15分钟 口味：香酥鲜咸

一品香酥藕

原料 莲藕500克，猪肉馅150克，鸡蛋1个。

调料 葱花10克，姜汁2大匙，吉士粉、辣椒酱、胡椒粉各1/2小匙，面粉3大匙，料酒、淀粉各2小匙，植物油1000克(约耗100克)。

制作步骤 壹 猪肉馅放入大碗中，加入辣椒酱、姜汁、葱花、胡椒粉、料酒搅匀成馅料。

制作步骤 贰 鸡蛋磕在大碗内，加上面粉、淀粉、吉士粉和少许清水搅匀，调成面糊。

制作步骤 叁 莲藕去皮、去节，洗净，切成圆片，再用两片莲藕中夹入少许馅料成香酥藕生坯。

制作步骤 肆 把香酥藕生坯裹上一层面糊，下入烧至六成热的油锅内炸至两面金黄色，出锅装盘即成。

时间：25分钟 口味：鲜咸香滑

莴笋鲜虾汤

原料 莴笋200克，鲜虾6只（约150克），水发鱿鱼100克，花蚬子80克。

调料 葱末、姜末各5克，精盐1小匙，鸡精1/2小匙，料酒1大匙，植物油适量，高汤1500克。

制作步骤 壹 莴笋去皮，洗净，切成菱形小块；水发鱿鱼撕去外膜，洗净，剞上花刀；鲜虾去虾线，洗净。

制作步骤 贰 蚬子放入清水中浸泡，吐净泥沙，再换清水冲洗干净，与鱿鱼分别放入沸水中略焯，捞出冲净。

制作步骤 叁 净锅置火上，加入植物油烧至七成热，下入葱末、姜末炒出香味，再添入高汤烧沸。

制作步骤 肆 然后放入鱿鱼、蚬子、鲜虾、莴笋块，加入精盐、鸡精、料酒煮约10分钟至入味，即可出锅。

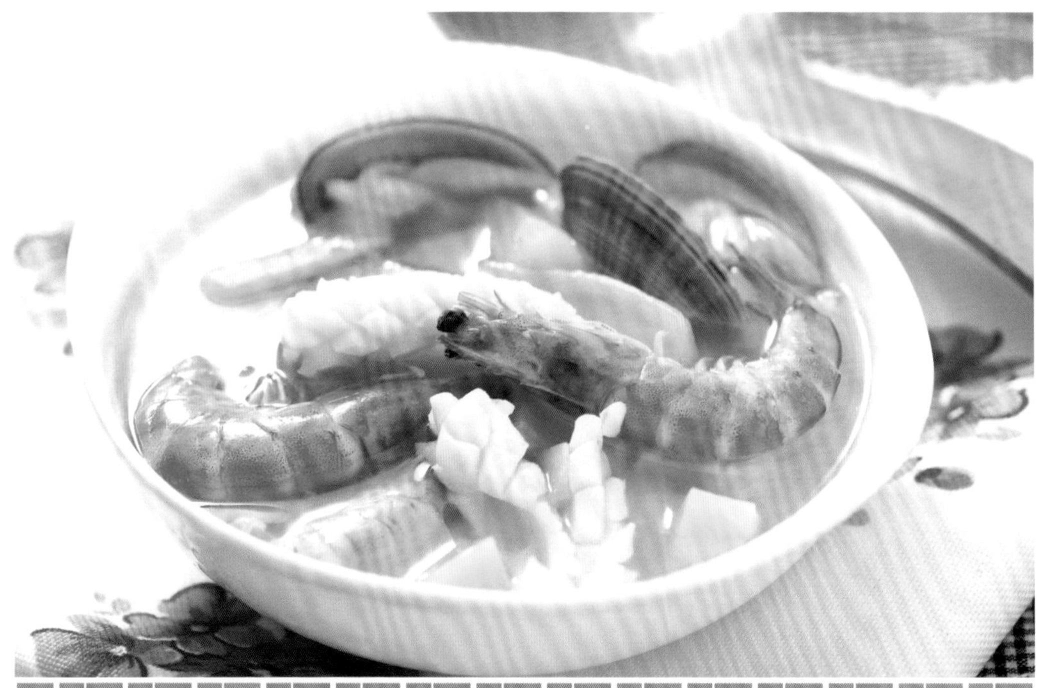

时间：20分钟 口味：咸鲜香嫩

木耳黄花汤

原料 水发黑木耳、水发黄花菜各100克，香菜末少许。

调料 葱末10克，姜末、蒜末各5克，精盐1小匙，味精2小匙，鸡精1大匙，胡椒粉少许，鲜汤500克，植物油2大匙。

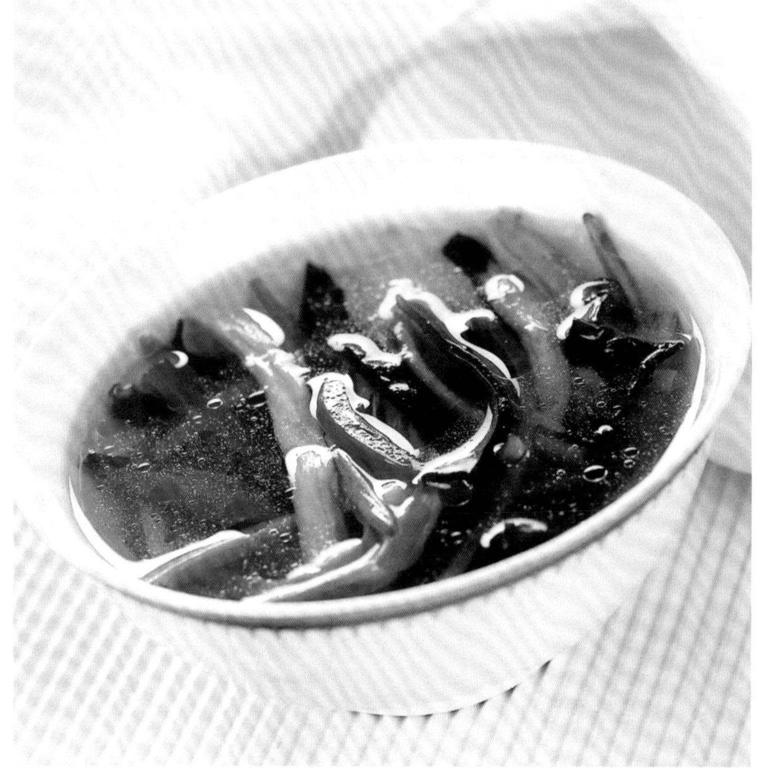

制作步骤 壹 水发黑木耳去蒂，洗净，切成细丝；水发黄花菜择洗干净，放入沸水锅中焯烫一下，捞出、沥干。

制作步骤 贰 净锅置火上，加上植物油烧至六成热，先下入葱末、姜末、蒜末炒出香味。

制作步骤 叁 再添入鲜汤，放入黑木耳丝、黄花菜略煮片刻，然后加入精盐、味精、鸡精煮至入味。

制作步骤 肆 撇去表面浮沫，出锅倒入汤碗中，撒上胡椒粉、香菜末，即可上桌。

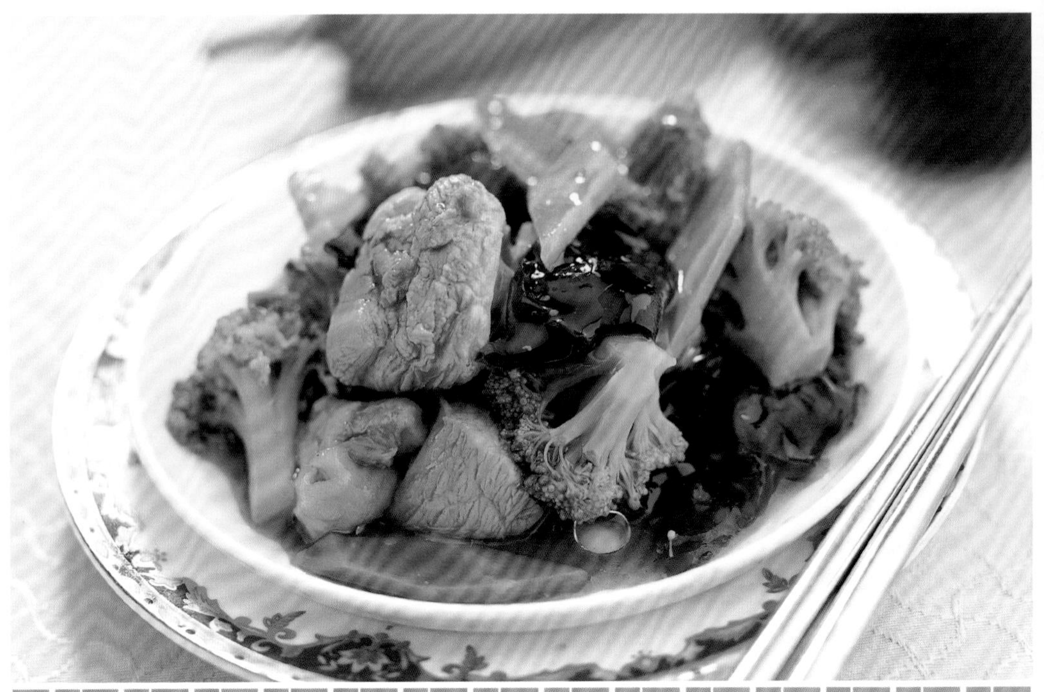

时间：30分钟　口味：鲜咸香滑

木耳烧鸡块

原料　鸡腿2只(约400克)，西蓝花100克，水发黑木耳30克，胡萝卜片、青蒜段各少许。

调料　精盐1/2小匙，酱油2大匙，白糖、米醋各1小匙，料酒1大匙，胡椒粉少许，水淀粉2小匙。

制作步骤 **壹** 鸡腿去净绒毛，洗净，剁成小块，再放入沸水锅中焯烫一下，捞出冲净，沥干水分。

制作步骤 **贰** 水发黑木耳择洗干净，撕成小片；西蓝花洗净，掰成小朵，再用沸水略焯一下，捞出、过凉。

制作步骤 **叁** 净锅置火上，加入适量清水，先放入鸡块、木耳、胡萝卜、精盐、酱油、白糖、米醋、料酒、胡椒粉烧沸。

制作步骤 **肆** 再转小火烧至入味，然后加入西蓝花续烧5分钟，再放入青蒜段，用水淀粉勾芡，即可出锅。

时间：30分钟 口味：酥香适口

芒果脆皮鸡

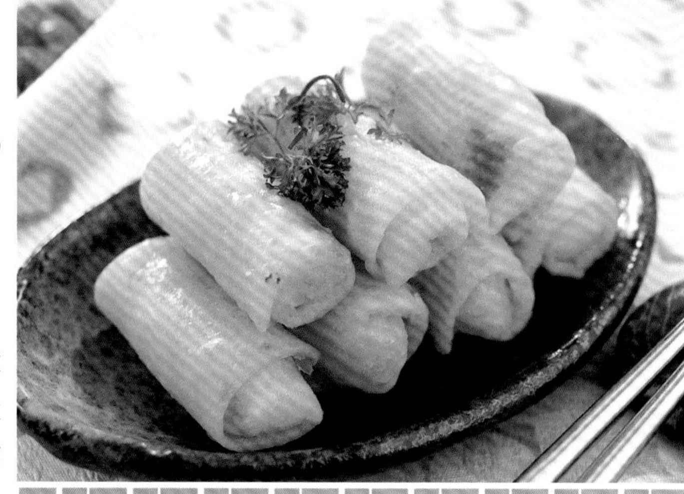

原料 鸡胸肉1块（约250克），春卷皮10张，芒果80克，洋葱50克。

调料 精盐1小匙，白糖、香草粉各1/2小匙，面粉3大匙，高汤精1大匙，植物油2000克(约耗60克)。

制作步骤 **壹** 面粉放入小碗中，加入少许清水调成面糊；芒果去皮和果核，切成小粒；洋葱剥去外皮，洗净，剁成碎末。

制作步骤 **贰** 鸡胸肉洗净，剁成肉蓉，再放入容器中，加入洋葱末、芒果粒、香草粉、白糖、精盐、高汤精搅拌均匀，制成馅料。

制作步骤 **叁** 用春卷皮包裹上少许馅料，卷成小卷，再抹上少许面糊封口，逐个做好，然后下入热油锅中炸至熟透，出锅装盘即可。

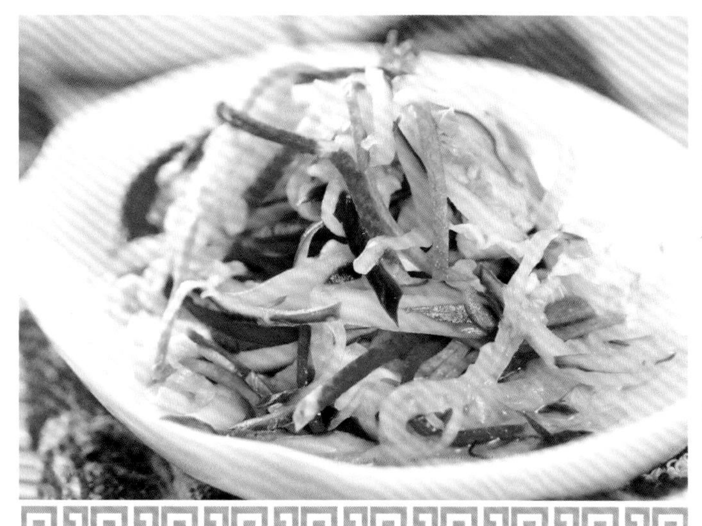

时间：10分钟 口味：脆嫩清香

麻酱素什锦

原料 心里美萝卜丝、白萝卜丝、胡萝卜丝、大头菜丝、黄瓜丝、生菜丝、白菜丝各75克，熟芝麻15克。

调料 精盐1小匙，味精1/2小匙，酱油2小匙，白醋、白糖各1大匙，芝麻酱3大匙，芥末油少许。

制作步骤 **壹** 将各种蔬菜丝放入容器内，加入凉开水和少许精盐调匀，浸泡10分钟，捞出，换清水洗净，沥净水分，摆入盘中。

制作步骤 **贰** 把芝麻酱放入小碗中，先加入少许凉开水调开（一般1大匙芝麻酱需要加上3大匙凉开水），再放入精盐、酱油调匀。

制作步骤 **叁** 然后加入味精、白醋、白糖和芥末油，充分搅拌均匀，放入熟芝麻拌匀成味汁，浇在蔬菜丝上，食用时拌匀即可。

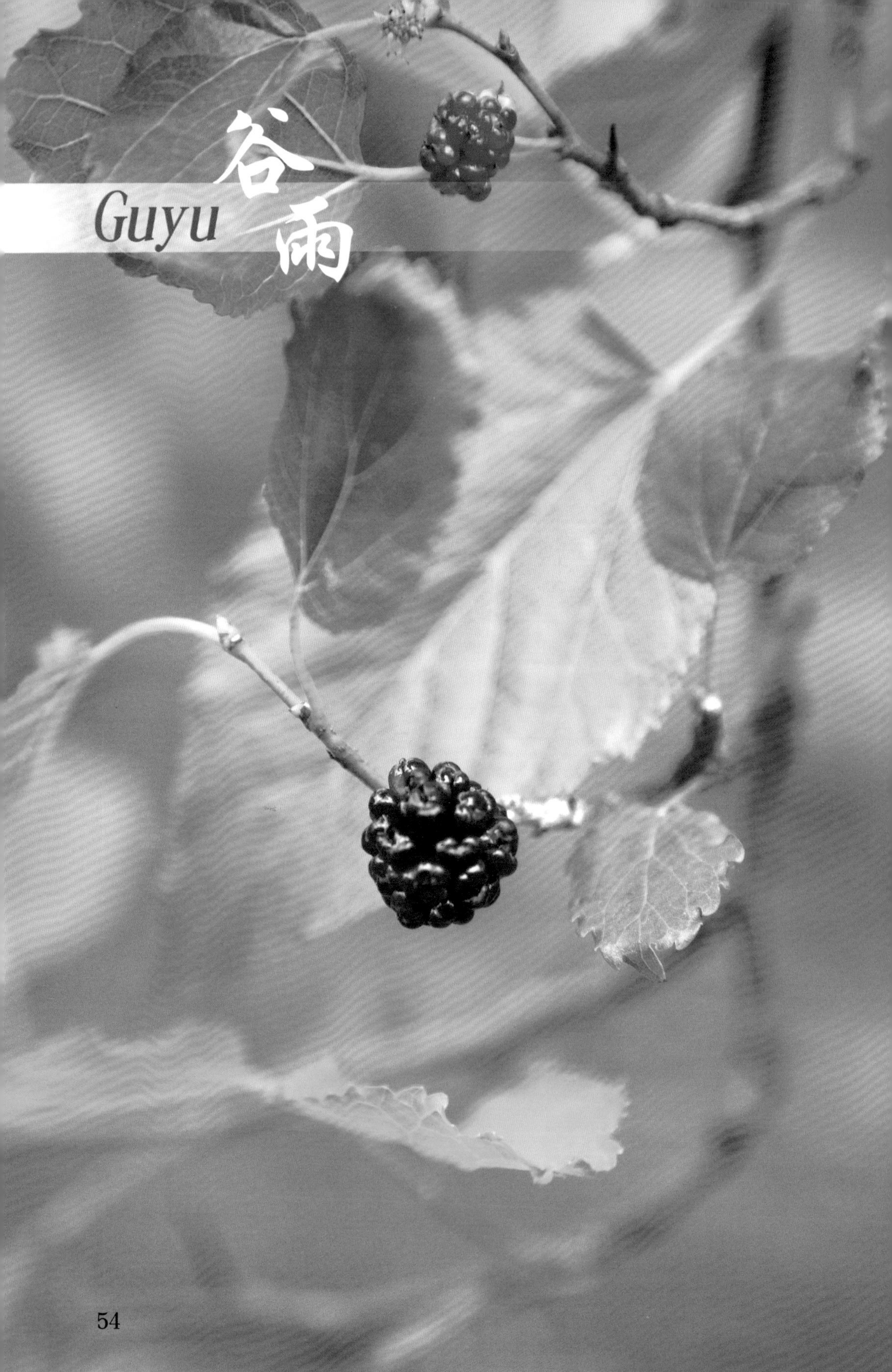
Guyu
谷雨

时间	每年的4月20日或21日	黄经	太阳到达黄经30°
意义	降水增多，有利谷物生长	属性	二十四节气之第六节气

《月令七十二候集解》：“三月中，自雨水后，土膏脉动，今又雨其谷于水也。谷雨时节作去声，如雨我公田之雨。盖谷以此时播种，自上而下也。”据《淮南子》记载，仓颉造字是一件惊天动地的大事，黄帝于春末夏初发布诏令，宣布仓颉造字成功，并号名天下臣民共习之。这一天下了一场不寻常的雨，落下无数的谷米，后人因此把这天定名“谷雨”。

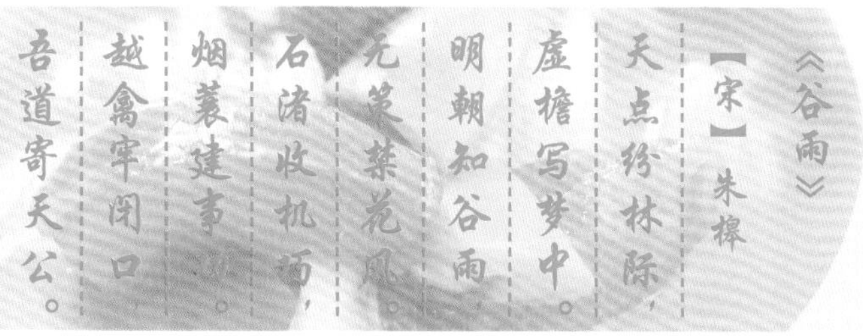

饮食养生

谷雨之后就要进入夏季了，这时候的气温逐渐升高，雨量开始增多、湿度较大，这些都影响人们的健康。在这一季节更迭的阶段，人们的肝阳过于亢盛，人体内的血流易于向头部、胸部灌注，不少人会出现眩晕、头痛等症状。因此谷雨要注意平抑肝阳，防止风、寒、湿、热、毒等致病因素对人体的侵害。在清明到谷雨的时间段，养生上要注意育肾柔肝、健脾益气。在谷雨气候条件下，由于饮食不当和不良的饮食习惯易使胃气受损，是胃病如慢性胃炎、十二指肠溃疡等病的高发时期，提醒大家注意，在饮食上应尽量少吃含肌酸及嘌呤较多的食材，如豆类、动物内脏等；少吃酸辣等刺激性食物和调味品；还应忌食过于油腻及过硬的食物，以防伤及脾胃之气。

气候特点

中国古代将谷雨分为三候：“第一候萍始生；第二候鸣鸠拂其羽；第三候戴胜降于桑。”是说谷雨后降雨量增多，浮萍开始生长，接着布谷鸟便开始提醒人们播种了，然后是桑树上开始见到戴胜鸟。

民俗风情

俗话说“骑着谷雨上网场”。谷雨时节正是春海水暖之时，百鱼行至浅海地带，是下海捕鱼的好日子。为了能够出海平安、满载而归，谷雨这天渔民要举行海祭，祈祷海神保佑。另外传说谷雨这天的茶喝了会清火，辟邪，明目等，所以南方有谷雨摘茶、喝茶的习俗。

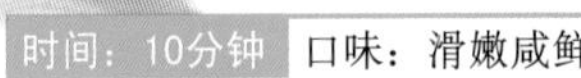

时间：10分钟 口味：滑嫩咸鲜

韭菜炒鸡蛋

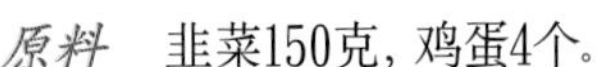

原料 韭菜150克，鸡蛋4个。

调料 大葱15克，精盐1小匙，植物油4大匙。

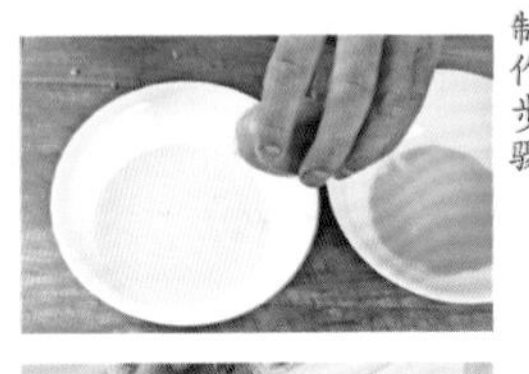

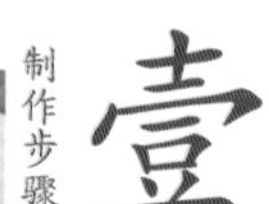

制作步骤 壹 鸡蛋磕入碗中，加入少许精盐搅匀成鸡蛋液，再倒入热油锅中炒至定浆，捞出、沥油。

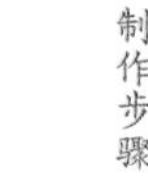

制作步骤 贰 韭菜去掉根，择去老叶，用清水洗净，沥水，切成小段；大葱去根和老叶，洗净，切成葱花。

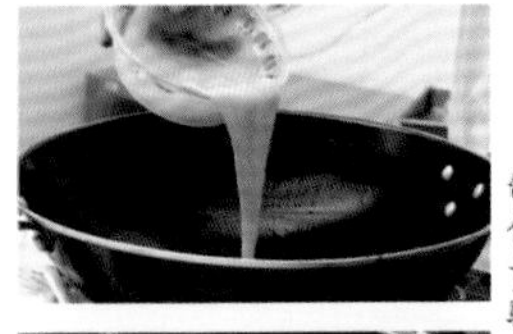

制作步骤 叁 锅中留少许底油，复置火上烧热，先下入葱花炒出香味，再放入韭菜段翻炒至断生。

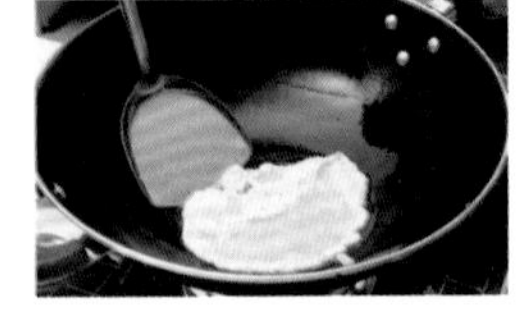

制作步骤 肆 然后加入精盐炒至入味，再放入炒好的鸡蛋花炒匀，即可出锅装盘。

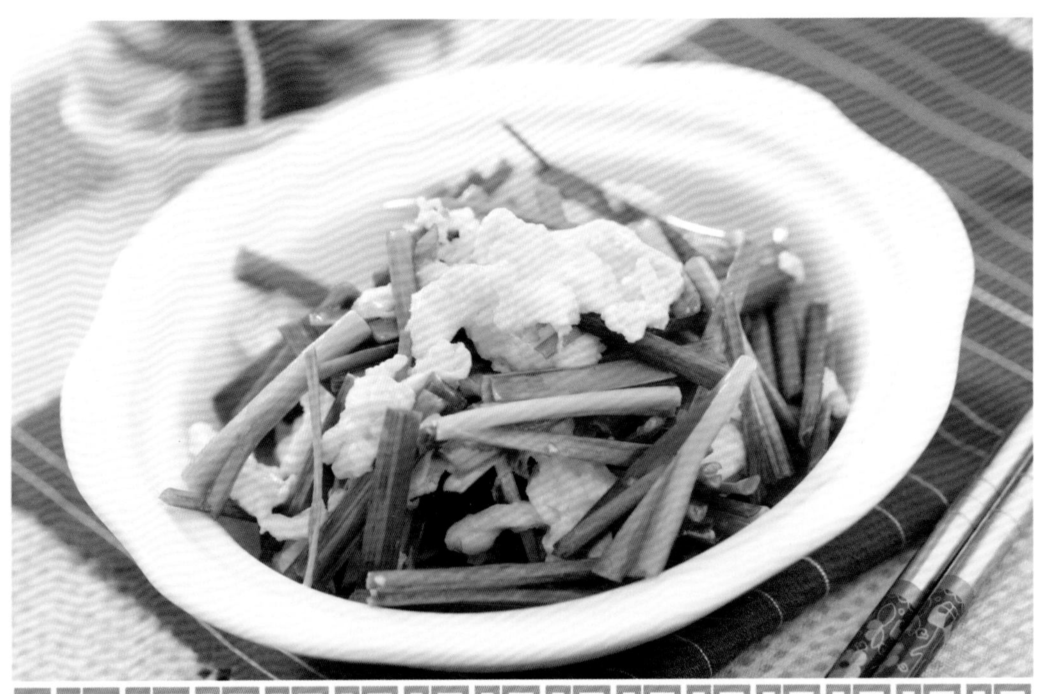

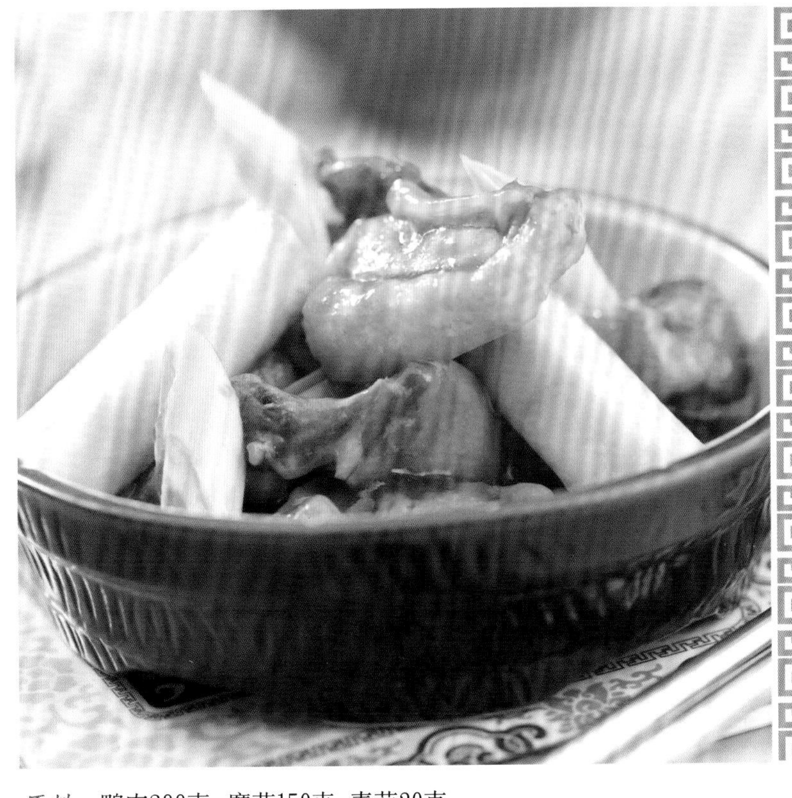

魔芋烧鸭

时间：60分钟

口味：香浓味美

原料 鸭肉300克，魔芋150克，青蒜30克。

调料 姜片10克，蒜片15克，精盐1/2小匙，豆瓣酱2大匙，酱油、料酒各1大匙，花椒粉1/2大匙，香油少许，高汤300克，植物油3大匙。

制作步骤 壹 魔芋洗净，切成小条，放入沸水锅中焯烫一下，捞出、沥干；鸭肉洗净，切成大块；青蒜洗净，切成小段。

制作步骤 贰 净锅置火上，加上植物油烧热，先下入姜片、蒜片炒香，再放入鸭肉块炒至微黄。

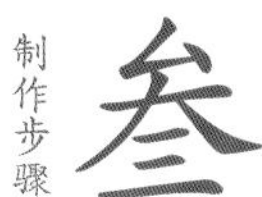

制作步骤 叁 然后加入精盐、酱油、料酒、豆瓣酱、花椒粉，添入高汤，转小火焖煮20分钟。

制作步骤 肆 再放入魔芋条续煮10分钟，撒入青蒜段炒匀，淋入香油，出锅装盘即可。

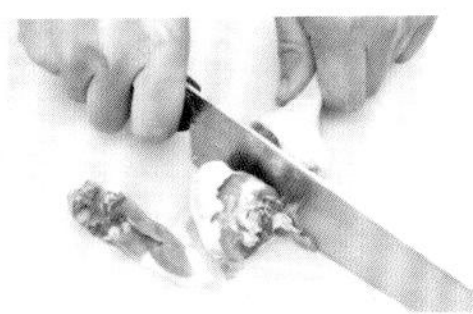

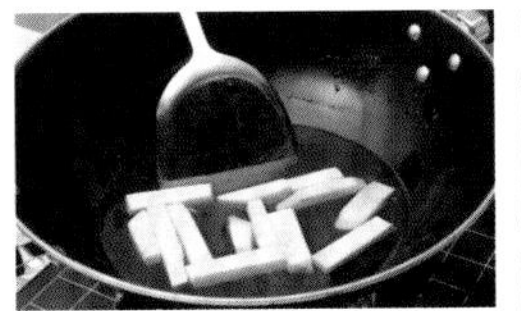

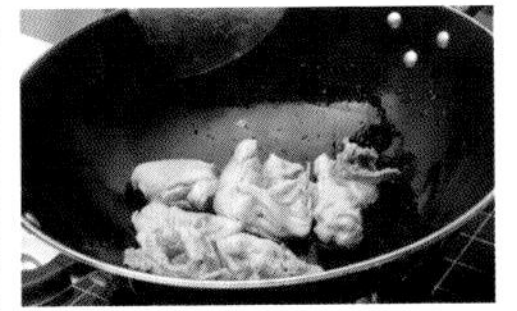

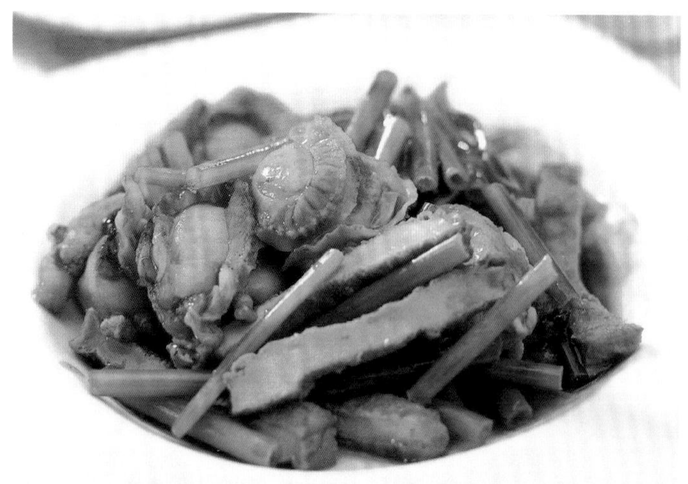

时间：20分钟 口味：咸鲜香嫩

菜薹炒扇贝

原料 扇贝肉200克，韭菜薹100克，豆腐干30克。

调料 葱末10克，姜末、蒜末各5克，精盐、白糖、酱油、辣椒酱、米醋、香油各1/2小匙，豆豉1小匙，水淀粉2小匙，高汤3大匙，植物油2大匙。

制作步骤 壹 把韭菜薹去根，用清水洗净，沥净水分，切成小段；豆腐干洗净，切成小条；扇贝肉去除杂质，洗净、沥干。

制作步骤 贰 坐锅点火，加上植物油烧至六成热，先下入辣椒酱、豆豉、豆腐干炒出香味，再放入葱末、姜末、蒜末和高汤煮沸。

制作步骤 叁 然后加入精盐、白糖、酱油、米醋调味，放入扇贝肉、韭菜薹翻炒至熟，再用水淀粉勾芡，淋入香油，即可出锅装盘。

时间：40分钟 口味：葱香味浓

葱烧海参

原料 水发海参500克，大葱150克。

调料 八角1粒，精盐、味精各1/2小匙，酱油2大匙，料酒2小匙，水淀粉1大匙，清汤150克，葱油1小匙，植物油适量。

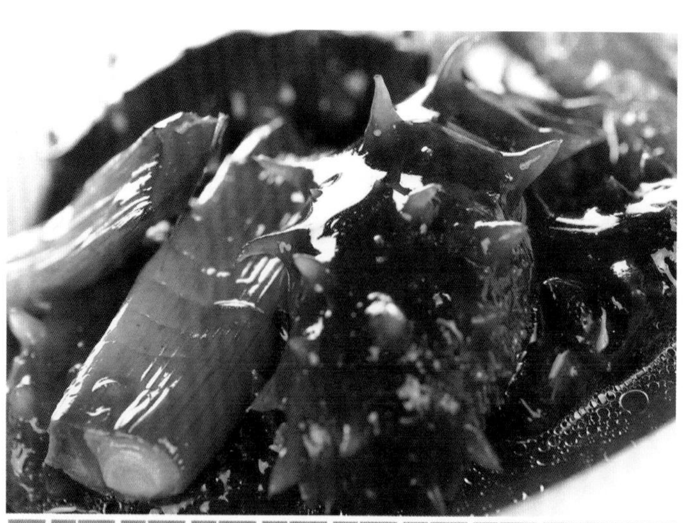

制作步骤 壹 水发海参去除内脏，用清水洗净，放入清汤中浸泡30分钟，捞出、沥干；大葱去根，取葱白洗净，切成5厘米长的段。

制作步骤 贰 净锅置火上，加上植物油烧至六成热，先放入葱白段煸炒至变色，加入八角炒出香味，再烹入料酒炒匀。

制作步骤 叁 放入水发海参，加入酱油、清汤、精盐、味精，用小火烧至入味，然后用水淀粉勾芡，淋入葱油，即可出锅装盘。

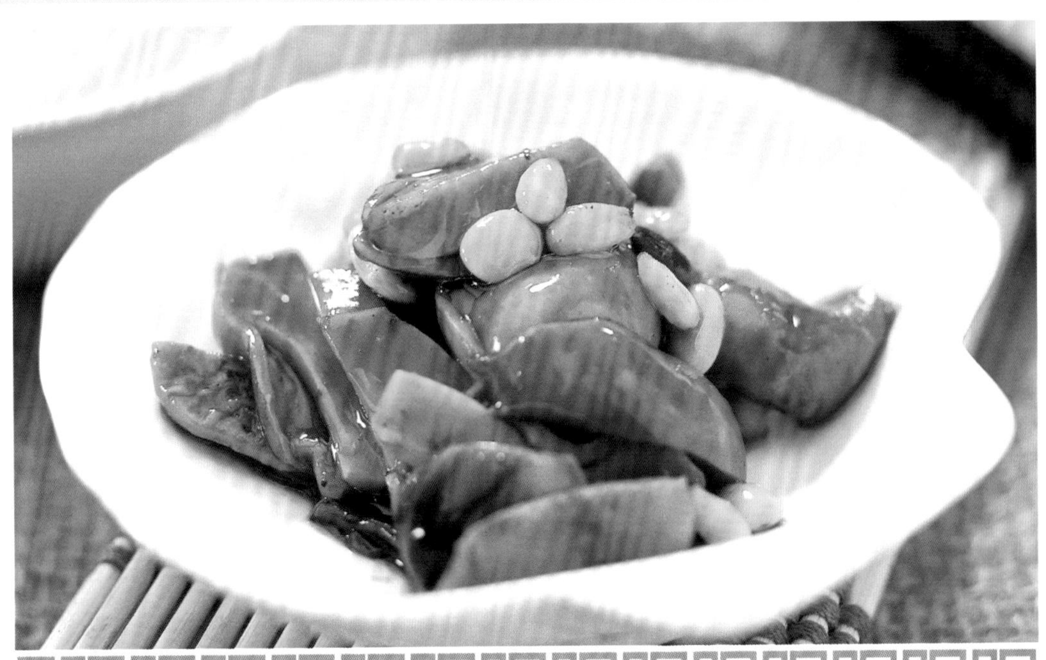

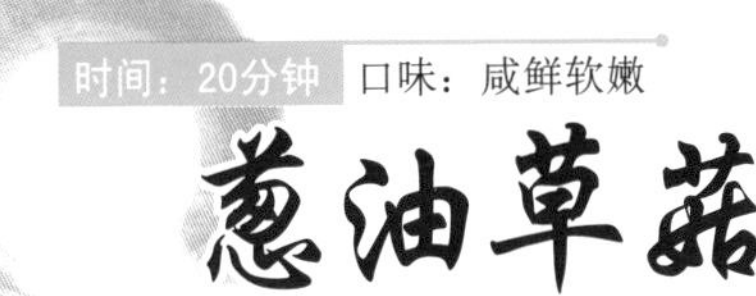

时间：20分钟 口味：咸鲜软嫩

葱油草菇

原料 鲜草菇300克，毛豆仁50克，松子仁30克。

调料 大葱10克，姜末、蒜末各5克，八角1粒，精盐、白糖、蚝油各1/2小匙，五香粉1小匙，熟鸡油2小匙。

制作步骤 **壹** 鲜草菇去蒂、洗净，切成小块，放入沸水锅内焯煮片刻，捞出，用冷水过凉、沥净。

制作步骤 **贰** 毛豆仁洗净，放入沸水锅中焯烫一下，捞出、过凉；大葱洗净，切成末。

制作步骤 **叁** 锅中加入熟鸡油烧热，先下入草菇炒出香味，再放入葱末、姜末、蒜末、八角略炒。

制作步骤 **肆** 加入精盐、白糖、蚝油烧焖至汤汁收浓，放入松子仁，撒上五香粉、毛豆仁拌匀，出锅即可。

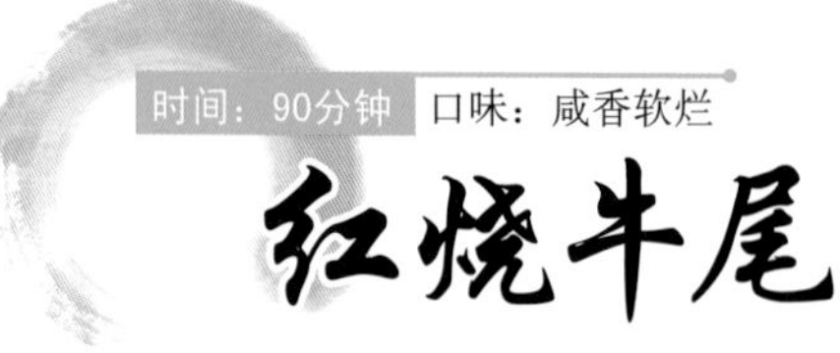

时间：90分钟 口味：咸香软烂

红烧牛尾

原料 牛尾750克。

调料 葱丝、姜丝、蒜片各少许，精盐1小匙，味精1/2小匙，白糖1/2大匙，酱油、甜面酱、料酒、香油各1大匙，水淀粉适量，植物油2大匙。

制作步骤 壹 牛尾洗净，顺骨节切成小段，再放入清水锅中烧沸，撇去浮沫，转小火煮至熟，捞出、沥干。

制作步骤 贰 净锅置火上，加上植物油烧热，先下入葱丝、姜丝、蒜片炒出香味。

制作步骤 叁 再放入甜面酱炒匀，然后烹入料酒，加入酱油、白糖、精盐和煮牛尾的原汤烧沸。

制作步骤 肆 放入牛尾，用小火烧至入味，待汤汁稠浓时，调入味精，用水淀粉勾芡，淋入香油，即可出锅。

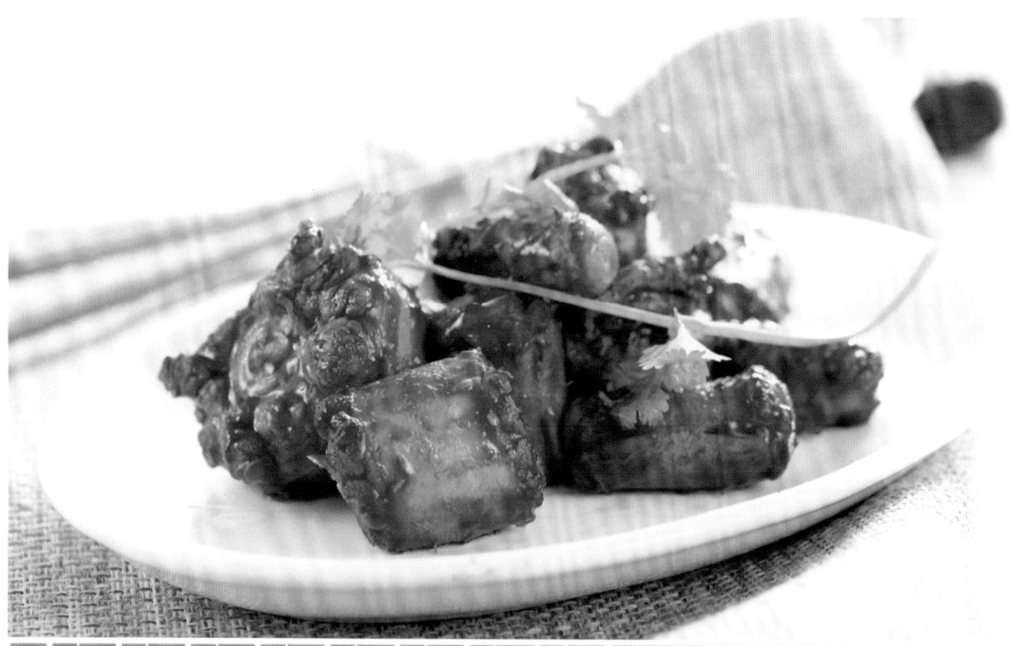

时间：40分钟 口味：软嫩香辣

腰果拌肚丁

原料 熟猪肚半个（约250克），腰果75克，芹菜50克。

调料 葱花25克，花椒5粒，精盐1大匙，味精少许，米醋、白糖各1小匙，辣椒油2大匙，香油1/2小匙。

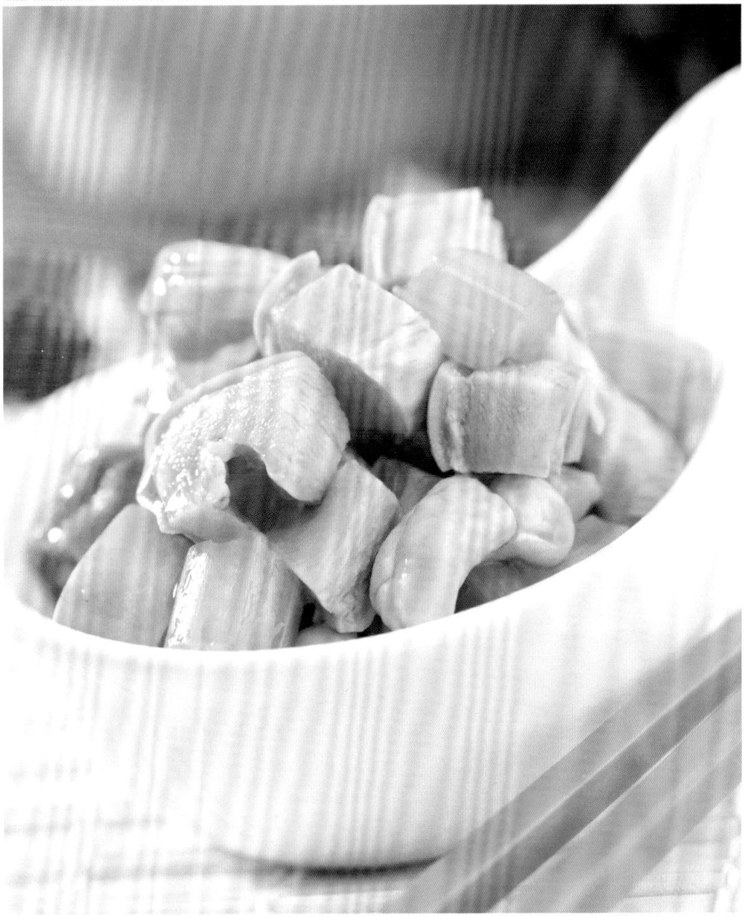

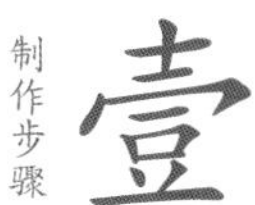

制作步骤 壹 腰果放入温水中浸泡10分钟，再捞入清水锅中，加入少许精盐和花椒烧沸，转小火煮约10分钟，捞出、沥干。

制作步骤 贰 芹菜择洗干净，放入沸水锅中焯烫3分钟，捞出过凉，切成小段；熟猪肚切成1厘米见方的丁。

制作步骤 叁 将猪肚丁、腰果、芹菜段放入容器中，加入葱花、精盐、味精、米醋、白糖、辣椒油、香油拌匀，即可装盘上桌。

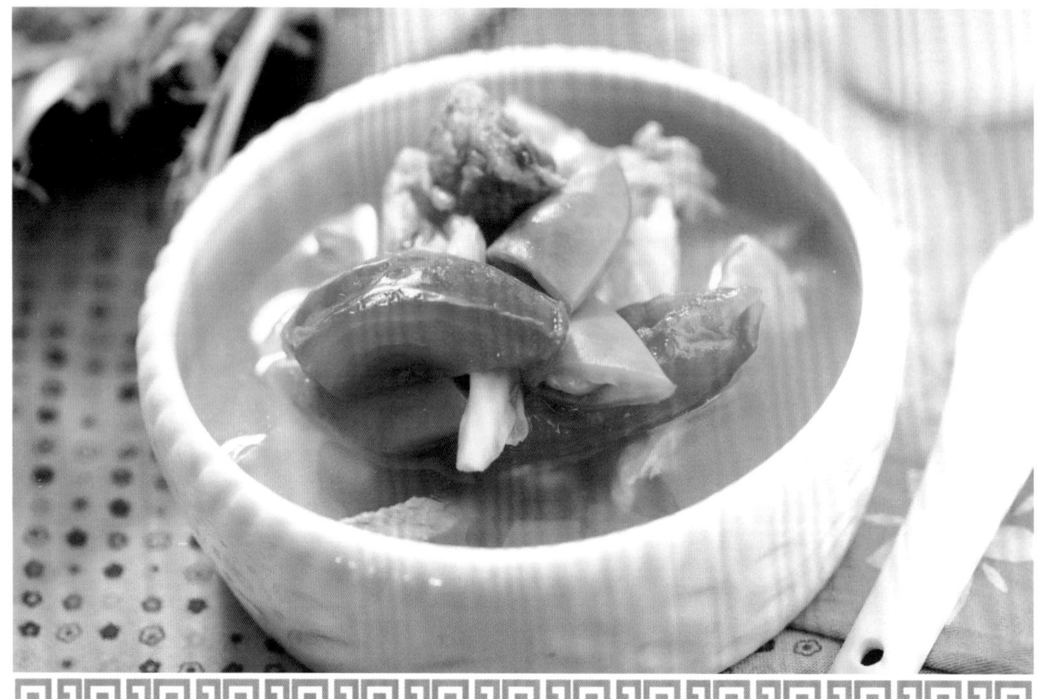

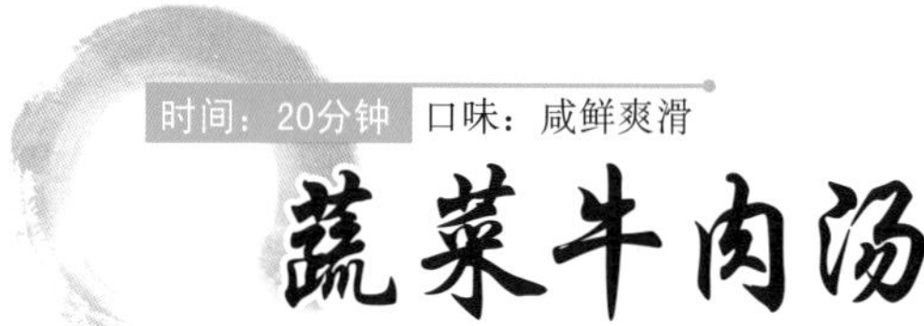

时间：20分钟 口味：咸鲜爽滑

蔬菜牛肉汤

原料 土豆块、白菜块、菜花、扁豆、西红柿块、胡萝卜片、洋葱丝各50克，香菜段15克。

调料 精盐、胡椒粒、黄油各1大匙，味精1小匙，牛肉汤1000克，植物油2大匙。

制作步骤 壹 菜花洗净，掰成小朵；扁豆撕去豆筋、洗净，切成菱形片，放入沸水锅中焯透，捞出、沥水。

制作步骤 贰 净锅置火上，加入黄油和植物油烧热，下入洋葱丝炒香出味，倒入牛肉汤烧沸。

制作步骤 叁 下入胡萝卜片、土豆块、白菜块、菜花、胡椒粒、香菜段调匀，用小火煮至土豆块熟烂。

制作步骤 肆 再放入扁豆片、西红柿块，加入精盐、味精煮至入味，出锅装碗即可。

Part 2

SUMMER

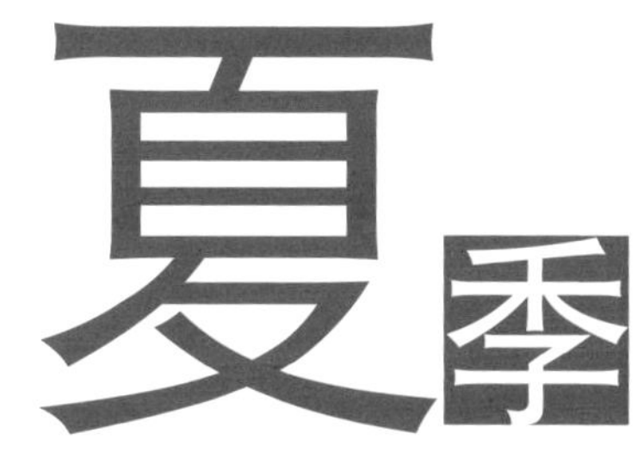

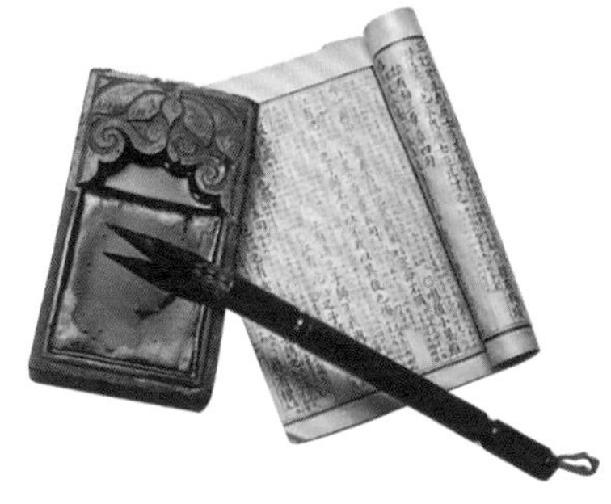

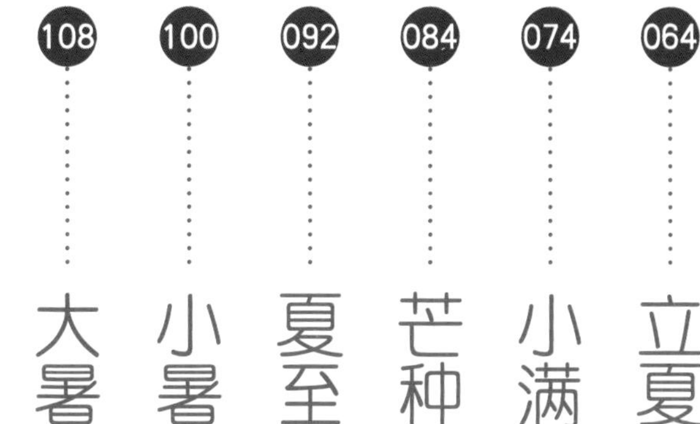

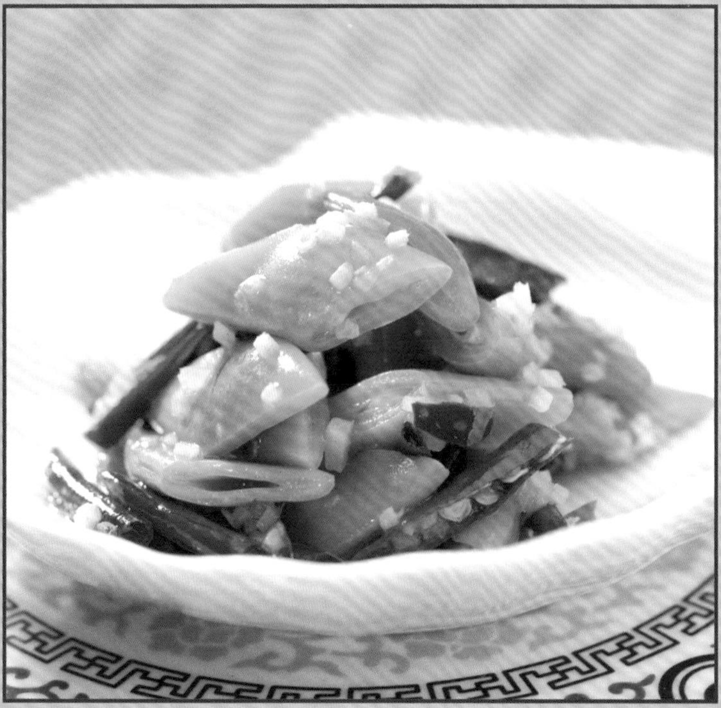

Lixia 立夏

时间	每年的5月5日或6日	黄经	太阳到达黄经45°
意义	炎暑将临，雷雨增多	属性	二十四节气之第七节气

《礼记·月令》解释立夏曰："蝼蝈鸣，蚯蚓出，王瓜生，苦菜秀。"说明在立夏时节，青蛙开始聒噪着夏日的来临，蚯蚓也忙着帮农民们翻松泥土，乡间田埂的野菜也都彼此争相出土日日攀长。清晨当人们迎着初夏的霞光，漫步于乡村田野、海边沙滩时，你会从这温和的阳光中感受到大自然的款款深情。

《立夏》

【宋】陆游

赤帜插城扉，
东君整驾归。
泥新巢燕闹，
花尽蜜蜂稀。
槐柳阴初密，
帘栊暑尚微。
日斜汤沐罢，
熟练试单衣。

饮食养生

立夏之后，天气逐渐转热，饮食宜清淡，应以易消化、富含维生素的食物为主，大鱼大肉和油腻辛辣的食物要少吃。立夏以后饮食原则是"春夏养阳"，养阳重在养心，养心可多喝牛奶、多吃豆制品、鸡肉、瘦肉等，既能补充营养，又起到强心的作用。平时多吃蔬菜、水果及粗粮，可增加纤维素、维生素B、维生素C的供给，能起到预防动脉硬化的作用。总之立夏之季要养心，为安度酷暑做准备，使身体各脏腑功能正常，以达到"正气充足，邪不可干"的境界。传统中医认为，"暑易伤气"，"暑易入心"。因此时节，人们要重视精神的调养，加强对心脏的保养，尤其是老年人要有意识地进行精神调养，保持神清气和、心情愉快的状态，切忌大悲大喜，以免伤心、伤身、伤神。

气候特点

立夏以后，江南正式进入雨季，连绵的阴雨不仅导致作物的湿害，还会引起多种病害的流行。而华北、西北等地气温回升很快，但降水不多，加上立夏多风，蒸发强烈，常影响农作物的正常生长，适时灌水是抗旱防灾的关键。

民俗风情

在我国民间，立夏这天要吃蛋，叫"补夏"。吃蛋最好是咸鸭蛋，其营养丰富，是夏日补充钙、铁的首选。此外为迎接立夏，我国江西一带还有立夏饮茶的习俗，说是不饮立夏茶，一夏苦难熬。江浙一带有立夏吃花饭的习俗，也有叫"吃补食"的。

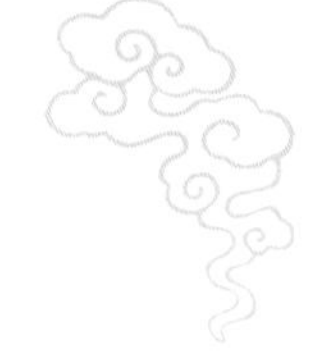

时间：30分钟 口味：鲜香软嫩

葱油黄鱼

原料 黄鱼1条(约750克)。

调料 葱段、葱丝、姜片、姜丝、精盐、味精、白糖、酱油、料酒、胡椒粉、植物油各适量。

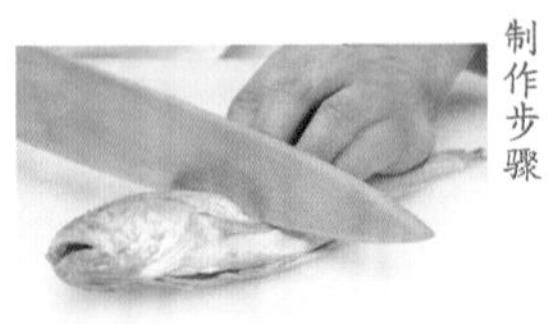

制作步骤 壹 黄鱼去鳞、去鳃，用筷子从鱼嘴绞出内脏，洗涤整理干净，在鱼身两侧剞上十字花刀。

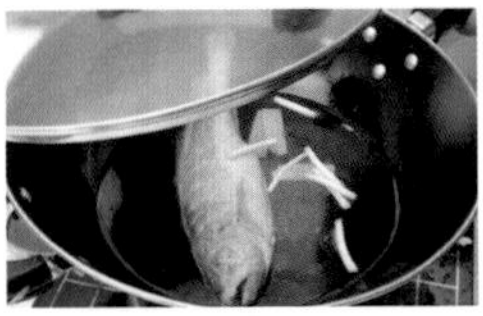

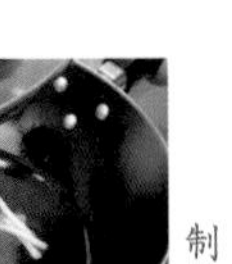

制作步骤 贰 坐锅点火，加入清水烧沸，先下入葱段、姜片、黄鱼、料酒煮沸，转小火炖至熟嫩，出锅装盘。

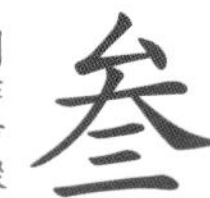

制作步骤 叁 锅中原汤继续加热，放入姜丝、精盐、酱油、白糖、胡椒粉、味精煮匀，浇在黄鱼上，撒上葱丝，淋入热油即可。

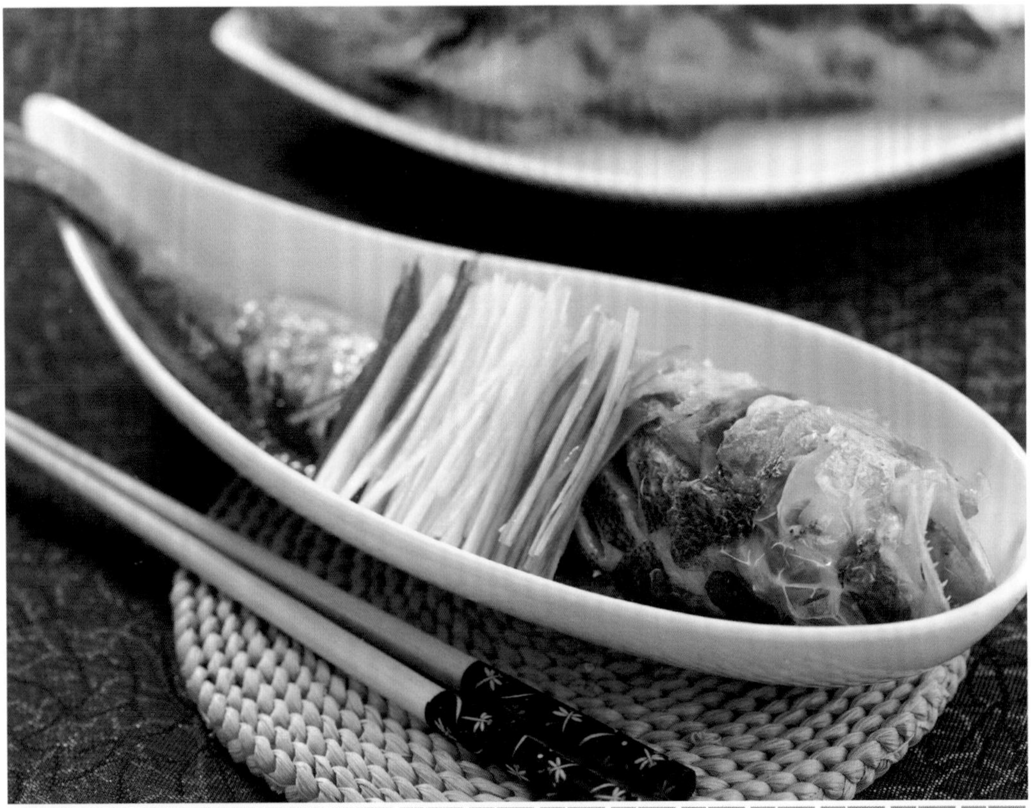

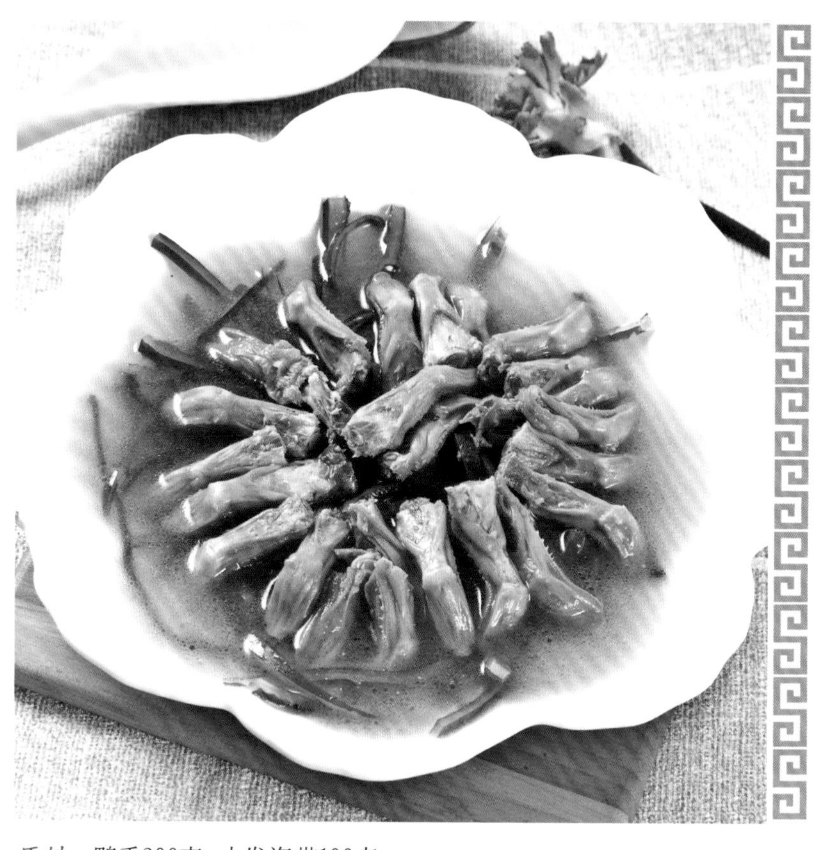

海带鸭舌汤

时间：90分钟

口味：软嫩咸鲜

原料 鸭舌300克，水发海带100克。

调料 花椒、姜片、精盐、白糖、料酒、香油、植物油各少许，鸭清汤500克。

制作步骤 壹 水发海带切成细丝；鸭舌洗净，放入清水锅中煮熟，捞出、晾凉，抽去舌中软骨，再用沸水略焯，捞出、冲净。

制作步骤 贰 把鸭舌装入碗中，加入鸭清汤、精盐、白糖、料酒和香油拌匀，放入蒸锅中蒸5分钟，取出。

制作步骤 叁 锅内加油烧热，下入花椒、姜片炒香，捞出不用，滗入鸭舌原汤烧沸，放入海带丝煮至入味，捞出，放汤碗内垫底。

制作步骤 肆 在海带丝上面摆上蒸好的鸭舌；锅中加入鸭清汤烧沸，顺碗边倒入盛有鸭舌的汤碗中即可。

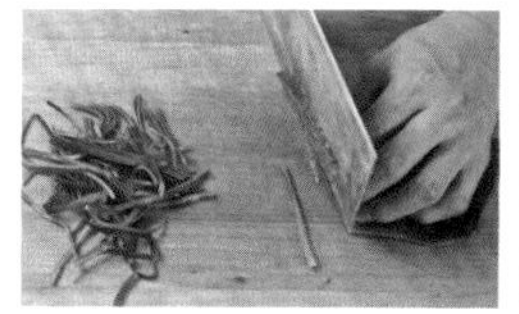
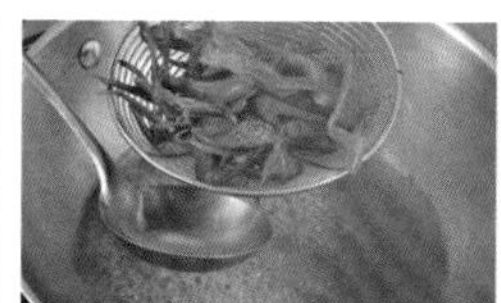
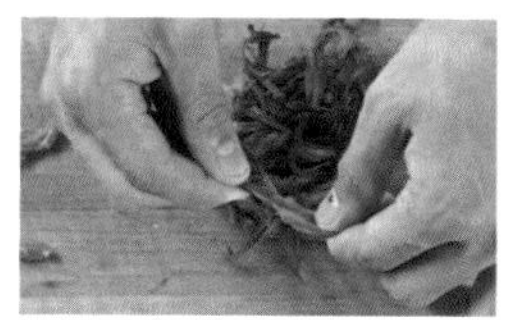

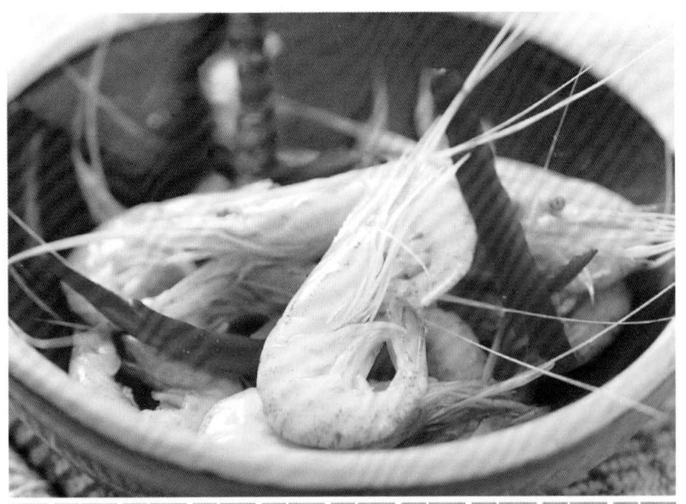

时间：10分钟 口味：清香适口

白炒河虾

原料 小河虾500克，红辣椒25克。

调料 葱段、姜片各10克，精盐1/2小匙，酱油、植物油各2大匙，香油少许。

制作步骤 壹 小河虾洗净，沥干水分；红辣椒洗净，切成细丝，放入小碗中，浇上烧热的植物油，再加入酱油、香油翻拌均匀。

制作步骤 贰 净锅置火上，加上少许植物油烧热，先下入葱段、姜片炒香，再添入少许清水烧沸，然后拣去葱段、姜片不用。

制作步骤 叁 放入精盐调匀，倒入小河虾炒约3分钟，再捞出小河虾，沥净水分，装入盘中，撒上红椒丝，淋入香油即可。

时间：90分钟 口味：鲜嫩糟香

糟卤仔鸡

原料 净仔鸡1只(约1000克)。

调料 葱段30克，姜片20克，精盐、冰糖各1小匙，红糟3大匙，醪糟1大匙。

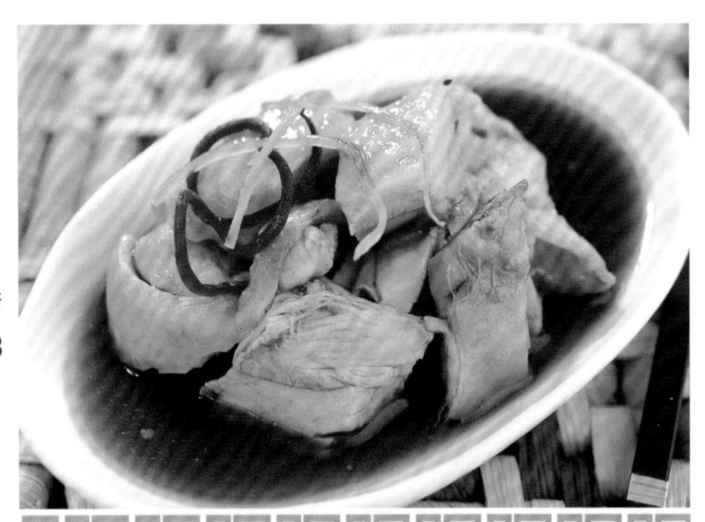

制作步骤 壹 仔鸡洗净，剁成大小均匀的块，加上少许精盐和红糟拌匀，再放入沸水锅中焯烫一下，捞出鸡块、冲净。

制作步骤 贰 净锅置火上，加入适量清水，先下入葱段、姜片、鸡块，用旺火烧沸，再转中火炖煮至八分熟（约20分钟）。

制作步骤 叁 然后放入精盐、冰糖、红糟、醪糟煮至鸡块熟透入味，再关火浸泡至汤汁冷却，捞出、沥干，装盘上桌即可。

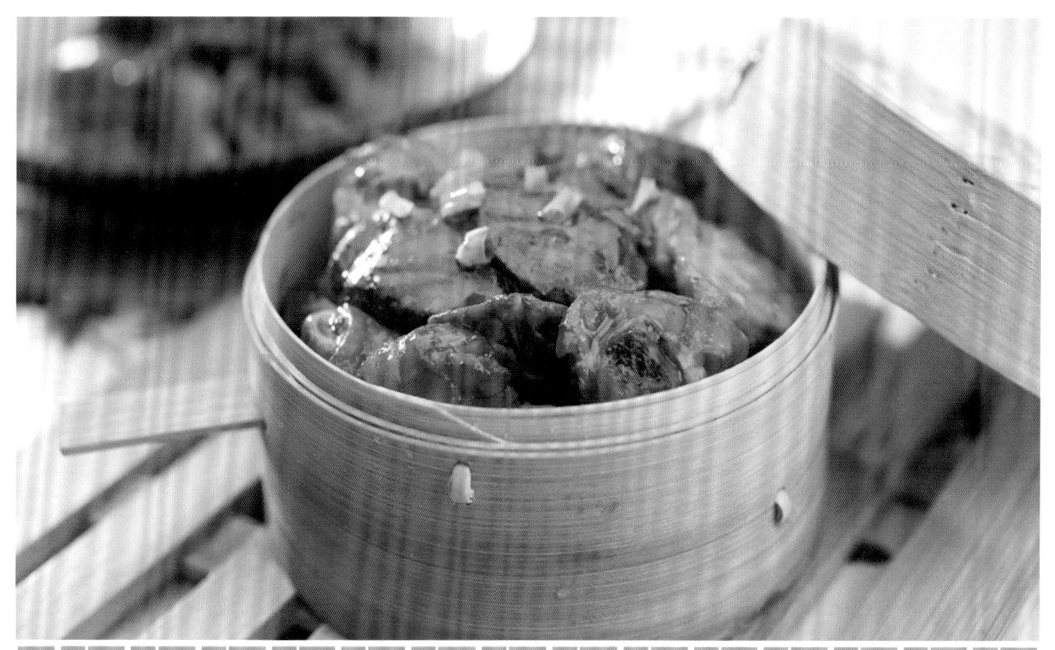

时间：30分钟 口味：鲜香滑嫩

冬菇蒸滑鸡

原料 净仔鸡1/2只(约750克)，冬菇50克。

调料 葱段15克，姜片5克，精盐2小匙，白糖、味精、蚝油各1小匙，淀粉1大匙，香油少许，植物油2大匙。

制作步骤 **壹** 把冬菇放入清水中浸泡至涨发，捞出，攥净水分，去掉菌蒂，片成大薄片。

制作步骤 **贰** 仔鸡洗净，剁成大小均匀的小块，放入沸水锅内焯烫一下，捞出、沥水。

制作步骤 **叁** 把鸡块、冬菇、葱段、姜片放入笼屉中，加入精盐、味精、白糖、蚝油、淀粉、香油翻拌均匀。

制作步骤 **肆** 蒸锅中加入清水烧沸，放入鸡块，旺火蒸约10分钟，取出，淋上烧热的植物油，即可上桌。

时间：15小时 口味：咸香软烂

香卤猪肘

原料 猪肘1个(约1500克)。

调料 葱段15克，姜片10克，精盐、料酒各3大匙，味精1大匙，老抽2小匙，老卤汤3000克，植物油2大匙。

制作步骤 壹 猪肘用热水浸泡20分钟，刮净皮面，洗净沥干，再剔出肘骨，在肉面剞上交叉花刀。

制作步骤 贰 精盐、味精、料酒、老抽、葱段、姜片、植物油放入碗中调匀，涂抹在肘子肉面上，腌渍12小时。

制作步骤 叁 将猪肘用棉线绳捆扎呈球状，放入锅中，加入老卤汤烧沸，再转小火卤至熟烂。

制作步骤 肆 捞出猪肘、晾凉，然后去掉绳网，表面刷上香油，食用时切成大片，装盘上桌即可。

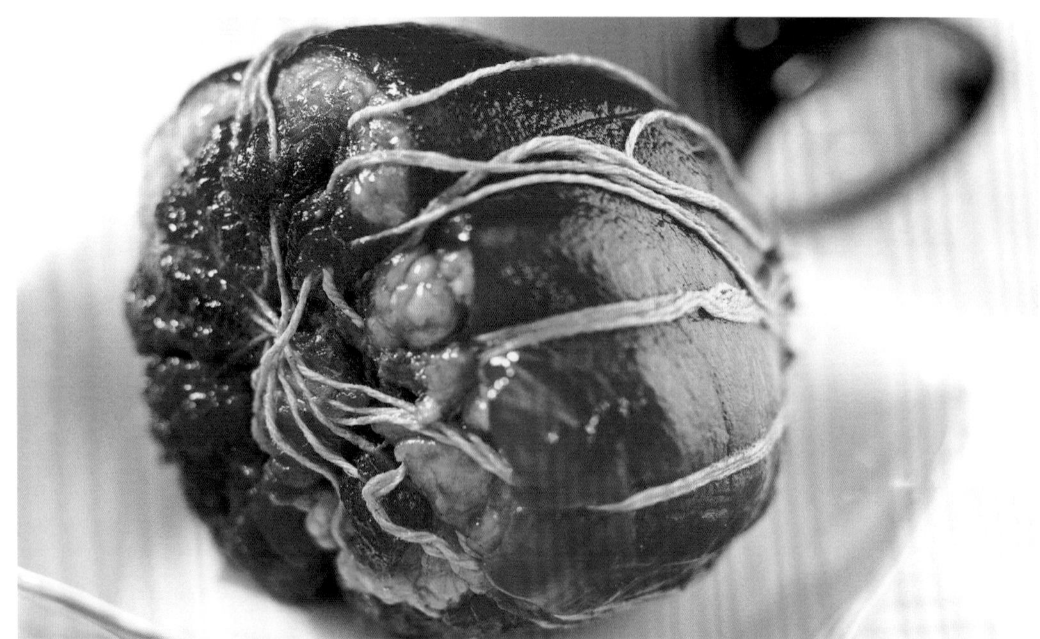

时间：40分钟 口味：香浓软滑

牛肉粒土豆汤

原料 土豆300克，牛肉150克，鲜香菇75克，榨菜50克。

调料 香叶2片，葱花10克，精盐、味精各1小匙，酱油1大匙，高汤1500克，黄油2大匙。

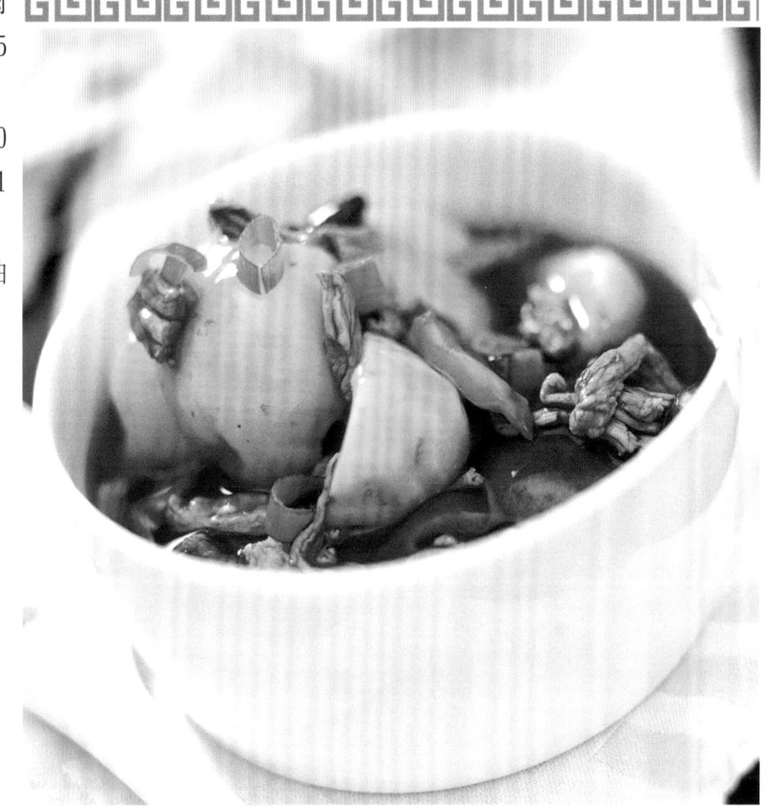

制作步骤 壹 土豆去皮、洗净，切成滚刀块；牛肉洗净，切成小粒；鲜香菇去蒂、洗净，切成小丁。

制作步骤 贰 榨菜去根、去皮，切成小粒，放入沸水中焯去多余盐分，捞出、沥干。

制作步骤 叁 锅中加入黄油烧至熔化，先下入葱花炒香，再放入牛肉粒、香菇粒、榨菜粒、酱油炒匀，下入土豆块炒至上色。

制作步骤 肆 再添入高汤，加入精盐、味精、香叶，小火煮至入味，拣出香叶不用，出锅装碗即可。

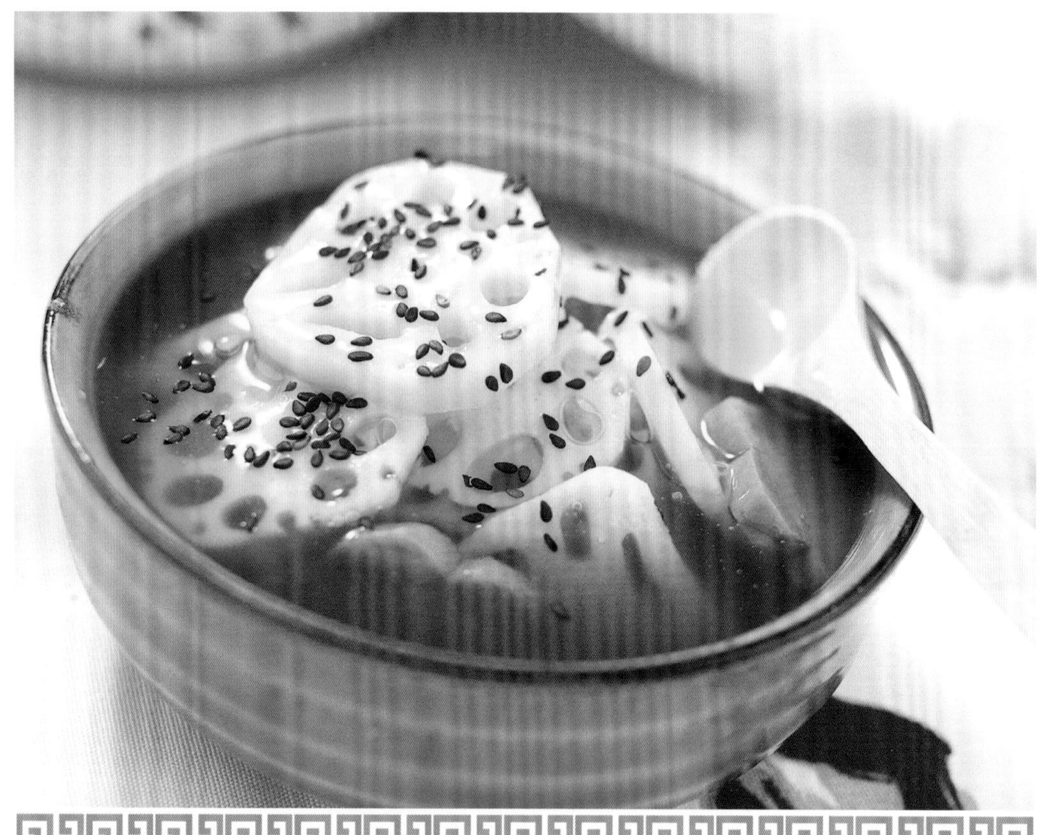

时间：40分钟 口味：鲜香脆嫩

黑芝麻莲藕汤

原料 莲藕300克，胡萝卜50克，熟黑芝麻30克。

调料 精盐、味精各1/2小匙，酱油1小匙，胡椒粉少许，猪骨高汤1500克。

制作步骤 壹 将莲藕去掉藕节，削去外皮，洗净，切成薄片；胡萝卜去皮、洗净，切成梅花片。

制作步骤 贰 锅置旺火上，加入猪骨高汤烧沸，下入莲藕片、胡萝卜片、精盐、酱油煮沸，转小火煮30分钟。

制作步骤 叁 然后放入味精、胡椒粉调好汤汁口味，出锅放在汤碗内，撒上熟黑芝麻即可。

时间：40分钟 口味：鲜咸香辣

胡萝卜烧鸡

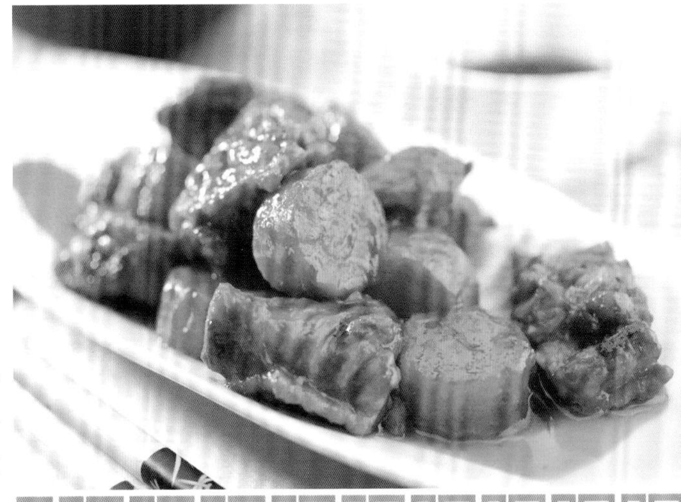

原料　净仔鸡1只(约1000克)，胡萝卜300克。

调料　葱段15克，姜片10克，精盐1/2小匙，味精1小匙，豆瓣酱3大匙，料酒、水淀粉各1大匙，植物油2大匙。

制作步骤 壹　把仔鸡洗净，剁成3厘米大小的块，放入沸水锅内焯烫一下，捞出、沥水；胡萝卜去皮、洗净，切成滚刀块。

制作步骤 贰　坐锅点火，加上植物油烧热，先下入葱段、姜片炒香，放入鸡块炒匀，再加入豆瓣酱、精盐、味精、料酒和适量清水烧沸。

制作步骤 叁　撇去表面的浮沫，转小火烧约30分钟，最后放入胡萝卜块续煮5分钟，用水淀粉勾薄芡，即可出锅装盘。

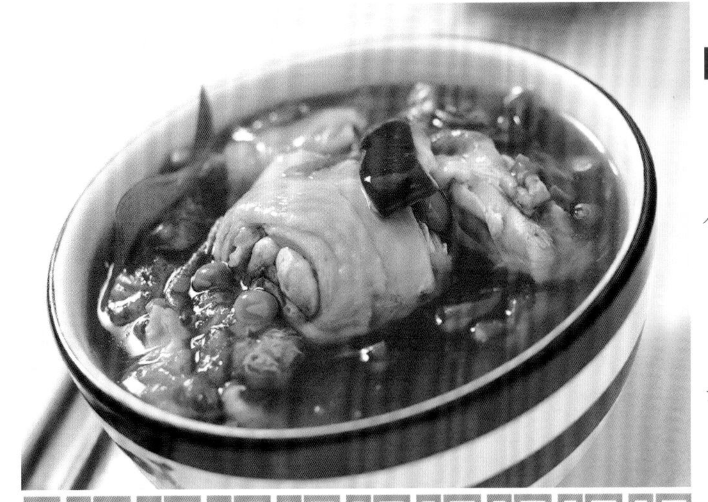

时间：40分钟 口味：清香微酸

肉菇毛豆汤

原料　净鸡腿1只(约150克)，鲜香菇、毛豆仁各80克，西红柿1个，水发海带50克，洋葱粒15克。

调料　精盐1小匙，味精、蚝油各1/2大匙，料酒1大匙，植物油2大匙。

制作步骤 壹　鸡腿洗净，剁成大块；海带洗净，切成菱形片；鲜香菇去蒂、洗净，切成大片；西红柿去蒂、洗净，切成小瓣。

制作步骤 贰　净锅置火上，加上植物油烧热，先下入洋葱粒、西红柿炒软，再添入适量清水，放入鸡腿块炖煮30分钟。

制作步骤 叁　然后加入香菇片、毛豆仁、海带片，用小火煮5分钟，放入精盐、味精、蚝油、料酒煮至入味，出锅装碗即成。

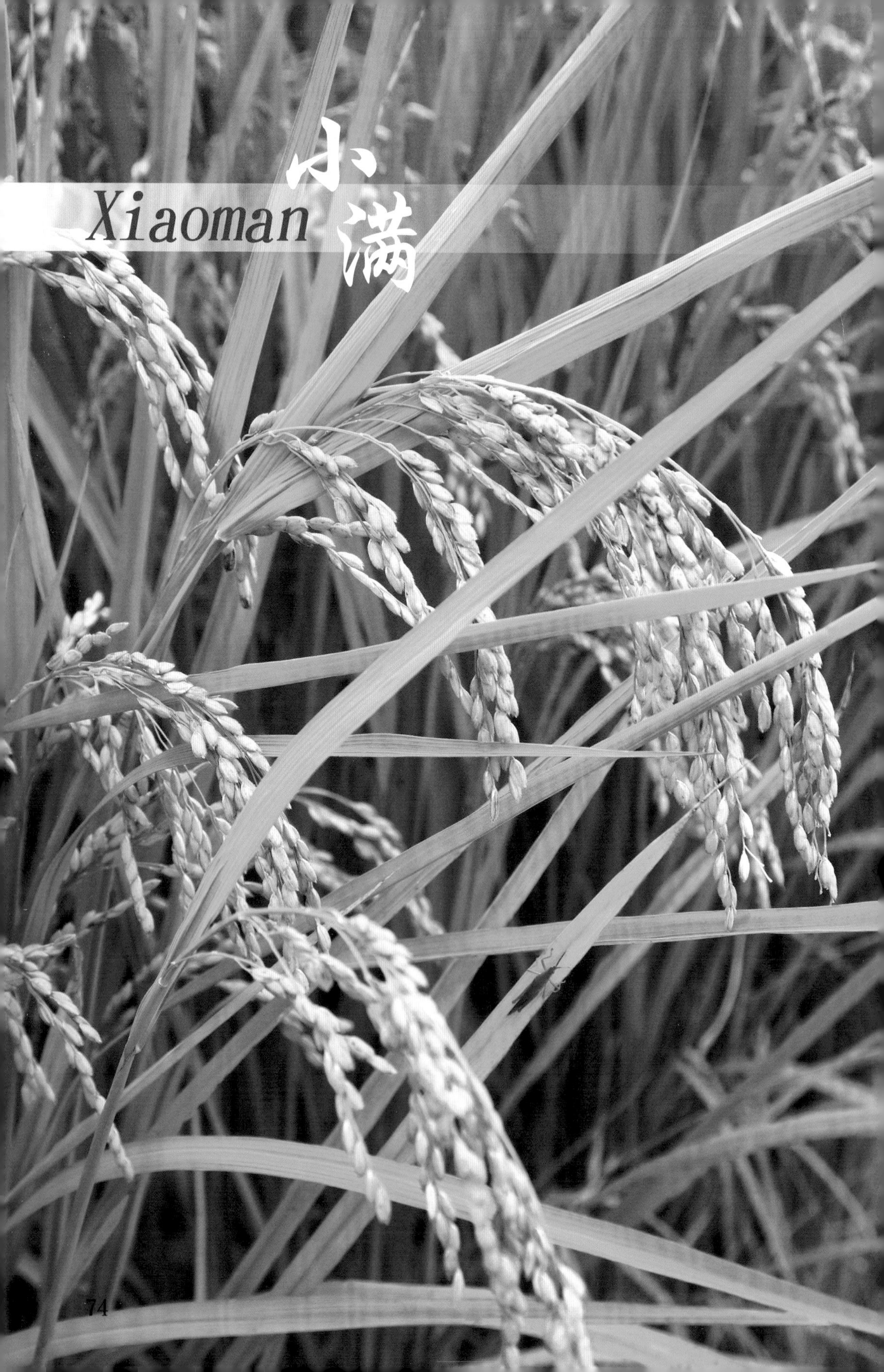

Xiaoman 小满

时间	每年5月20日到22日	黄经	太阳到达黄经60°
意义	夏熟作物籽粒开始饱满	属性	二十四节气之第八节气

《月令七十二候集解》："四月中，小满者，物致于此小得盈满。"这时全国北方地区麦类等夏熟作物籽粒已开始饱满，但还没有成熟，所以叫小满。南方地区的农谚赋予小满以新的寓意："小满不满，干断思坎"；"小满不满，芒种不管"。把"满"用来形容雨水的盈缺，指出小满时田里如果蓄不满水，就可能造成田坎干裂，甚至芒种时也无法栽插水稻。

《归田园四时乐春夏》

【宋】欧阳修

南风原头吹百草，
草木丛深茅舍小。
麦穗初齐稚子娇，
桑叶正肥蚕食饱。
老翁但喜岁年熟，
饷妇安知时节好。
野棠梨密啼晚莺，
海石榴红啭山鸟。
田家此乐知者谁？
我独知之归不早。
乞身当及强健时，
顾我蹉跎已衰老。

饮食养生

根据中医理论，这一时段人体应注意蓄积一些精气和体力，以备即将到来的暑热天气对人体的损伤。脾胃为后天之本，此时注意调整脾胃，增强脾胃的消化吸收功能，对提高身体素质是大有好处的。

小满后不但天气炎热，汗出较多，雨水也较多，饮食养生宜以清爽清淡的素食为主，常吃具有清利湿热、养阴作用的食物，如红小豆、薏苡仁、绿豆、冬瓜、黄瓜、黄花菜、水芹、荸荠、木耳、胡萝卜、西红柿、西瓜、山药、鲫鱼、草鱼、鸭肉等，忌吃膏粱厚味、甘肥滋腻、生湿助湿的食物。当然也可配合药膳进行调理，还可以常饮些生脉饮以益气生津。

气候特点

从气候特点来看，小满节气，我国除东北地区和青藏高原外，中国各地平均气温都达到22℃以上，全国各地都是渐次进入了夏季，南北温差进一步缩小，降水进一步增多。

民俗风情

小满时节，民间有食苦菜之习俗。《周书》有云："小满之日苦菜秀。"古书上亦有"小满至，苦菜秀，靡草死，小暑至"的说法。因此，"小满至，苦菜秀"成为千百年来民间的一种习俗。

时间：60分钟 口味：脆嫩爽滑

蜇皮黄瓜

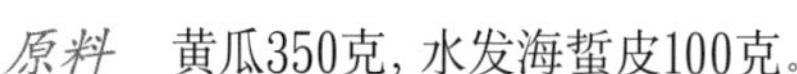

原料 黄瓜350克，水发海蜇皮100克。

调料 姜末15克，精盐1小匙，味精、白糖、米醋、花椒油、香油各1/2小匙。

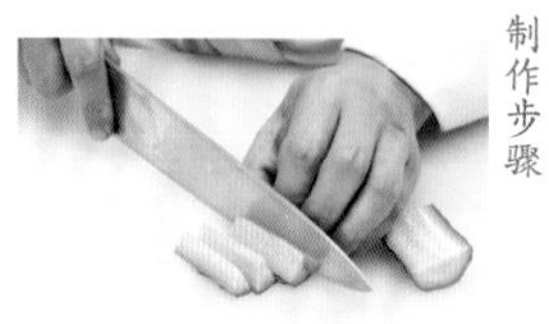

制作步骤 **壹** 黄瓜洗净、去皮，切成小段，去除瓜瓤，切成丝，加入精盐拌匀，腌渍20分钟，捞出冲净，沥干水分。

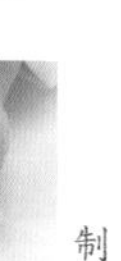

制作步骤 **贰** 把水发海蜇皮放入冷水中发透，再换水洗去泥沙，卷成卷，切成细丝。

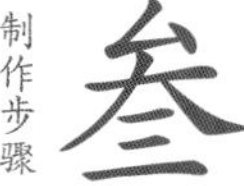

制作步骤 **叁** 把海蜇丝装入容器中，加入沸水浸泡30分钟(去除多余盐分)，捞出冲净，沥干水分。

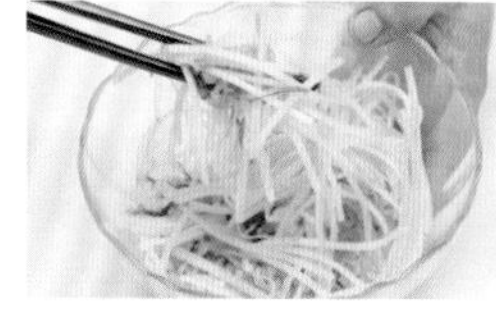

制作步骤 **肆** 黄瓜丝、海蜇丝放入大碗中，加入姜末、花椒油、香油、味精、白糖、米醋拌匀，装盘即可。

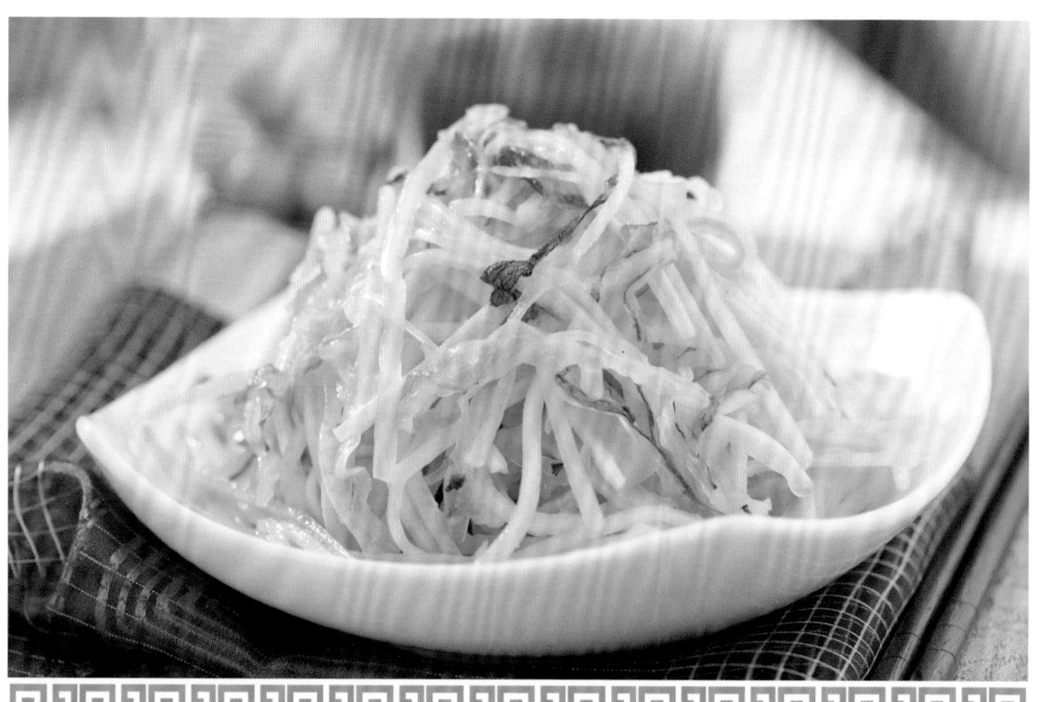

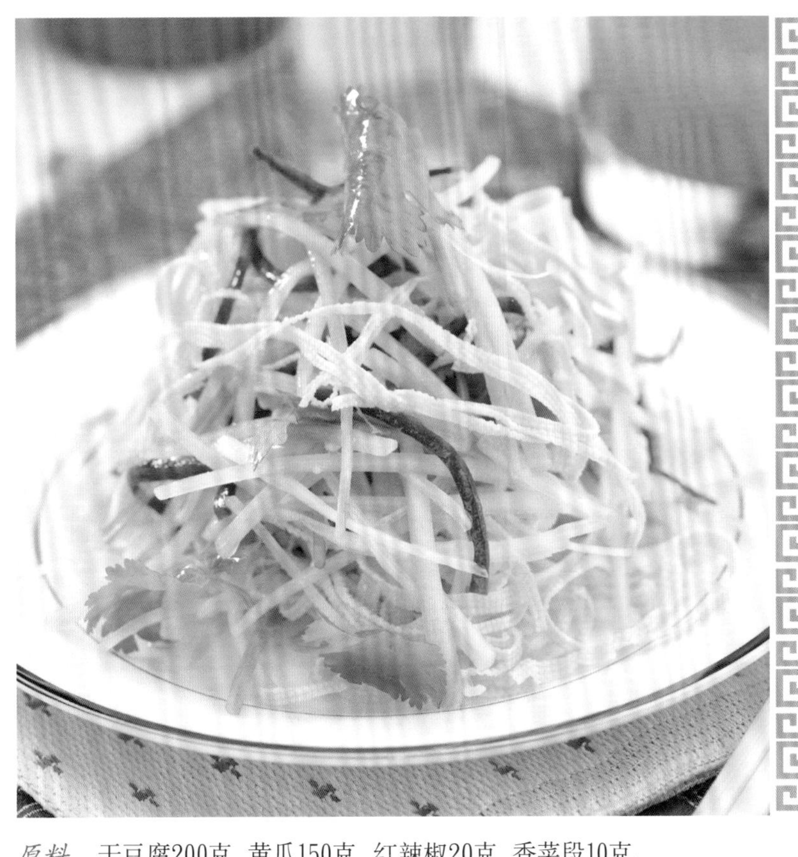

黄瓜拌干豆腐

时间：10分钟

口味：香辣爽口

原料 干豆腐200克，黄瓜150克，红辣椒20克，香菜段10克。

调料 葱丝15克，精盐、米醋各1小匙，味精、白糖各1/2小匙，酱油、香油各2小匙。

制作步骤 壹 干豆腐洗净，切成细丝，放入清水锅中烧沸，焯煮3分钟，捞出、沥干。

制作步骤 贰 红辣椒洗净，去蒂及籽，切成细丝，放入沸水锅中略焯，捞出过凉，沥干水分。

制作步骤 叁 黄瓜洗净，切成细丝，放在容器内，加上干豆腐丝、红辣椒丝、葱丝、香菜段拌匀。

制作步骤 肆 再加入用香油、酱油、米醋、精盐、味精、白糖调好的味汁拌匀，装盘上桌即可。

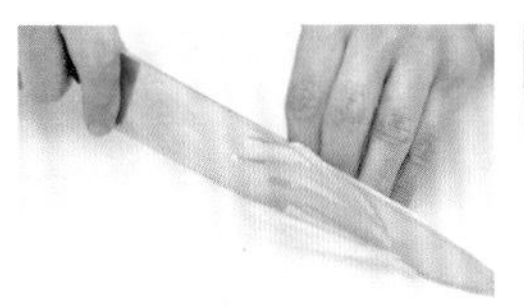

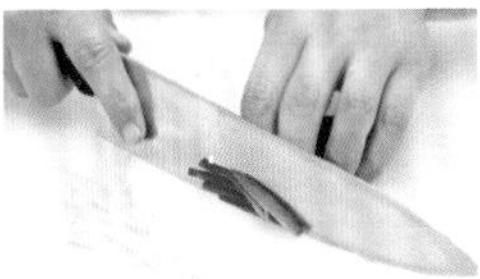

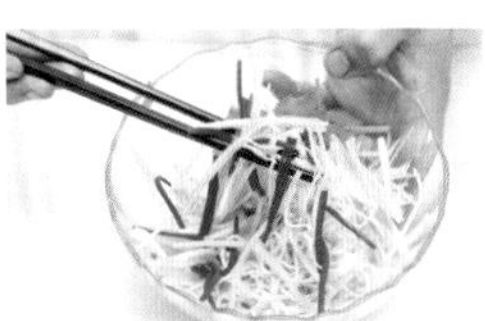

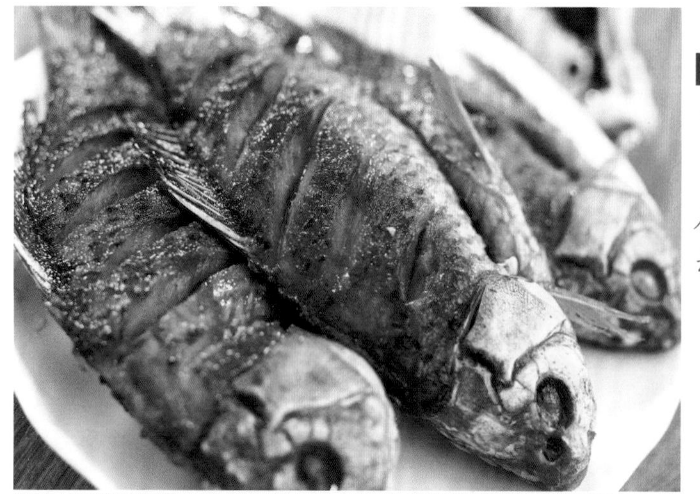

时间：3.5小时 口味：鲜香酥烂

酥卤鲫鱼

原料 小鲫鱼8条(约750克)。

调料 葱段15克，姜片10克，精盐1小匙，白糖2大匙，酱油100克，米醋150克，香油1/2小匙，鲜汤1000克，植物油1500克(约耗100克)。

制作步骤 壹 小鲫鱼宰杀，去鳞、去鳃、内脏，洗涤整理干净，在鱼身两侧剞上一字花刀，放入热油锅内炸至金黄色，捞出、沥油。

制作步骤 贰 炒锅置火上，先垫入竹箅子，铺上葱段、姜片，摆上炸好的鲫鱼，再添入鲜汤，加入精盐、白糖、酱油、米醋调匀。

制作步骤 叁 先用旺火烧焖10分钟，然后转小火焖煮3小时至鲫鱼酥烂，淋入香油，离火晾凉，出锅装盘即成。

时间：40分钟 口味：咸鲜微辣

鱼头丝瓜汤

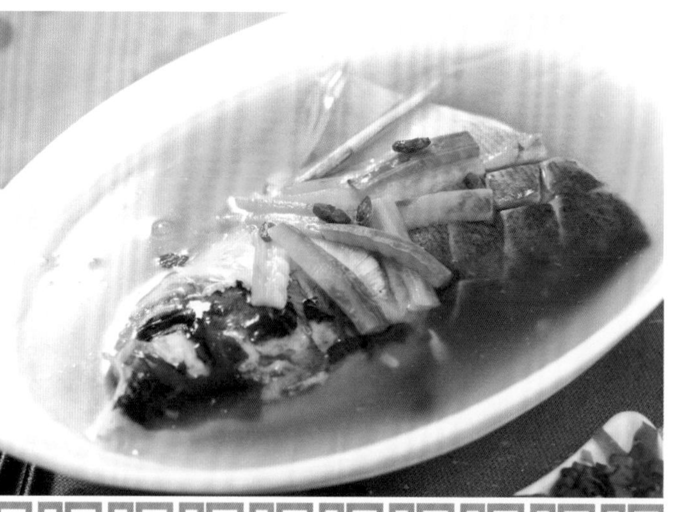

原料 白鲢鱼头1个(约1000克)，丝瓜300克。

调料 葱段10克，姜片5克，精盐、胡椒粉各1大匙，白糖1小匙，料酒2大匙，植物油3大匙。

制作步骤 壹 把白鲢鱼头去掉鱼鳃和杂质，用淡盐水浸泡并洗净，擦净水分，在鱼肉上剞上花刀；丝瓜洗净，去皮及瓤，切成小条。

制作步骤 贰 净锅置火上，加上植物油烧至六成热，先下入葱段、姜片炒出香味，再放入鲢鱼头煎至两面呈金黄色。

制作步骤 叁 烹入料酒，添入清水，加入精盐、白糖煮至鱼头熟嫩，再放入丝瓜条煮熟，拣去葱姜，用胡椒粉调味，即可出锅装碗。

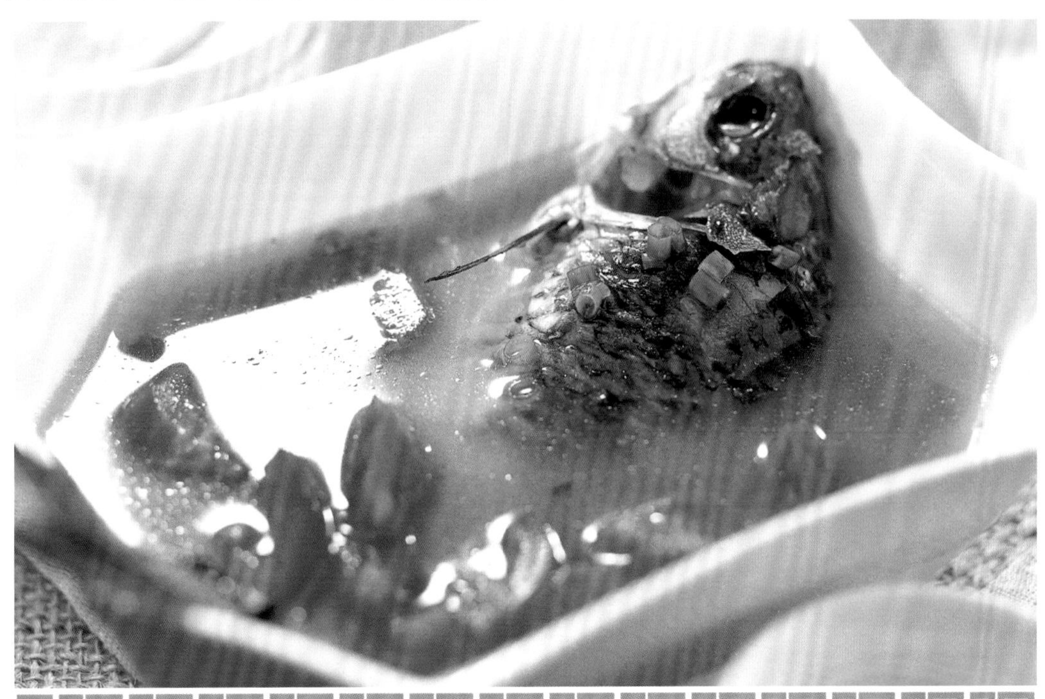

时间：30分钟 口味：咸鲜微酸

番茄柠檬炖鲫鱼

原料 活鲫鱼1条，西红柿100克，柠檬1个。

调料 精盐、胡椒粉各1/2小匙，料酒2小匙，植物油3大匙。

制作步骤 壹 柠檬洗净，切成两半，一半挤成柠檬汁，一半切成小片；西红柿去蒂、洗净，切成小块。

制作步骤 贰 鲫鱼宰杀，去鳞、去鳃、除内脏，洗净、沥干，放入容器中，加入精盐、柠檬汁拌匀，腌渍入味。

制作步骤 叁 锅中加上植物油烧热，先下入鲫鱼煎至两面呈金黄色，再添入适量清水烧沸，然后撇去浮沫。

制作步骤 肆 放入西红柿块、柠檬片煮约8分钟，再加入精盐、料酒、胡椒粉煮匀，即可出锅装碗。

时间：15分钟 口味：软嫩爽滑

豆腐蔬菜汤

原料 豆腐1盒(约350克)，胡萝卜、白萝卜、山药各50克，魔芋丝、金针菇各适量。

调料 精盐1小匙，鸡精、白糖、生抽各1/2小匙，香油2大匙。

制作步骤 **壹** 胡萝卜、白萝卜、山药分别去皮、洗净，均切成小丁；豆腐取出，切成小块。

制作步骤 **贰** 金针菇去根、洗净，切成小段；魔芋丝放入清水中浸泡，捞出、沥水。

制作步骤 **叁** 锅中加入香油烧热，先下入豆腐块略煎一下，再放入胡萝卜丁、白萝卜丁、山药丁、金针菇、魔芋丝炒匀。

制作步骤 **肆** 然后添入清水烧沸，转小火炖煮10分钟，再加入精盐、白糖、生抽、鸡精煮匀，即可出锅装碗。

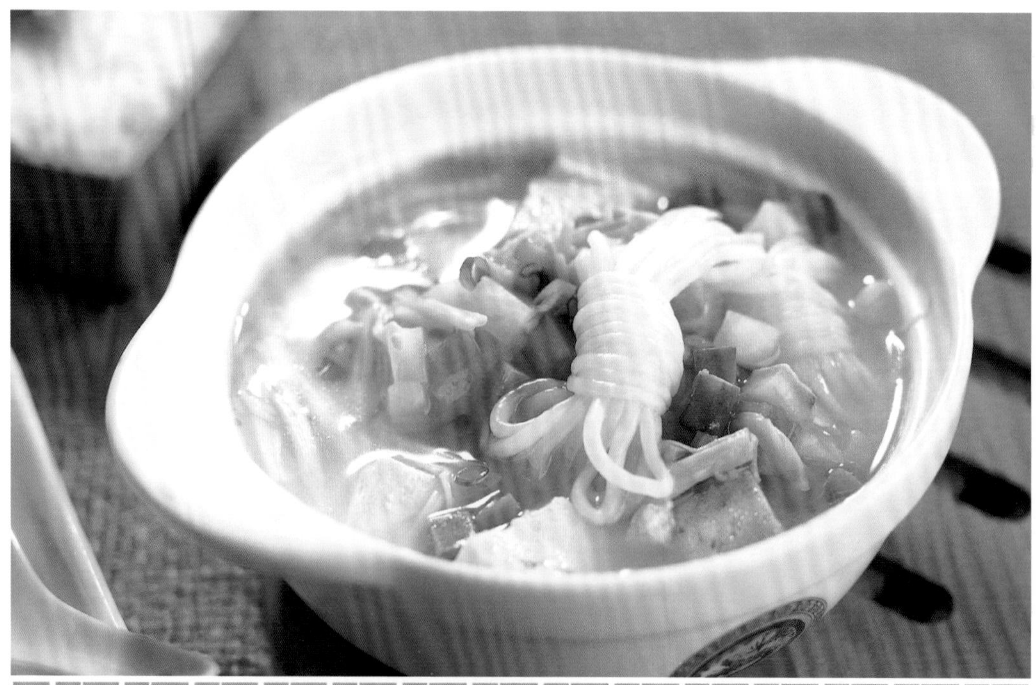

时间：2.5小时 口味：咸鲜软嫩

冬菇葫芦汤

原料 水发冬菇、西葫芦各200克，猪瘦肉150克，莲子75克，水发木耳25克。

调料 姜片10克，精盐1小匙。

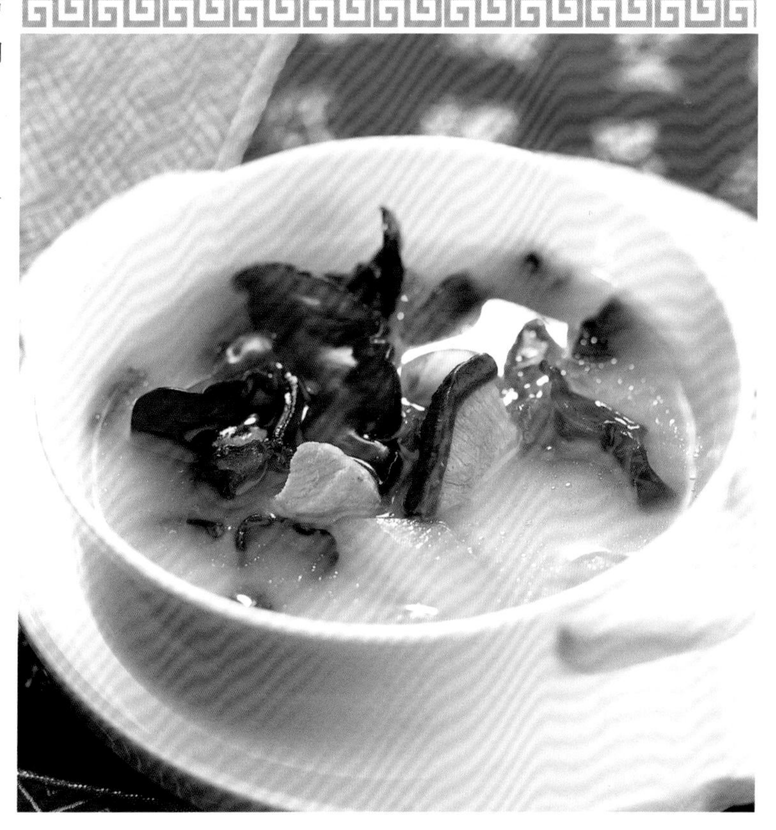

制作步骤 壹 水发冬菇、水发木耳分别去蒂、洗净，撕成小片；西葫芦去皮、洗净，切成小块；莲子洗净，放入清水中泡发。

制作步骤 贰 猪瘦肉洗净，切成小块，再放入沸水锅中焯烫一下，捞出、冲净。

制作步骤 叁 锅置火上，加入适量清水，先下入冬菇、西葫芦、木耳、莲子、猪肉块、姜片，用旺火烧沸。

制作步骤 肆 撇去浮沫，再转小火煲约2小时，然后加入精盐煮至入味，出锅装碗即成。

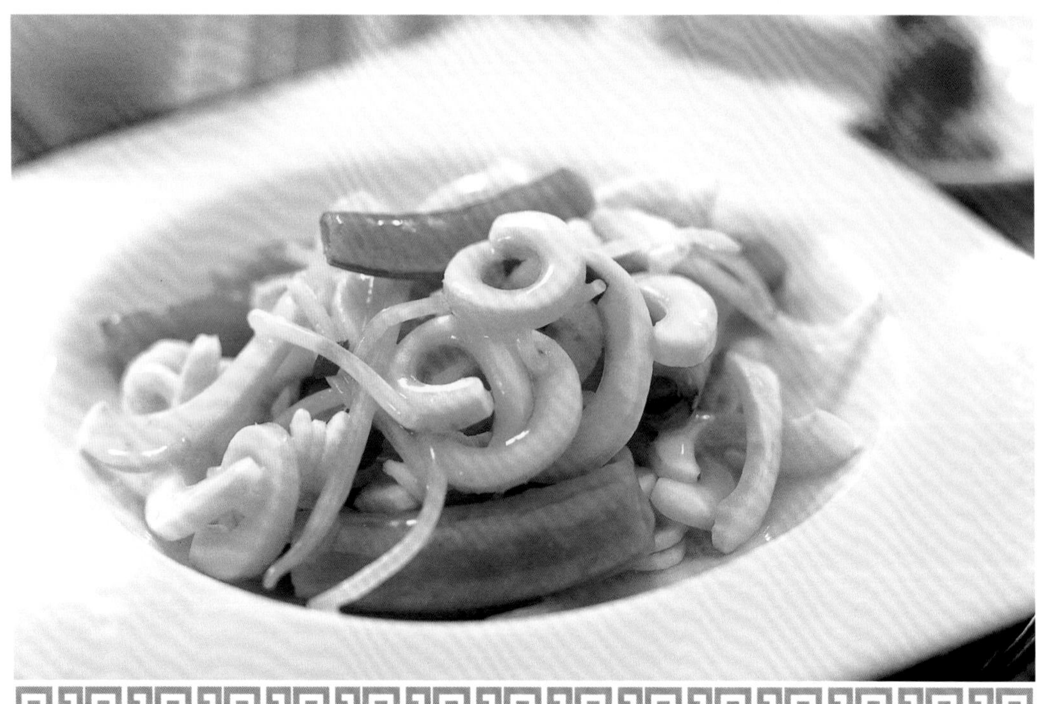

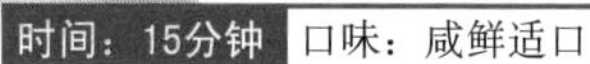

时间：15分钟 口味：咸鲜适口

双豆炒鲜鱿

原料 鲜鱿鱼300克，甜蜜豆100克，黄豆芽、红辣椒各50克。

调料 蒜末20克，精盐、白糖、鸡精、香油各1/2小匙，水淀粉1小匙，植物油2大匙。

制作步骤 **壹** 鱿鱼撕去外膜，去除内脏，洗净，切成粗丝；红辣椒洗净，去蒂及籽，切成碎粒；甜蜜豆、黄豆芽洗净，掐去两端。

制作步骤 **贰** 把加工好的甜蜜豆、黄豆芽、鱿鱼丝分别放入沸水锅内焯烫至熟，捞出、沥干。

制作步骤 **叁** 净锅置火上，加上植物油烧热，先下入红辣椒粒、蒜末、甜蜜豆、黄豆芽和鱿鱼丝炒匀。

制作步骤 **肆** 再加入精盐、白糖、鸡精炒至入味，然后用水淀粉勾芡，淋入香油，出锅装盘即可。

时间：60分钟 口味：滑嫩清香

荷香蒸海参

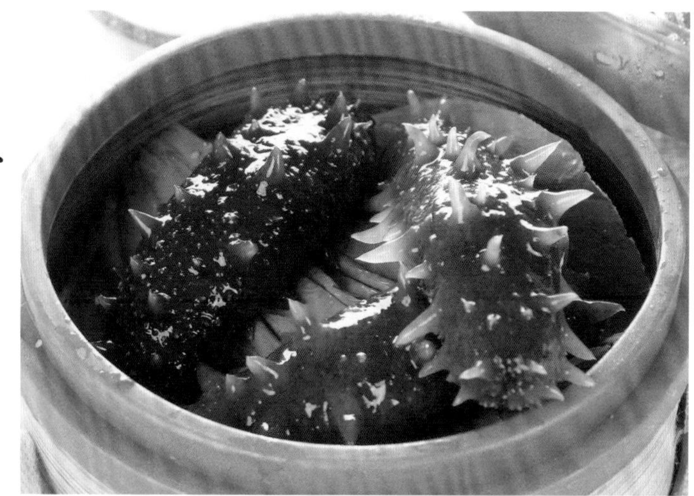

原料 鲜活海参500克，干荷叶1张。

调料 精盐2大匙，葱伴侣酱3大匙。

制作步骤 壹 海参从腹部剖开，去内脏、洗净，放入清水锅中焯烫一下，捞出、沥干，放入碗中，加入精盐腌渍入味，取出冲净。

制作步骤 贰 净锅置火上，加入清水烧沸，放入海参，用中火煮约30分钟，捞出海参，用冷水过凉，再沥净水分。

制作步骤 叁 把干荷叶放入清水中泡透，铺入笼屉中，再放上海参，入锅蒸至熟透，取出装盘，配葱伴侣酱蘸食即可。

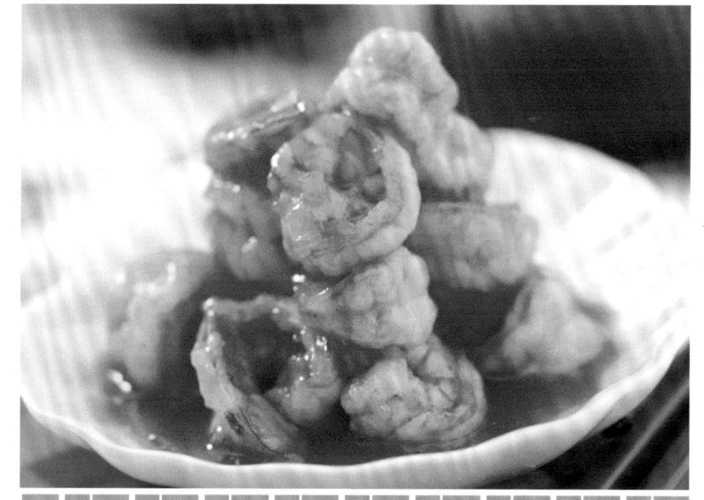

时间：20分钟 口味：酸甜适口

番茄大虾

原料 大虾350克。

调料 葱段10克，姜片5克，精盐、白糖、料酒各1大匙，鸡精1/2小匙，番茄酱2大匙，植物油500克(约耗50克)。

制作步骤 壹 大虾去头及壳，在背部划一刀，去除虾线，洗净，再用少许精盐略腌，下入热油锅中炸至熟，捞出、沥油。

制作步骤 贰 锅中留少许底油，复置火上烧热，先下入葱段、姜片炒香，再放入番茄酱炒透，然后加入少许清水烧沸。

制作步骤 叁 放入精盐、鸡精、料酒和白糖炒匀，再下入大虾，用中火烧至熟透并且入味，改用旺火收浓味汁，出锅装盘即可。

Mangzhong 芒种

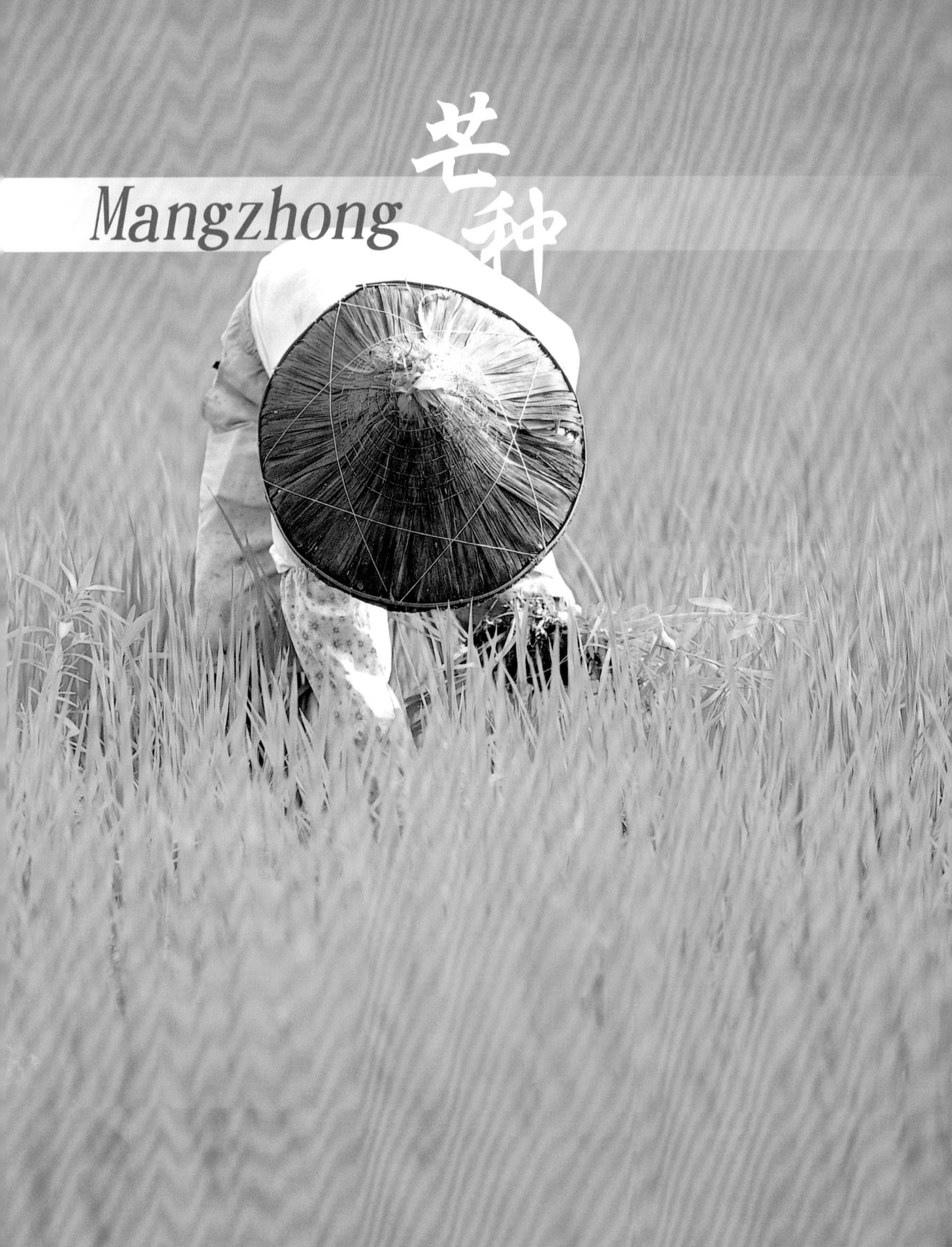

时间	每年的6月6日前后	黄经	太阳到达黄经75°
意义	夏收、夏种大忙季节	属性	二十四节气之第九节气

《月令七十二候集解》："五月节，谓有芒之种谷可稼种矣。"意指大麦、小麦等有芒作物种子已经成熟，抢收十分急迫。晚谷、黍、稷等夏播作物也正是播种最忙的季节，故又称"忙种"。春争日，夏争时，"争时"即指这个时节的收种农忙。人们常说"三夏"大忙季节，即指忙于夏收、夏种和夏管。所以，"芒种"预示着农民开始了忙碌的田间生活。

《芒种后经旬无日不雨偶得长句》

【宋】陆游

芒种初过雨及时，
纱厨睡起角巾攲。
痴云不散常遮塔，
野水无声自入池。
绿树晚凉鸠语闹，
画梁昼寂燕归迟。
闲身自喜浑无事，
衣覆熏笼独诵诗。

饮食养生

从营养学角度看，饮食清淡在养生中起着重要作用，如各类蔬菜可为人体提供所必需的糖类、蛋白质、脂肪和矿物质等营养素及大量的维生素，因此，芒种期间要多食蔬菜、豆类和水果，如苦瓜、西瓜、菠萝、芒果、荔枝、绿豆、赤豆等，这些食物含有丰富的维生素、蛋白质、脂肪、糖类，可提高机体的抗病能力。

懒散、头脑不清爽、食欲不佳、精神困倦是多数人芒种节气的状态，其预防措施是：当人体大量出汗后，不要马上喝过量的白开水或糖水，可喝些果汁或糖盐水，以防止血钾过分降低，适当补充钾元素则有利于改善体内钾、钠平衡。含钾较多的食物有玉米、红薯、香蕉、菠菜、香菜、油菜、甘蓝、芹菜、莴苣等。

气候特点

无论是南方还是北方，都有出现35℃以上高温天气的可能，但一般不是持续性的高温。在华南的台湾、海南、福建、两广等地，6月的平均气温都在28℃左右，如果是在雷雨之前，空气湿度大，又闷又热，需要预防中暑。

民俗风情

"芒种"已近五月间，百花开始凋残、零落，民间多在芒种日举行祭祀花神仪式，饯送花神归位，同时表达对花神的感激之情，盼望来年再次相会。此俗今已不存，但著名小说家曹雪芹的《红楼梦》中有提及。

时间：10分钟 口味：滑嫩鲜咸

苦瓜炒鸡蛋

原料 苦瓜350克，鸡蛋5个(约200克)。

调料 葱花10克，姜丝5克，精盐1小匙，味精、鸡精、白糖各1/2小匙，植物油4大匙。

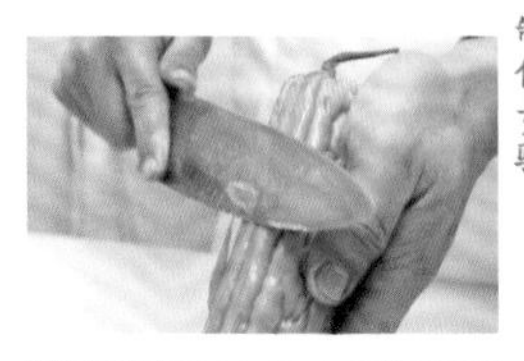

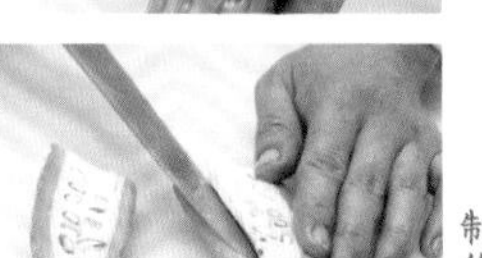

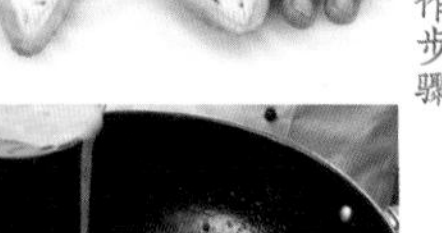

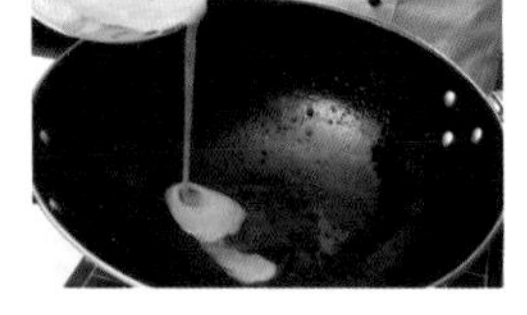

制作步骤 壹 苦瓜洗净，去皮及瓤，切成大片，下入加有少许精盐和植物油的沸水锅中略焯，捞出、过凉。

制作步骤 贰 鸡蛋磕入大碗中搅散，再倒入热油锅中炒成鸡蛋花，盛出、沥油。

制作步骤 叁 锅中留少许底油烧热，先下入葱花、姜丝炒出香味，再放入苦瓜片略炒。

制作步骤 肆 然后加入精盐、味精、白糖、鸡精炒至入味，再放入鸡蛋花翻炒均匀，即可出锅装盘。

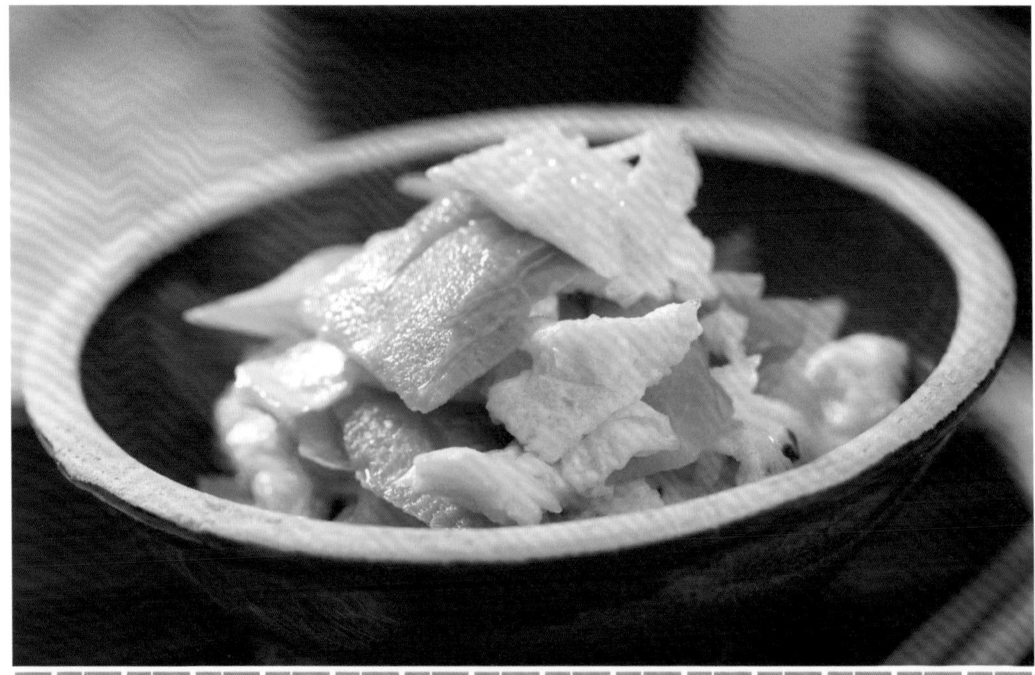

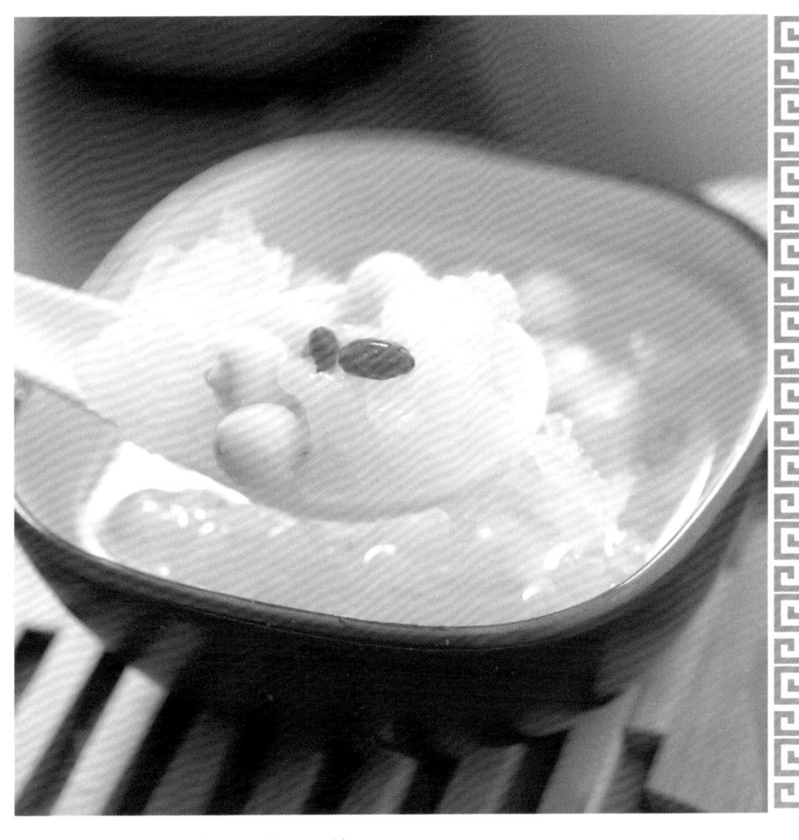

鲜莲银耳汤

时间：20分钟

口味：咸鲜嫩滑

原料 干银耳50克，鲜莲子10粒。

调料 精盐2小匙，味精1小匙，白糖1/2小匙，料酒少许，鸡汤500克。

制作步骤 **壹** 把干银耳放入温水中浸泡，使其充分涨发，再去掉银耳蒂、洗净，撕成小朵。

制作步骤 **贰** 把银耳放入小碗中，加入少许鸡汤，入锅蒸10分钟至熟透，取出。

制作步骤 **叁** 莲子去皮，切去两端，捅去莲心，放入沸水锅中焯透，捞出、沥干，与银耳一同放入大碗中。

制作步骤 **肆** 锅置火上，加入鸡汤烧沸，放入料酒、精盐、白糖、味精调匀，出锅倒入莲子、银耳碗中即可。

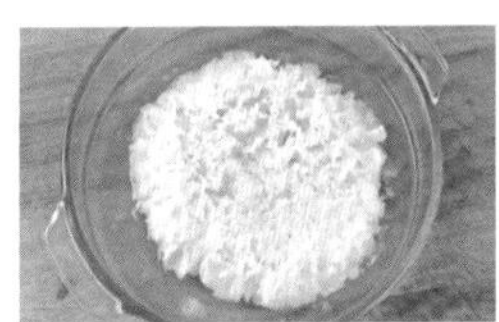

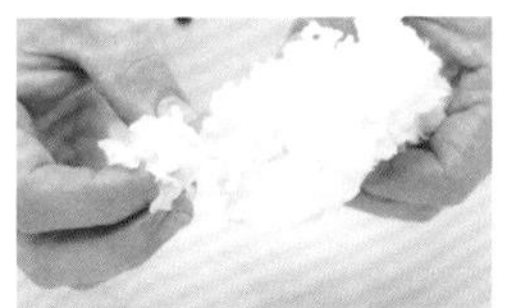

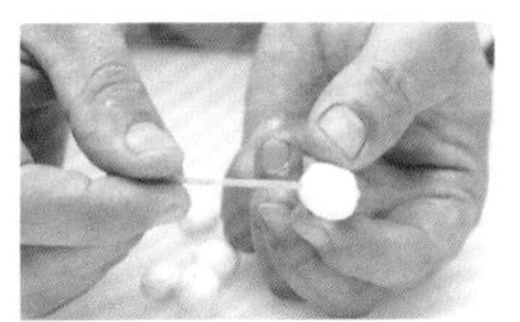

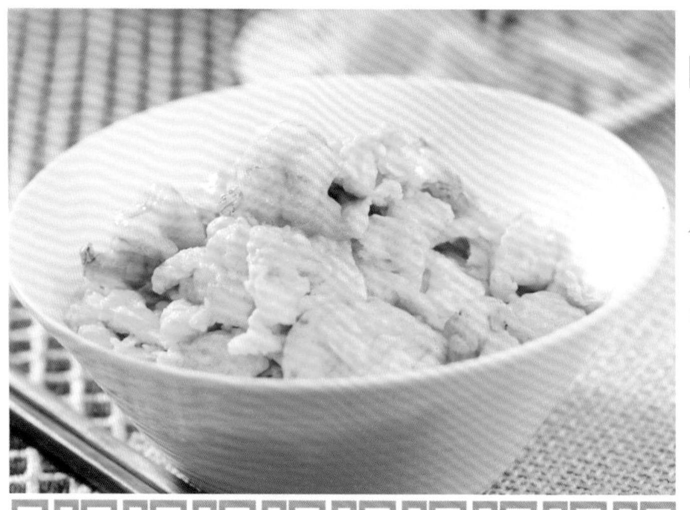

时间：15分钟 口味：鲜香软滑

滑蛋虾仁

原料 鸡蛋4个(约200克)，鲜虾仁300克，鸡蛋清1个。

调料 葱花10克，姜末5克，精盐1小匙，料酒2小匙，水淀粉2大匙，高汤3大匙，淀粉、植物油各适量。

制作步骤 壹 把虾仁去掉虾线、洗净，用洁布包裹，轻轻搌净水分，放入碗中，加入少许精盐、料酒、鸡蛋清、淀粉，抓匀上浆。

制作步骤 贰 把鸡蛋磕入碗中，加入少许精盐搅拌均匀成鸡蛋液，放入烧热的油锅内，用旺火炒至鸡蛋定浆、凝结。

制作步骤 叁 再放入葱花、姜末、虾仁，继续用旺火翻炒均匀，然后添入高汤和少许精盐烧沸，用水淀粉勾薄芡，即可出锅装盘。

时间：60分钟 口味：清香滑嫩

鸽蛋牛肉汤

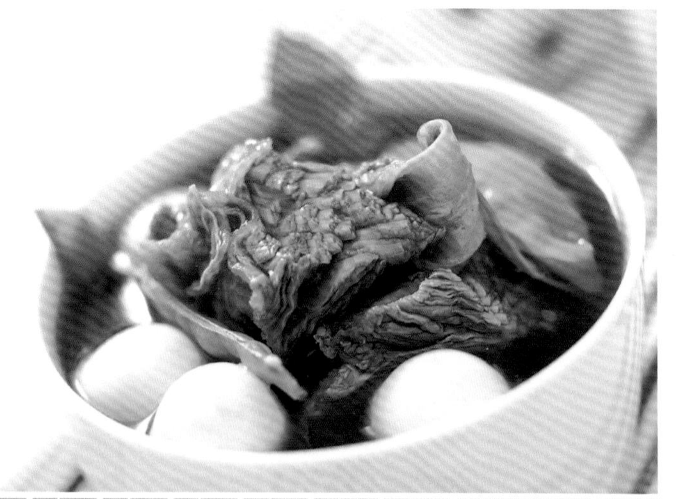

原料 牛肉300克，鸽蛋100克，荷兰豆50克。

调料 葱末10克，姜末5克，精盐1小匙，味精1/2小匙，烧汁、料酒、植物油各2大匙，高汤1500克。

制作步骤 壹 牛肉洗净，切成小块，放入沸水锅中焯烫一下，捞出；荷兰豆去除豆筋，洗净；鸽蛋放入清水锅中煮熟，捞出、去壳。

制作步骤 贰 坐锅点火，加上植物油烧热，先下入牛肉块、烧汁、料酒翻炒至上色，再放入葱末、姜末炒出香味。

制作步骤 叁 然后添入高汤，加入鸽蛋、精盐、味精炖至牛肉块熟烂，再放入荷兰豆续炖5分钟至入味，即可出锅装碗。

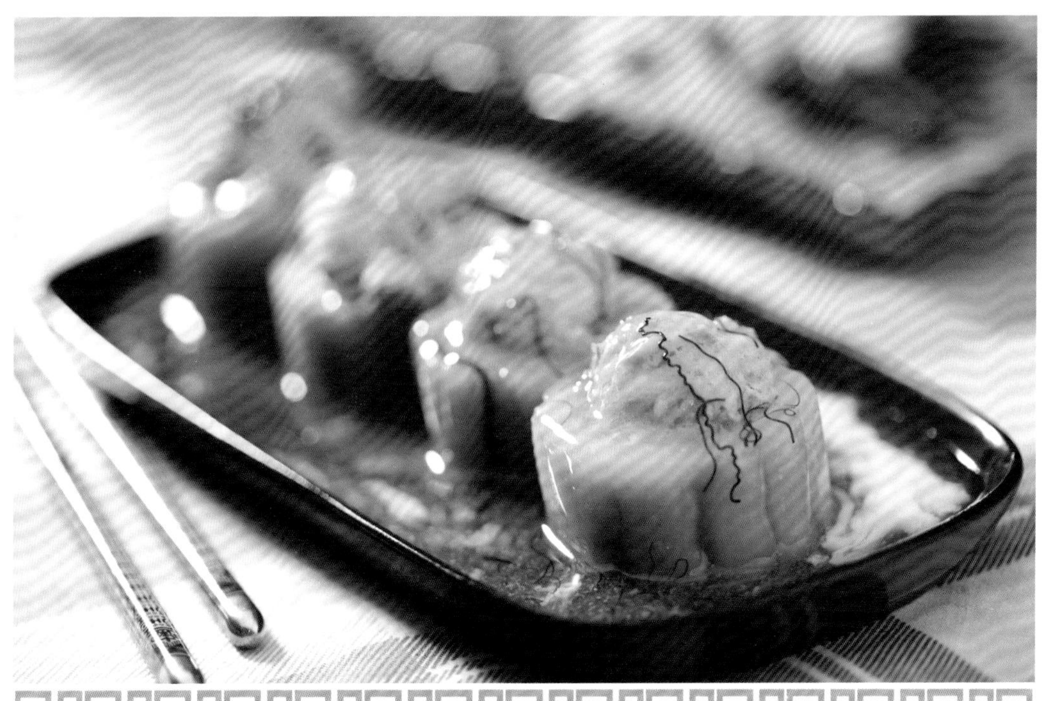

时间：25分钟 口味：清香味美

苦瓜镶肉环

原料 苦瓜300克，猪肉馅250克，胡萝卜末150克，香菜末少许。

调料 葱末、姜末各10克，精盐1小匙，酱油2小匙，淀粉、香油各1大匙。

制作步骤 壹 苦瓜洗净，切去两端，将中段切成2厘米厚的圆圈状，去瓤及籽，制成苦瓜环。

制作步骤 贰 猪肉馅、胡萝卜末、葱末、姜末、酱油、淀粉、精盐、香油搅匀成馅料，酿入苦瓜环，装入盘中。

制作步骤 叁 锅中加入香油烧热，先放入姜末炒香，再添入少许清水煮沸，出锅淋在苦瓜环上。

制作步骤 肆 把苦瓜环连盘放入蒸锅内，用旺火蒸约10分钟，取出后撒上香菜末，即可上桌。

时间：20分钟 口味：脆嫩清香

金针菇豆角汤

原料 金针菇350克，豆角200克。

调料 葱丝30克，精盐1小匙，鸡精1/2小匙，胡椒粉、香油各少许，猪骨汤1200克，植物油2大匙。

制作步骤 **壹** 金针菇去根、撕散，用清水洗净；豆角撕去豆筋、洗净，切成细丝。

制作步骤 **贰** 坐锅点火，加上植物油烧热，先下入葱丝炒出香味，再放入豆角丝、金针菇炒至豆角丝变绿。

制作步骤 **叁** 然后添入猪骨汤，加入精盐、鸡精旺火烧沸，转小火煮至豆角丝熟烂，撒入胡椒粉，淋入香油，即可出锅装碗。

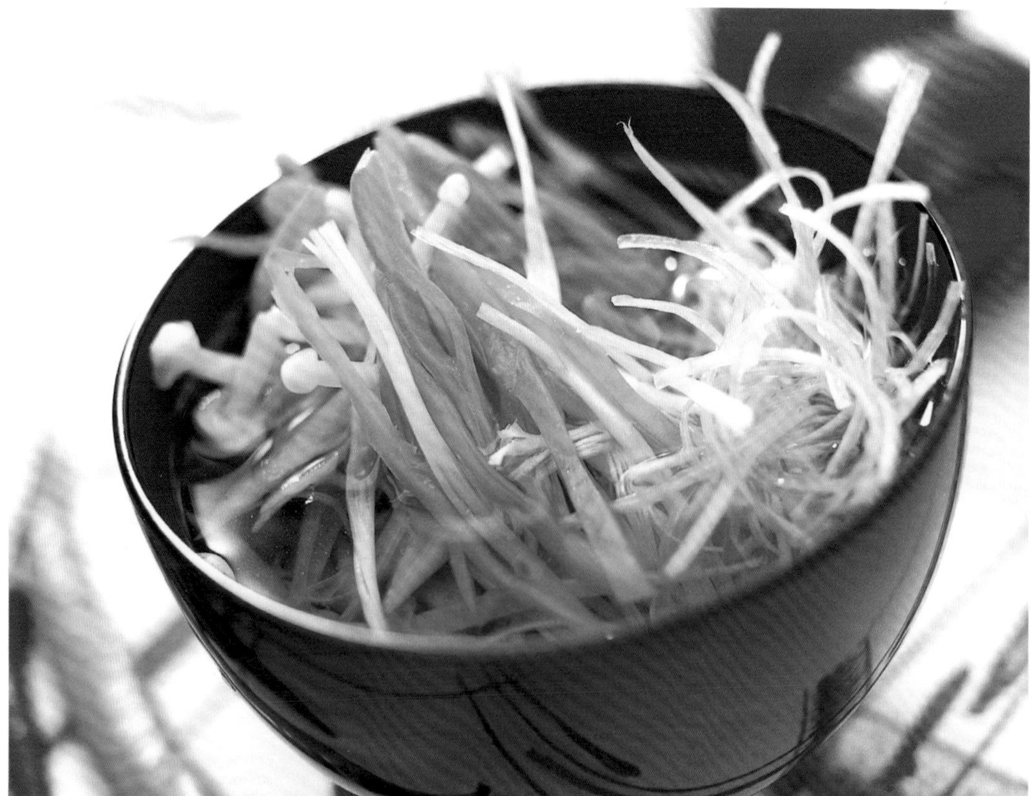

时间：20分钟 口味：酸香味浓

茄汁炖蘑菇

原料 鲜蘑菇500克。

调料 精盐1小匙，鸡精、白糖各1/2小匙，番茄酱200克，料酒2小匙，香油1大匙。

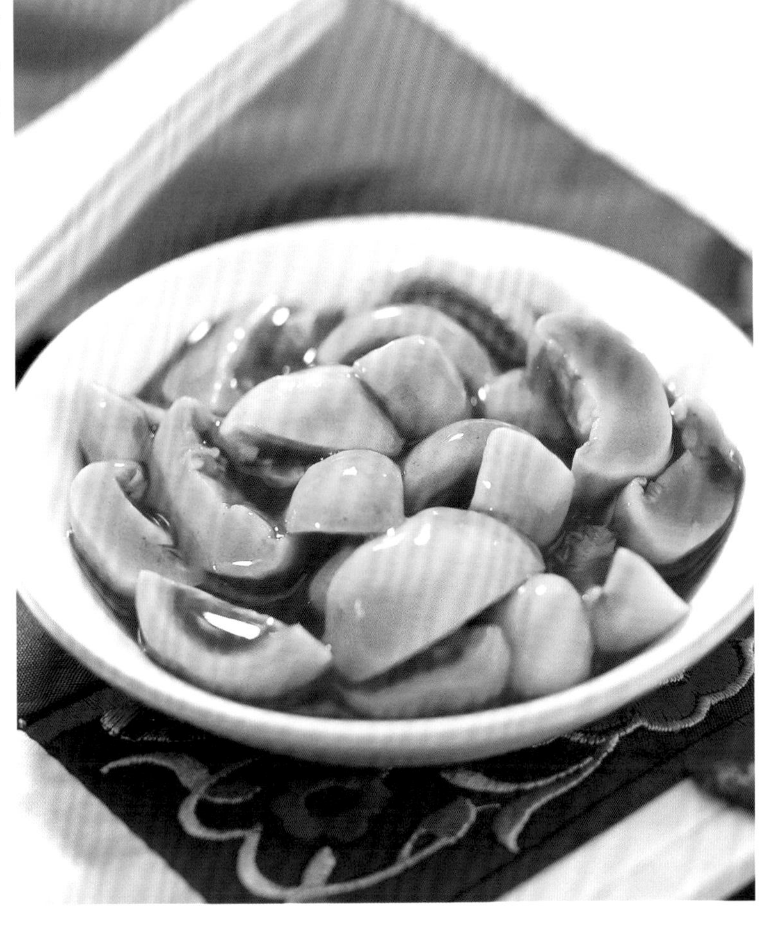

制作步骤 **壹** 鲜蘑菇去蒂、洗净，切成小块，放入沸水锅中焯烫一下，捞出、过凉，沥干水分。

制作步骤 **贰** 炒锅置火上，加入香油烧热，先下入番茄酱炒至浓稠，再放入蘑菇块翻炒均匀。

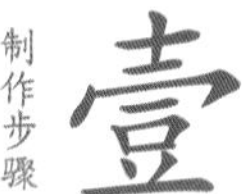

制作步骤 **叁** 然后烹入料酒，添入少许清水，加入精盐、鸡精、料酒、白糖旺火烧沸，再转小火炖至熟透入味，即可出锅装盘。

Xiazhi 夏至

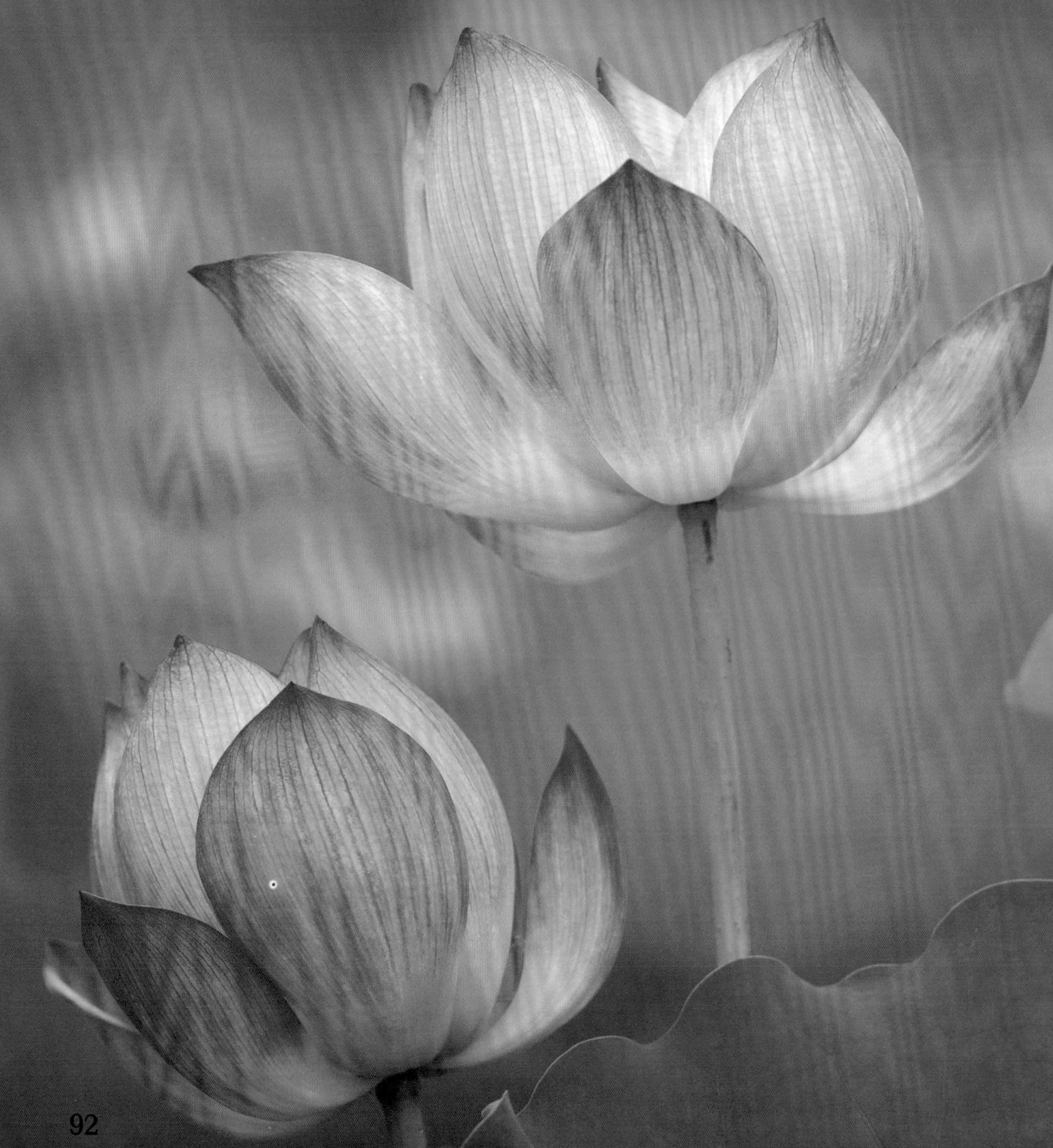

时间	每年6月21日或22日	黄经	太阳到达黄经60°
意义	炎热将至，昼最长，夜最短	属性	二十四节气之第十节气

夏至是24节气中最早被确定的一个节气。公元前七世纪，古人用土圭量日影，夏至这一天，日影最短，因此把这一天称作"夏至"。《恪遵宪度抄本》中说："日北至，日长之至，日影短至，故曰夏至。至者，极也。"夏至不仅是一个重要的节气，还是中国民间重要的传统节日，有一种观点认为传统节日中的端午节就是源自夏至节。

《和昌英叔夏至喜雨》

【宋】杨万里

清酣暑雨不缘求，
犹似梅黄麦欲秋。
去岁如今禾半死，
吾曹遍祷汗交流。
此生未用愠三已，
一饱便应哦四休。
花外绿畦深没鹤，
来看莫惜下邳侯。

饮食养生

《黄帝内经》中说："春夏养阳，秋冬养阴，以从其根。"由于夏至后天阳之气空前亢盛，人体最好能在这时从自然界吸收更多阳气，以备秋冬后人体的需要。同时，夏至后暑气易损伤元气，五脏六腑对气血的需求量也加大，故还应注意从饮食起居各方面来补养气血。

中医认为五脏中的心又与四季当中的夏相通，心主血脉、主神志，因此夏至节气的养生重点是益气补血，养心安神，预防和调整阳气散发过盛、汗出过多，而导致的气血两虚和由此引起的五脏六腑的功能失衡。同时夏至气候炎热，消化功能较弱，人们往往感觉"没胃口"，因此也要注意保护好脾胃。

气候特点

夏至这天虽然白昼最长，太阳角度最高，但并不是一年中天气最热的时候。因为，接近地表的热量，这时还在继续积蓄，并没有达到最多的时候。俗话说"热在三伏"，真正的暑热天气是以夏至和立秋为基点计算的。

民俗风情

时至今日，各地仍然保留有各种夏至民俗。北京是"头伏饺子二伏面，三伏烙饼摊鸡蛋"；山东是"冬至饺子夏至面"。江苏是夏令三鲜少不了；陕西夏至食粽子，并取菊为灰来防止小麦受虫。

时间：15分钟 口味：咸鲜清香

草菇小炒

原料 鲜草菇250克，白菜200克，水发木耳100克，黄瓜、芹菜各50克，胡萝卜30克。

调料 蒜末10克，精盐、冰糖各2小匙，味精1小匙，植物油1大匙。

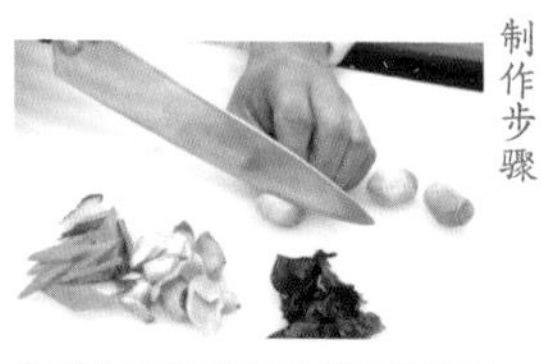

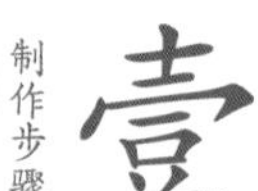

制作步骤 壹 鲜草菇去根、洗净，切成两半；水发木耳去蒂、洗净，撕成小朵。

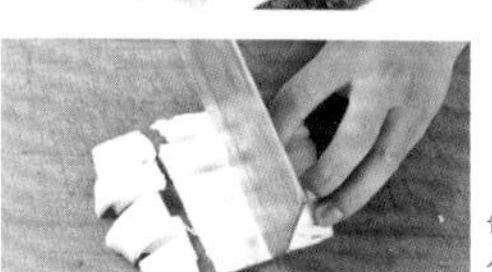

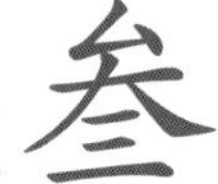

制作步骤 贰 白菜洗净，片成大片；黄瓜、胡萝卜分别洗净，均切成薄片；芹菜择洗干净，切成小粒。

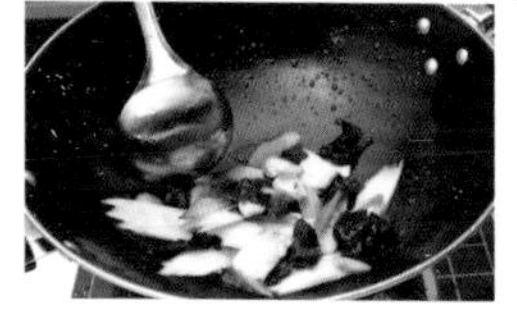

制作步骤 叁 锅中加上植物油烧热，先下入蒜末炒香，再放入白菜片、黄瓜片、木耳、胡萝卜片和草菇略炒。

制作步骤 肆 然后加入精盐、味精和冰糖，用旺火炒至入味，再撒入芹菜粒炒匀，出锅装盘即成。

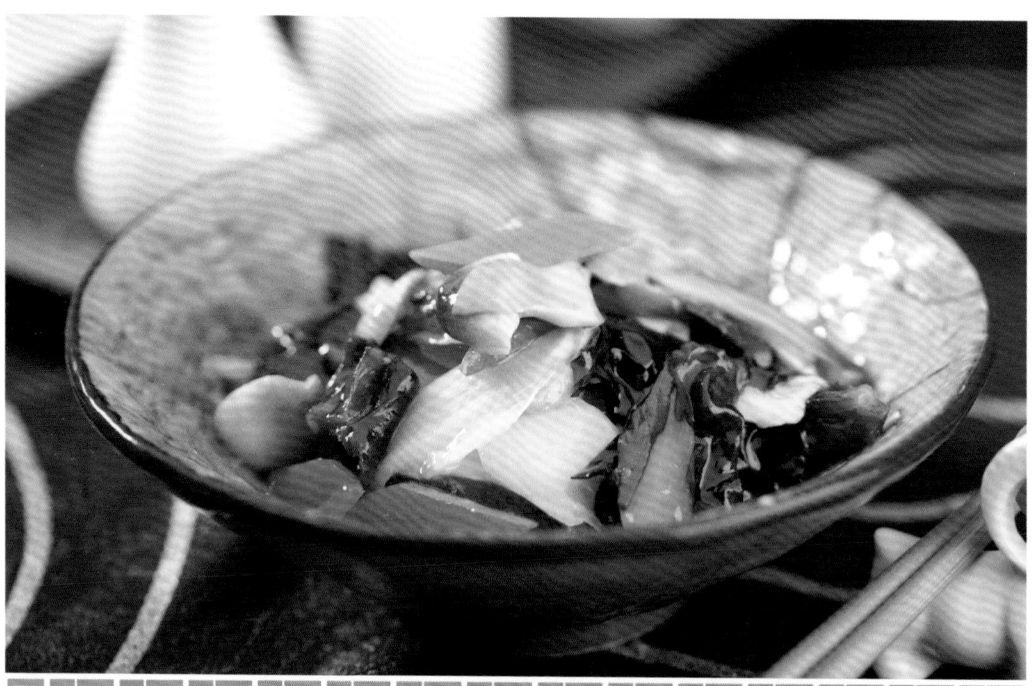

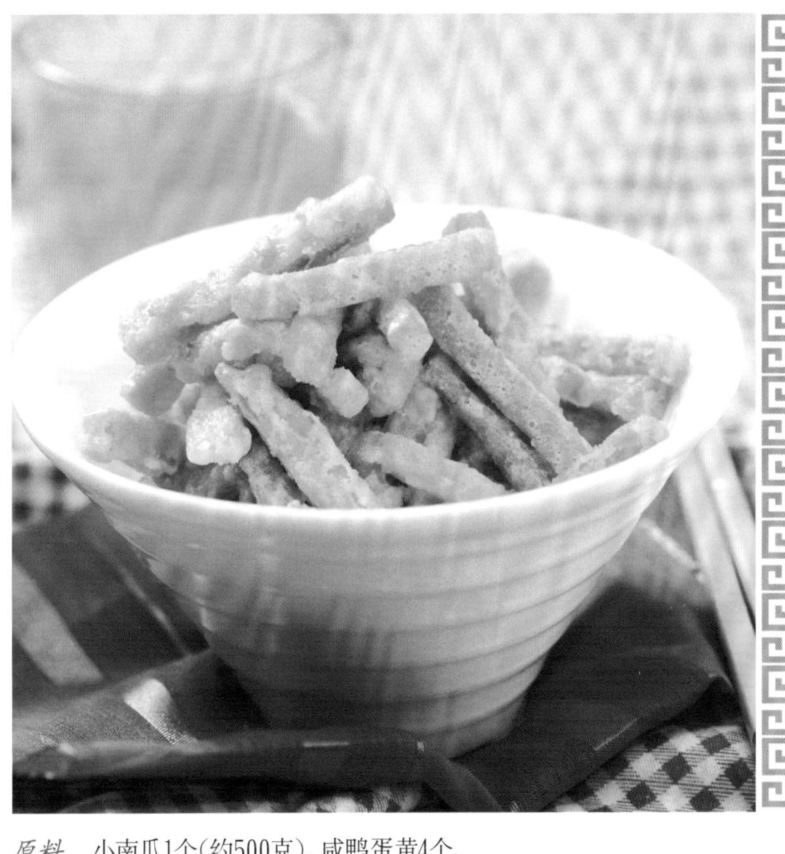

蛋黄焗南瓜

时间：20分钟

口味：浓香适口

原料 小南瓜1个(约500克)，咸鸭蛋黄4个。

调料 葱段10克，精盐、鸡精各1/2小匙，料酒1小匙，植物油2大匙。

制作步骤 壹 将咸鸭蛋黄放入小碗中，加入料酒调匀，再放入蒸锅中蒸约8分钟，取出后趁热用手勺碾碎，呈细糊状。

制作步骤 贰 将小南瓜洗净，去蒂，削去外皮，切开后去掉瓜瓤，再用淡盐水洗净，沥水，切成小条。

制作步骤 叁 锅中加上植物油烧热，先下入葱段炒出香味，再放入南瓜条煸炒2分钟至熟(边角发软)。

制作步骤 肆 然后倒入蒸好的咸鸭蛋黄，再加入精盐、鸡精翻炒均匀，即可出锅装盘。

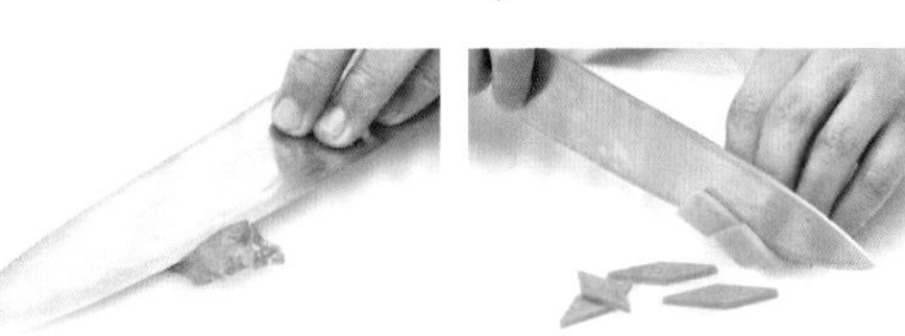

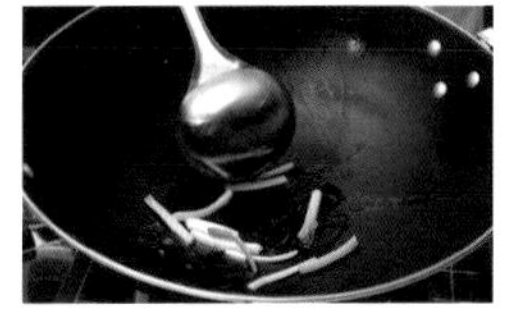

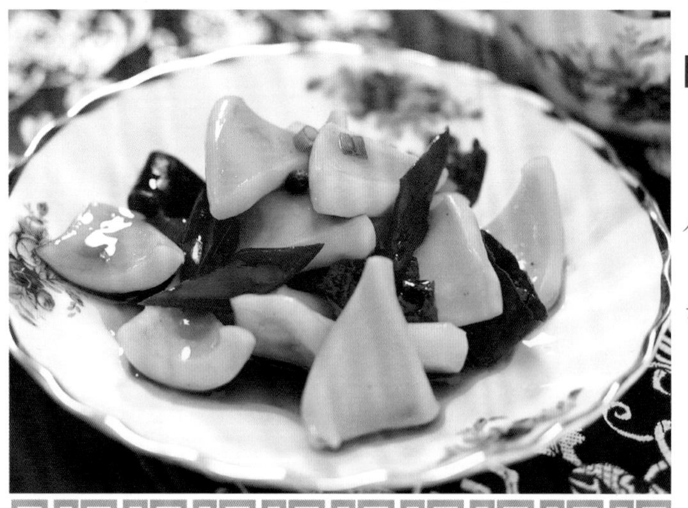

时间：10分钟 口味：鲜咸麻辣

宫保鱿鱼

原料 水发鱿鱼400克，红干椒20克。

调料 蒜末5克，花椒粒少许，精盐1小匙，鸡精、酱油、白糖、米醋、料酒、香油各1/2大匙，水淀粉2小匙，植物油2大匙。

制作步骤 壹 水发鱿鱼去皮、洗净，切成小块，再下入七成热油中滑透，捞出、沥油；红干椒洗净，去蒂及籽，剪成小段。

制作步骤 贰 把精盐、鸡精、酱油、白糖、米醋、料酒、香油、蒜末、水淀粉和少许清水放入小碗中调匀，制成味汁。

制作步骤 叁 锅中加入植物油烧热，下入花椒、红干椒炸香，放入鱿鱼块翻炒均匀，然后烹入味汁爆炒至入味，即可出锅装盘。

时间：60分钟 口味：咸鲜清香

鸡肉蓝花汤

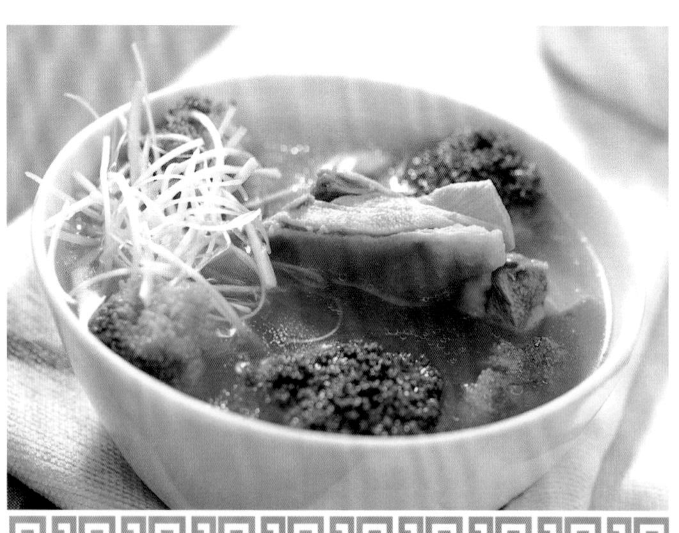

原料 鸡腿肉300克，西蓝花100克。

调料 大葱15克，姜片10克，精盐2小匙，料酒2大匙，生抽1大匙。

制作步骤 壹 把鸡腿肉洗净，剁成大块，再放入沸水锅中，加上少许精盐焯烫一下，去除多余油脂，捞出鸡腿块，换冷水冲净。

制作步骤 贰 把西蓝花去根，洗净，掰成小朵，放入淡盐水中浸泡片刻，取出；大葱去根和老叶，取葱白部分，切成丝。

制作步骤 叁 锅中加入清水、鸡腿肉、姜片、料酒、生抽烧沸，小火煮至汤味浓香，放入精盐、西蓝花续煮5分钟，撒入葱丝即可。

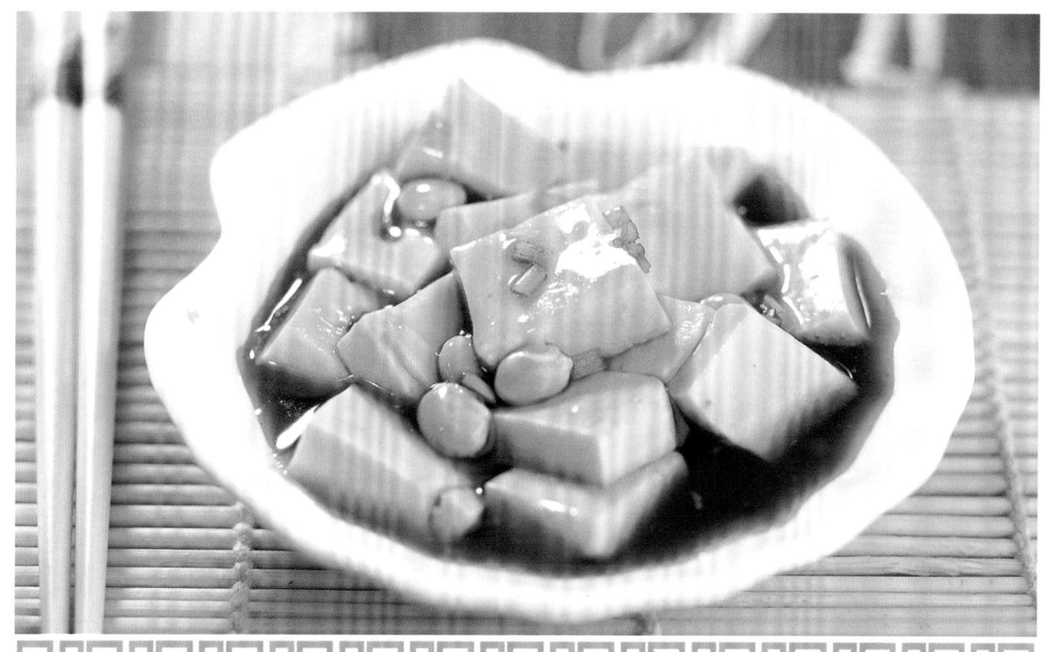

时间：20分钟 口味：咸鲜软嫩

蚝油豆腐

原料 嫩豆腐1块(约500克)，毛豆仁50克。

调料 葱段10克，姜片5克，精盐、胡椒粉各1/2小匙，白糖、酱油各1小匙，水淀粉、料酒各1大匙，蚝油、植物油各2大匙，高汤250克。

制作步骤 壹 把嫩豆腐洗净，切成小块，放入沸水锅中，加上少许精盐焯烫一下，捞出、沥干。

制作步骤 贰 净锅置火上，加上植物油烧热，先下入葱段、姜片炒香，再放入豆腐块略炒。

制作步骤 叁 然后烹入料酒，添入高汤，加入蚝油、白糖、胡椒粉、酱油、精盐调匀，用小火烧至入味。

制作步骤 肆 再放入洗净的毛豆仁，继续烧2分钟，用水淀粉勾芡，出锅装盘即成。

时间：20分钟 口味：咸鲜清香

脆肠炒鸡腿菇

原料 鸡腿菇300克，脆肠100克，荷兰豆、鲜香菇各50克，红椒块35克。

调料 葱末、姜末各5克，精盐、鸡精、酱油、料酒、香油各1小匙，水淀粉2小匙，植物油2大匙。

制作步骤 壹 鸡腿菇、鲜香菇分别去蒂，用淡盐水浸泡并洗净；荷兰豆、脆肠洗净，均切成小片。

制作步骤 贰 把鸡腿菇、香菇、荷兰豆、脆肠一同放入沸水锅中焯至熟透，捞出、沥水。

制作步骤 叁 锅中加油烧热，先下入鸡腿菇、脆肠、葱末、姜末略炒，再烹入料酒，加入精盐、酱油、鸡精和少许清水烧沸。

制作步骤 肆 然后放入香菇、荷兰豆、红椒块炒至入味，用水淀粉勾芡，淋入香油，出锅装盘即成。

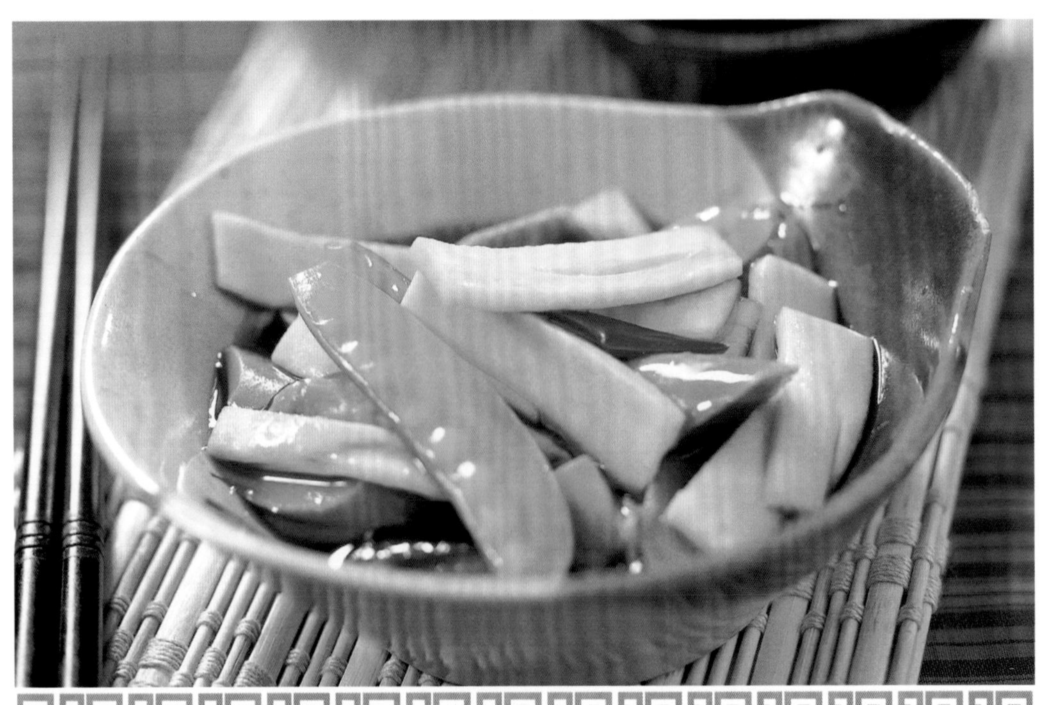

时间：40分钟　口味：软滑香鲜

酱香鸡翅尖

原料　鸡翅尖500克。

调料　香料包1个(花椒、八角、桂皮、香叶、丁香各少许)，葱段15克，姜片5克，精盐1小匙，鸡精1/2小匙，料酒2小匙，卤水500克。

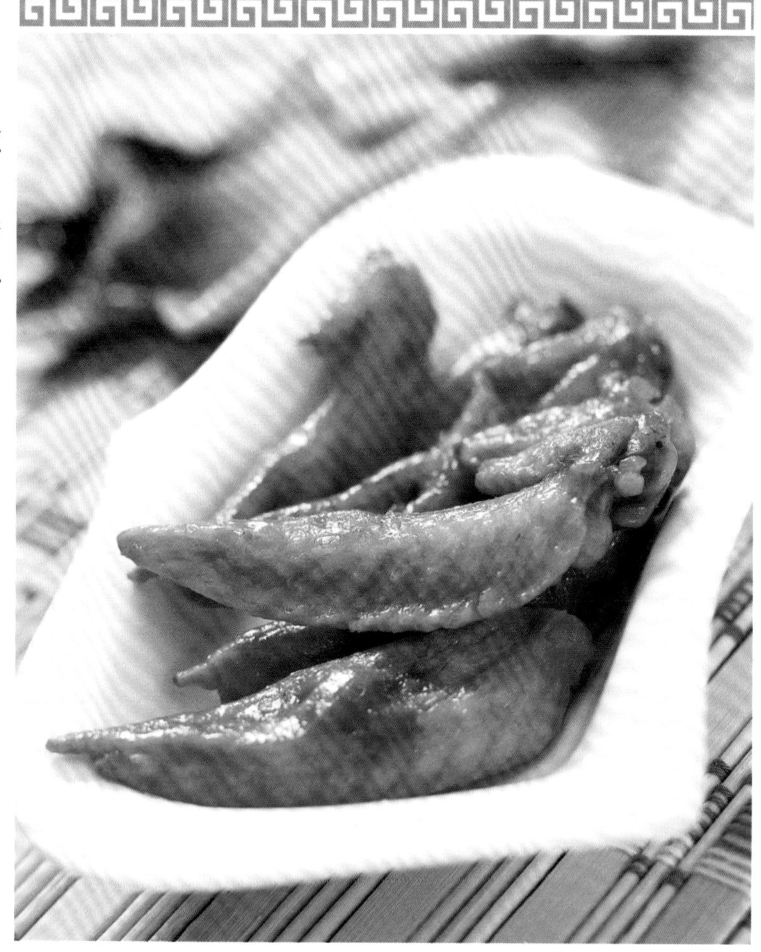

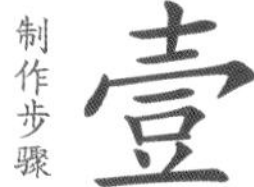

制作步骤 壹　把鸡翅尖去掉残毛，先用清水洗净，再放入沸水锅中焯煮2分钟，捞出，用冷水过凉，沥水。

制作步骤 贰　净锅置火上，加入卤水和适量清水，先放入精盐、鸡精、料酒、葱段、姜片和香料包烧沸。

制作步骤 叁　再转小火续煮15分钟，然后下入鸡翅尖酱卤约15分钟至熟，即可出锅装盘。

Xiaoshu 小暑

时间	每年7月7日或8日	黄经	太阳到达黄经105°
意义	表示天气开始炎热	属性	二十四节气之第十一节气

《月令七十二候集解》："六月节……暑，热也，就热之中分为大小，月初为小，月中为大，今则热气犹小也。"暑，表示炎热的意思，小暑为小热，还不十分热。意指天气开始炎热，但还没到最热，全国大部分地区基本符合。这时江淮流域盛夏开始，气温升高，并进入伏旱期；而华北、东北地区进入多雨季节，登陆我国的热带气旋开始增多。

《小暑六月节》

【唐】元稹

倏忽温风至，
因循小暑来。
竹喧先觉雨，
山暗已闻雷。
户牖深青霭，
阶庭长绿苔。
鹰鹯新习学，
蟋蟀莫相催。

饮食养生

中国古代的气象学称这一时段为"长夏"，意思是"夏季延长的部分"，此时不但炎热，而且湿度大，是一年中最闷热的时候。这样的气候会使人感到不舒服，人们往往感觉心烦意乱，困倦乏力。此时天阳之气过旺，使人的气血、津液代谢加快，心脏的机能也处于超负荷状态，要防止心气过分衰弱，应注意适当清补，养心防暑。要随时补充足够的水分，多食富含维生素、矿物质的食材，适当地多吃些蔬菜水果，但食用瓜果又不能太过，否则会增加胃肠道的负担，严重时可造成腹泻。这是由于夏至以后虽然天气炎热，但自然界的阴气已经悄然回升，就是我们常说的"夏至一阴生"，因此生冷食物对脾胃阳气会造成伤害。在这一时段内，食材的选择一定要阴阳平衡，以平为准。

气候特点

小暑开始，江淮流域梅雨先后结束，东部淮河、秦岭以北地区开始了来自太平洋的季风雨季，降水明显增加，且雨量比较集中；华南、西南等也处于来自印度洋西南季风雨季中；而长江中下游地区则为高温少雨天气。

民俗风情

"头伏萝卜二伏菜，三伏还能种荞麦"；"头伏饺子，二伏面，三伏烙饼摊鸡蛋"。小暑头伏吃饺子是传统习俗，伏日人们食欲不振，往往比常日消瘦，俗谓之"苦夏"，而饺子在传统习俗里正是开胃解馋的食物。

时间：90分钟　口味：汤浓味鲜

木瓜排骨煲鸡爪

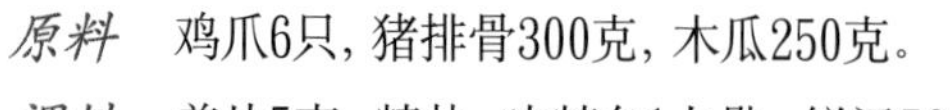

原料　鸡爪6只，猪排骨300克，木瓜250克。

调料　姜片5克，精盐、味精各1大匙，鲜汤500克。

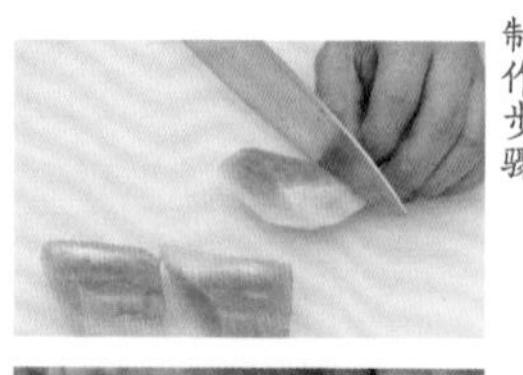

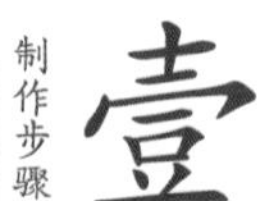

制作步骤 壹　木瓜洗净，去皮及瓤，切成大块；猪排骨洗净，剁成小段，放入沸水锅中略焯，捞出、沥干。

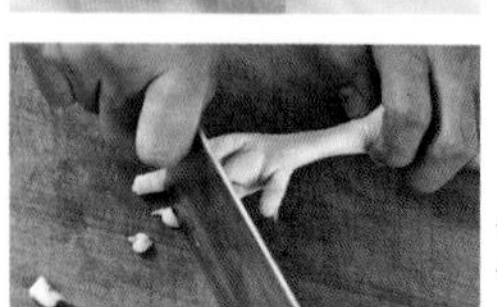

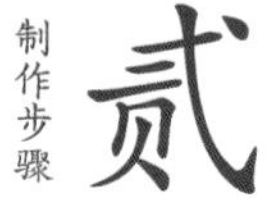

制作步骤 贰　鸡爪洗净，放入温水中浸泡，再剁去爪尖，撕去老皮，用沸水焯烫一下，捞出、冲净。

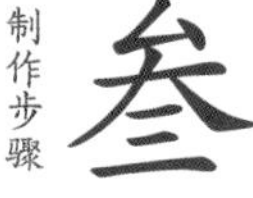

制作步骤 叁　砂锅上火，加入鲜汤及适量清水，先下入木瓜块、鸡爪、排骨段、姜片旺火烧沸，撇去浮沫。

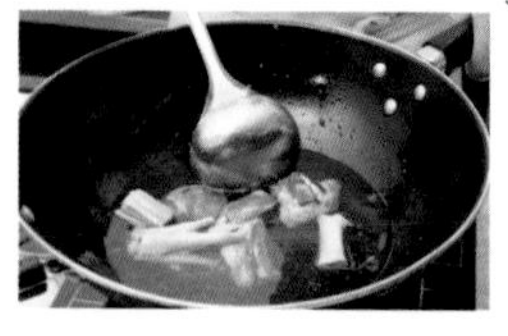

制作步骤 肆　转中火煲约1小时至肉熟、汤浓，然后放入精盐、味精煮至入味，关火上桌即可。

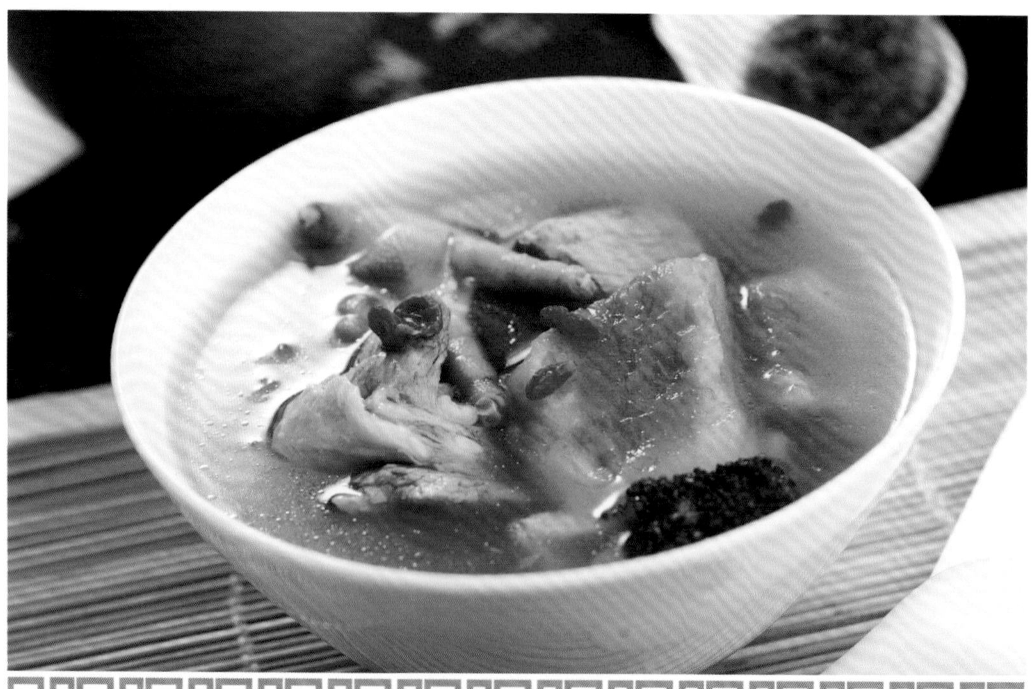

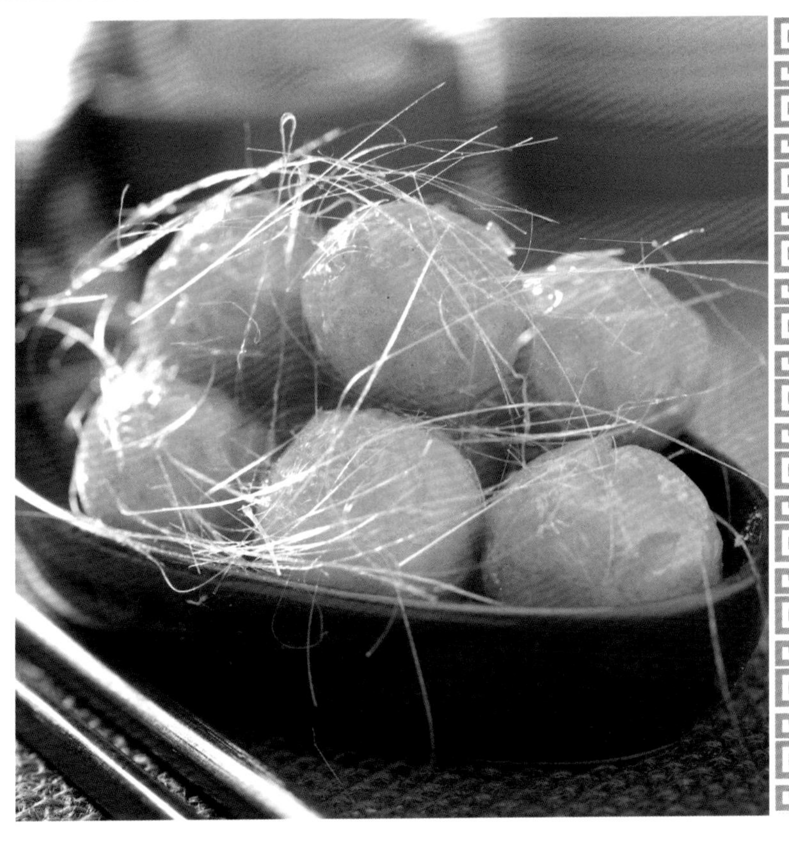

拔丝薯球

时间：20分钟

口味：香甜酥脆

原料　土豆350克，面粉60克，熟黑芝麻50克。

调料　白糖125克，植物油800克(约耗100克)。

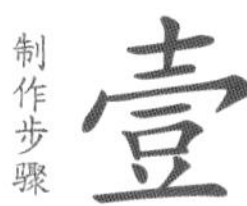

土豆去皮、洗净，切成大块，再放入蒸锅中蒸熟，取出后捣成细泥，加入50克面粉搅匀，揪成大小均匀的剂子。

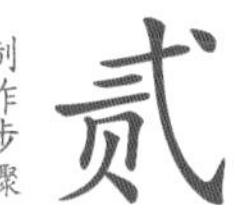

熟黑芝麻、白糖和面粉放入容器中拌匀成馅心，用土豆泥剂子包上，封口捏严，团成小圆球。

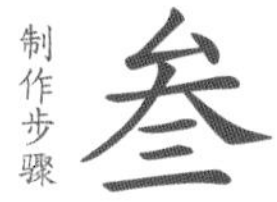

净锅置火上，加上植物油烧至五成热，下入土豆球炸至表面略硬、呈金黄色时，捞出、沥油。

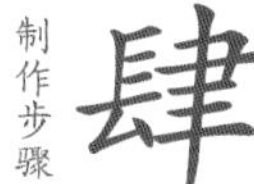

另起锅，放入白糖炒至金黄、冒小泡时，倒入土豆球快速颠均匀，出锅盛在抹油的盘中即可。

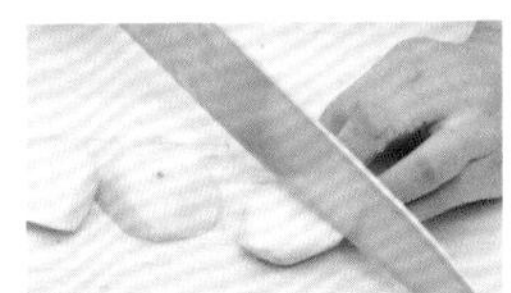

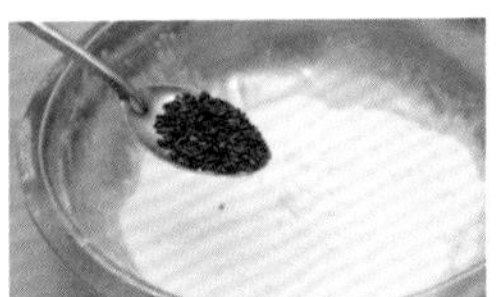

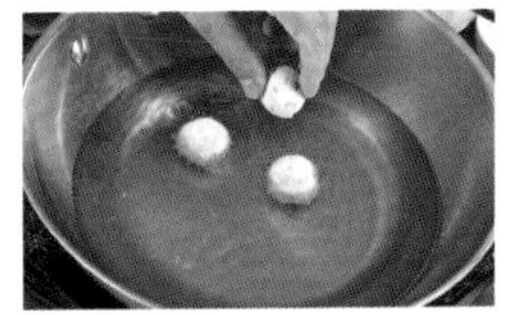

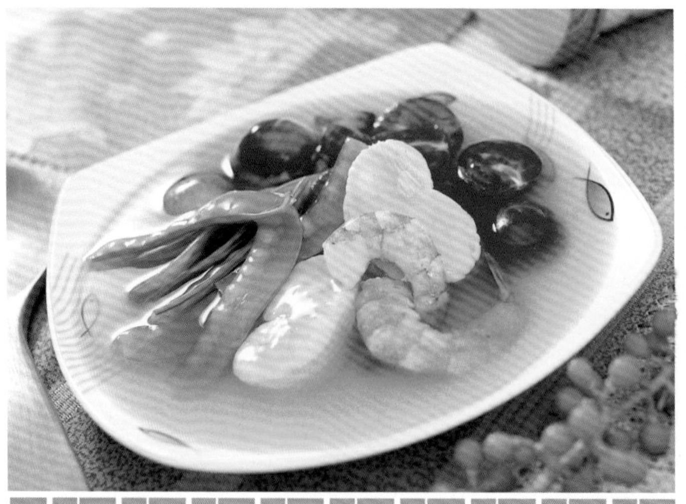

时间：35分钟 口味：咸鲜软嫩

带子蔬菜汤

原料 小番茄100克，洋葱头80克，荷兰豆50克，鲜带子3只，鲜虾2只。

调料 陈皮少许，精盐1小匙，料酒、鱼露各1大匙，高汤1500克。

制作步骤 壹 将带子壳撬开，用刀片下带子肉，切成厚片；鲜虾剥去外壳，挑去虾线，洗净、沥干。

制作步骤 贰 将荷兰豆、小番茄洗净；洋葱头去皮、洗净，切去两端；陈皮用清水泡透，洗净、沥干。

制作步骤 叁 锅中加入高汤、洋葱头、陈皮煮沸，再放入带子肉、鲜虾、荷兰豆、小番茄、精盐、料酒、鱼露煮至汤汁入味即可。

时间：30分钟 口味：软糯鲜咸

海米焖南瓜

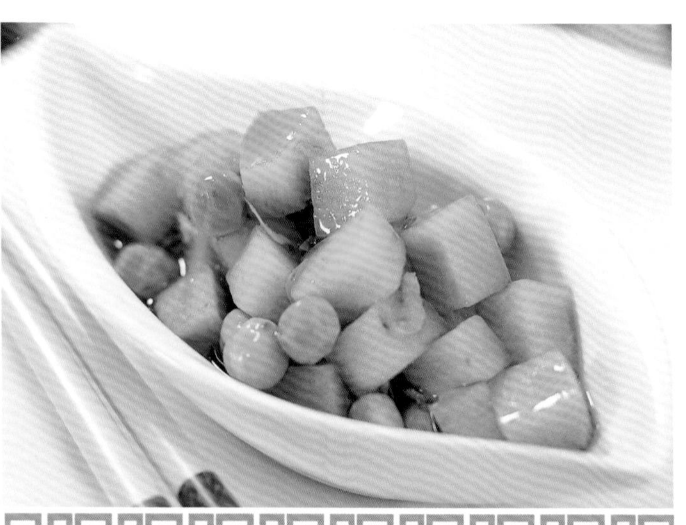

原料 南瓜400克，豌豆粒50克，海米15克。

调料 大葱段15克，姜片10克，黄豆酱1大匙，白糖1小匙，清汤4大匙，植物油2大匙。

制作步骤 壹 南瓜洗净，去皮及瓤，切成小方丁；豌豆粒放入清水中浸泡10分钟，捞出、沥干；海米洗净。

制作步骤 贰 将大葱段、姜片、海米放入小碗中，加入清汤浸没，再放入蒸锅中蒸约10分钟，取出。

制作步骤 叁 锅内加上植物油烧热，下入南瓜丁炒软，再放入海米、豌豆粒、黄豆酱、白糖炒匀，转小火焖至熟软，出锅装盘即可。

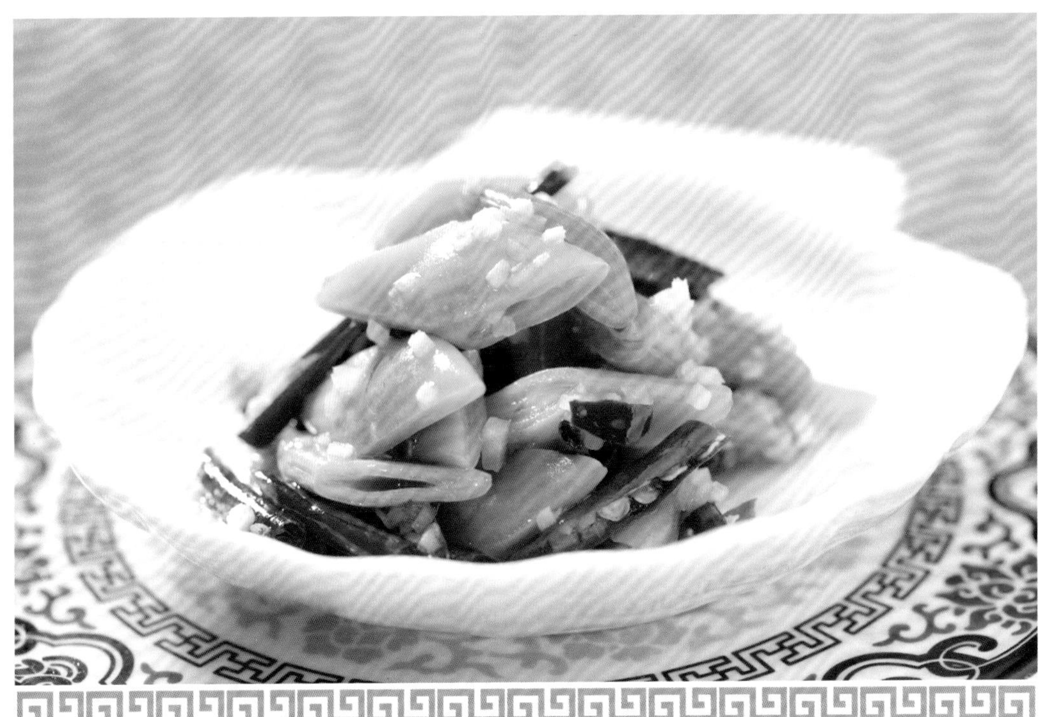

时间：10分钟 口味：鲜辣爽口

红油扁豆

原料 扁豆400克，红干椒15克。

调料 姜末10克，精盐1小匙，味精1/2小匙，香油少许，植物油3大匙。

制作步骤 壹 把红干椒去蒂、去籽，洗净，切成碎末，再放入小碗中，加入姜末拌匀。

制作步骤 贰 锅中加油烧至七成热，出锅倒入盛有姜末、红干椒末的小碗中，用筷子搅拌均匀，制成辣椒油。

制作步骤 叁 将扁豆择去豆筋、洗净，斜切成2厘米长的段，再放入沸水锅中焯煮至熟，捞出，用冷水过凉，沥干水分。

制作步骤 肆 将扁豆段装入容器中，加入精盐、味精、香油、辣椒油拌匀，即可装盘上桌。

时间：20分钟 口味：酸甜可口

糖醋鸡丁

原料 鸡胸肉300克，青椒、西红柿各100克，胡萝卜50克，鸡蛋清1个。

调料 酱油1大匙，白糖、白醋、番茄酱各3大匙，淀粉、植物油各2大匙。

制作步骤 壹 青椒洗净，去蒂及籽，切成小块；西红柿去蒂、洗净，切成小块；胡萝卜去皮、洗净，切成滚刀块。

制作步骤 贰 鸡胸肉切丁，加上鸡蛋清、酱油、淀粉拌匀，腌渍10分钟，下入热油中炸至金黄色，捞出、沥油。

制作步骤 叁 锅中留少许底油，复置火上烧热，先下入青椒块、西红柿块、胡萝卜略炒。

制作步骤 肆 放入鸡肉丁炒匀，加入番茄酱、白糖、白醋翻炒至熟烂入味，出锅装盘即可。

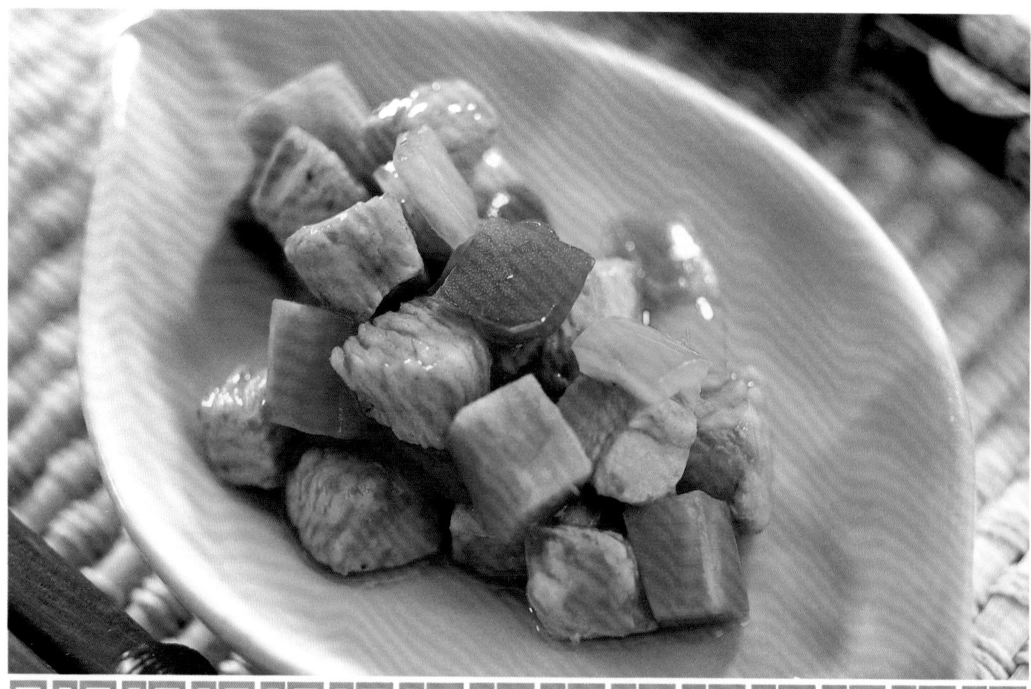

时间：4小时 口味：咸鲜嫩滑

盐水鸭肝

原料 鸭肝500克。

调料 葱段30克，姜片15克，花椒10粒，八角2个，香叶、桂皮各5克，精盐1大匙，味精1小匙，料酒2大匙。

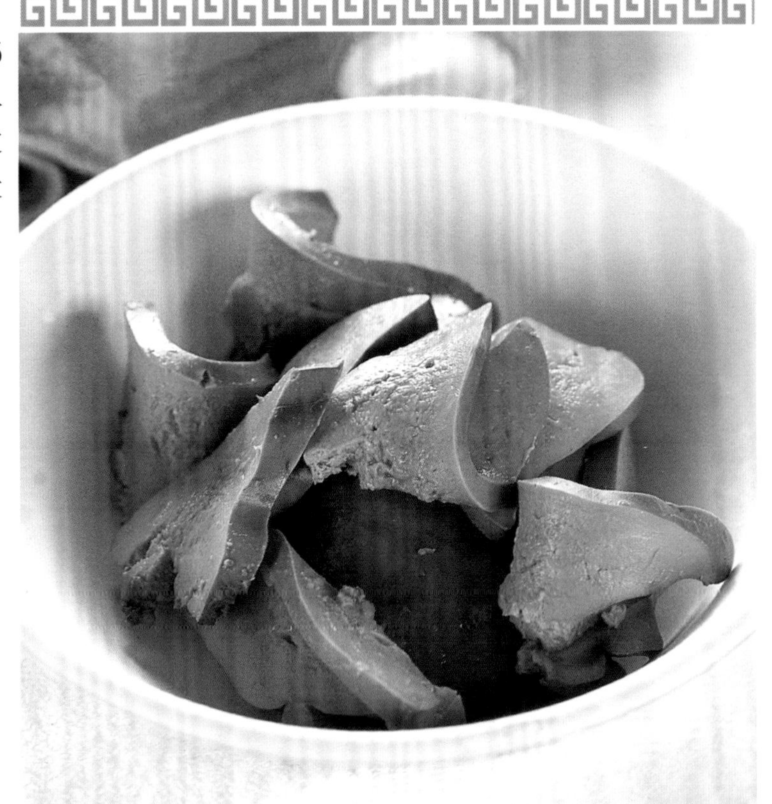

制作步骤 壹 鸭肝放入清水中浸泡1小时，去除血水，冲洗干净，再下入沸水锅中焯煮5分钟，捞出、沥干。

制作步骤 贰 锅中加入适量清水，先放入精盐、味精、花椒、八角、葱段、姜片、料酒、香叶、桂皮烧沸。

制作步骤 叁 再下入鸭肝，转小火煮至可用竹扦轻轻扎透，并从破口处冒出不带血色的水时，立即捞出。

制作步骤 肆 再将鸭肝浸泡在凉透的盐水中，食用时捞出，切成大片，装盘上桌即可。

Dashu 大暑

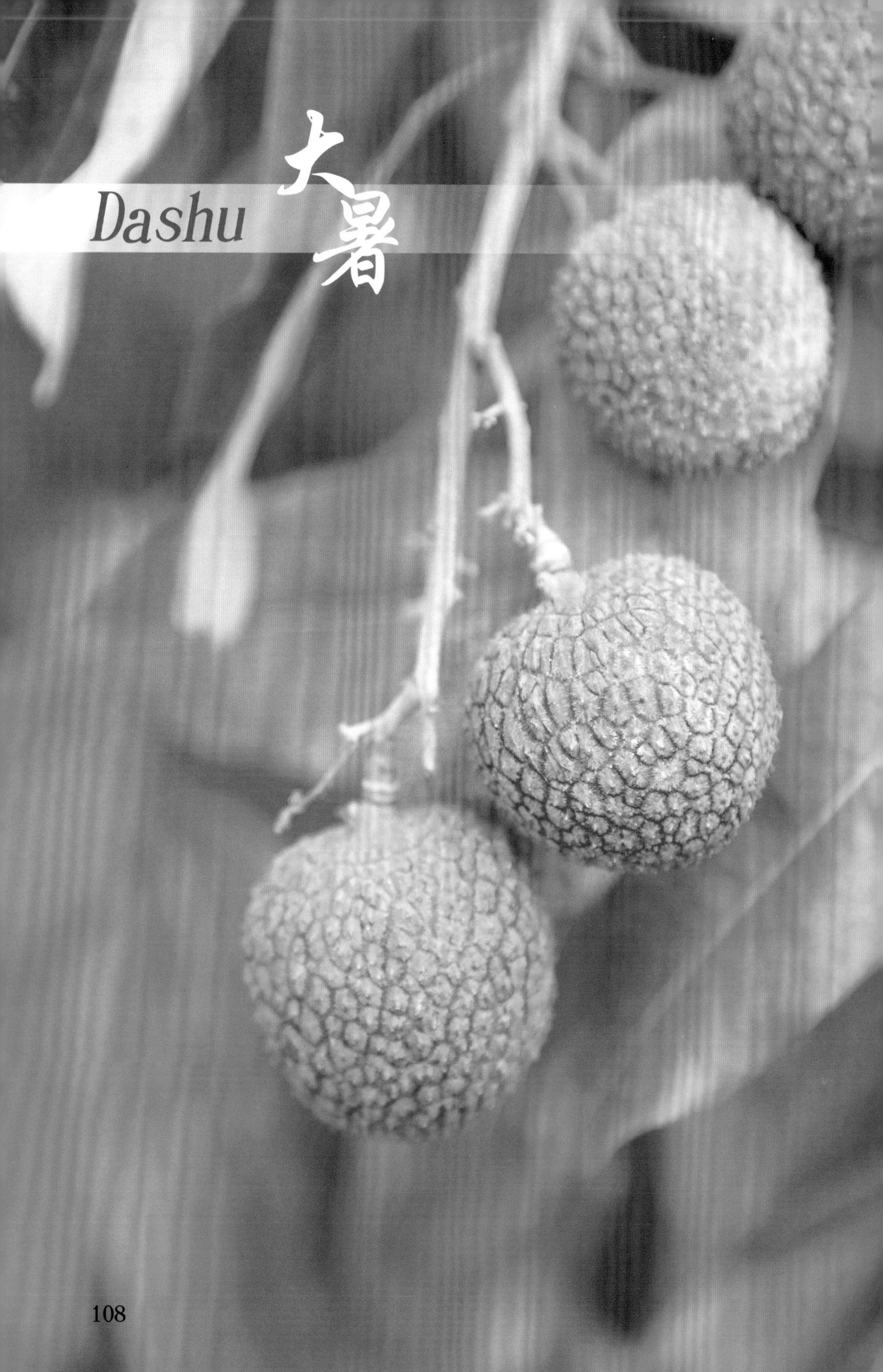

时间	每年7月23日或24日	黄经	太阳到达黄经120°
意义	表示一年中最热的时期	属性	二十四节气之第十二节气

《月令七十二候集解》："六月中，解见小暑。"《通纬·孝经援神契》："小暑后十五日斗指未为大暑，六月中。小大者，就极热之中，分为大小，初后为小，望后为大也。"这时正值"中伏"前后，是一年中最热的时期，气温最高，农作物生长最快，大部分地区的旱、涝、风灾也最为频繁，抢收抢种，抗旱排涝防台和田间管理等任务很重。

《和晁应之大暑书事》

【宋】张耒

蓬门久闭谢来车，
畏暑尤便小阁虚。
青引嫩苔留鸟篆，
绿垂残叶带虫书。
寒泉出井功何有，
白羽邀凉计已疏。
忍待西风一萧瑟，
碧鲈斫鲙意何如。

饮食养生

大暑节气，很多人会发生"情绪中暑"，这是由于人的情绪与外界环境有密切联系。身体中暑是大家比较熟悉的，情绪中暑是人们在暑季常出现的一系列精神症状，如情绪烦躁、爱发脾气、记忆力下降或精神不振等。为避免身体中暑及情绪中暑的发生，人们要注意及时补充水分，适当增加营养，注意睡眠的质量，增强体质，为顺利度过酷暑蓄积更多的能量。选择食材要注意三点，一是要清淡，尽量少选择厚味油腻，以免增加体内的蕴热；二是在素食的原则基础上，适当地选择营养价值较高的食材以补充能量，提高免疫机制；三是食材应具备一些利尿功效，以避免湿邪滞留体内。

气候特点

大家都知道"热在三伏"。大暑一般处在三伏里的中伏阶段。这时我国大部分地区都处在一年中最热的阶段，而且全国各地温差也不大。刚好与谚语："冷在三九，热在中伏"相吻合。大暑相对小暑，更加炎热。

民俗风情

山东不少地区有在大暑到来这一天"喝暑羊"（即喝羊肉汤）的习俗；广东很多地方在大暑时节有"吃仙草"的习俗；而莆田人家有吃荔枝、羊肉和米糟的习俗，并且以荔枝、羊肉等相互赠送，称为"过大暑"。

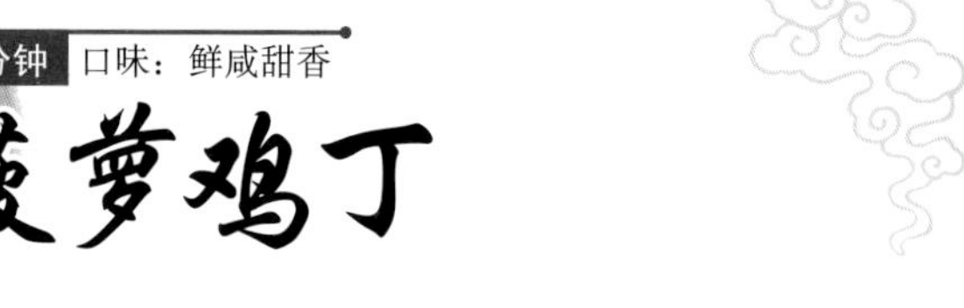

时间：20分钟 口味：鲜咸甜香

菠萝鸡丁

原料 鸡腿肉300克，菠萝200克，红椒50克。

调料 葱段15克，姜片5克，精盐1小匙，味精、白糖各1/2小匙，料酒、淀粉各1大匙，植物油适量。

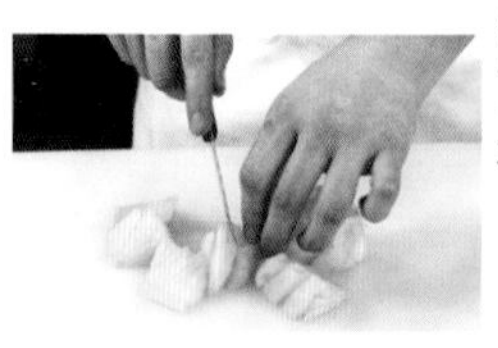

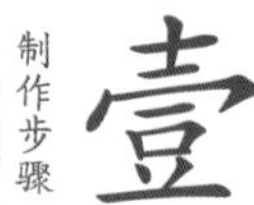

制作步骤 壹 菠萝去皮，切成小丁，放入淡盐水中浸泡；红椒洗净，去蒂及籽，切成小丁。

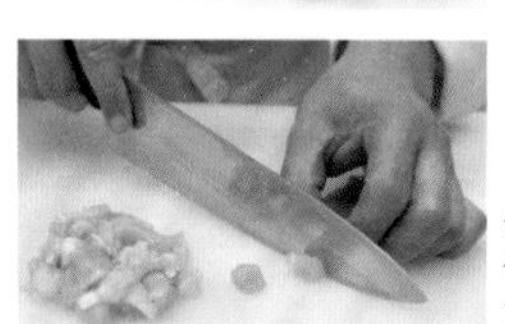

制作步骤 贰 鸡腿肉切成丁，加入少许精盐、味精、料酒、淀粉拌匀，再下入油锅内滑至八分熟，捞出、沥油。

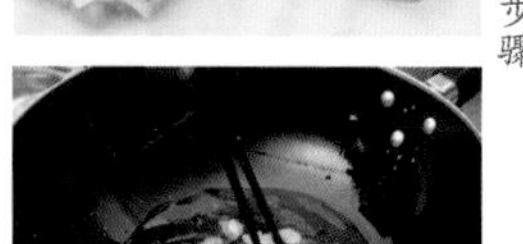

制作步骤 叁 锅中留少许底油，复置旺火上烧热，先下入葱段、姜片、红椒丁炒香，再放入鸡肉丁炒匀。

制作步骤 肆 然后加入精盐、白糖、菠萝丁翻炒至入味，再淋入少许明油，即可出锅装盘。

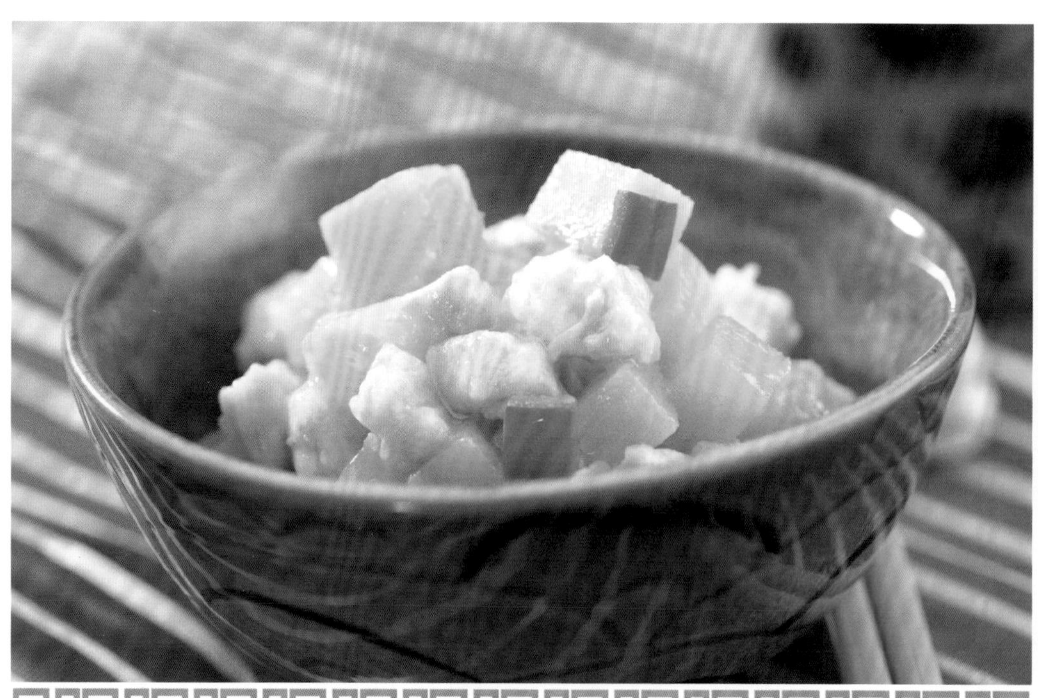

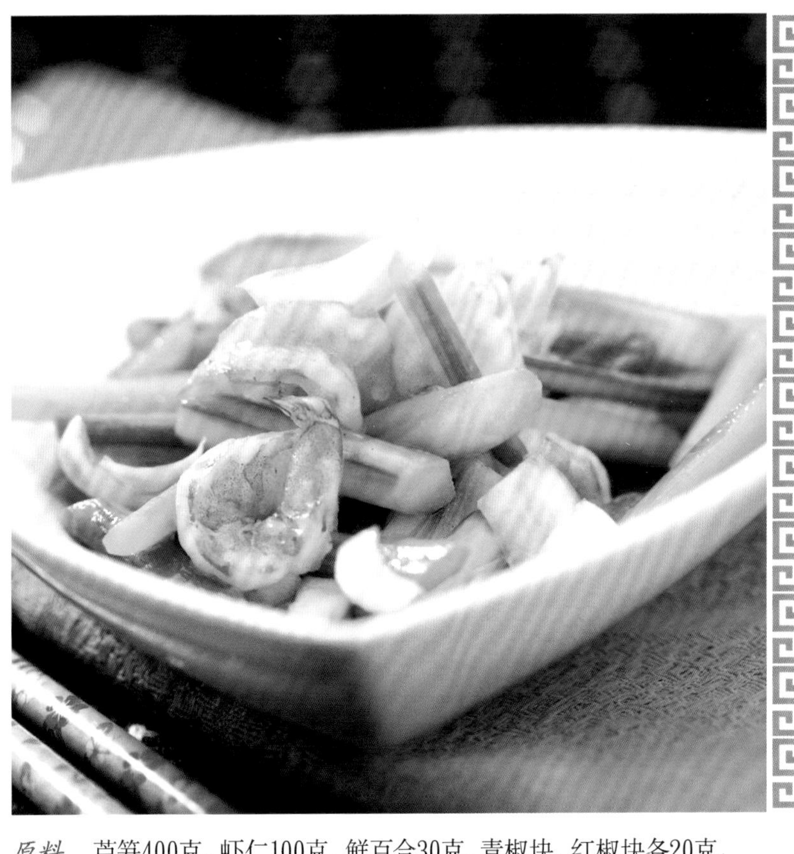

百合芦笋虾球

时间：15分钟　口味：鲜嫩咸香

原料　芦笋400克，虾仁100克，鲜百合30克，青椒块、红椒块各20克。

调料　葱花5克，精盐、味精各1/2小匙，白糖少许，水淀粉1小匙，植物油3大匙。

制作步骤 壹　将芦笋去皮、洗净，切成小段；百合去黑根、洗净，掰成小瓣，全部放入沸水锅中焯烫一下，捞出、沥干。

制作步骤 贰　虾仁去沙线、洗净，在背部片一刀，下入沸水锅内，加上少许精盐焯烫一下，捞出、沥水。

制作步骤 叁　坐锅点火，加上植物油烧热，先下入葱花炒出香味，再放入芦笋段、虾球和百合瓣略炒。

制作步骤 肆　然后加入精盐、味精、白糖、青椒块、红椒块翻炒均匀，再用水淀粉勾芡，即可出锅装盘。

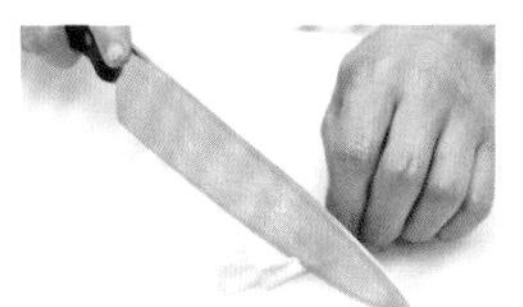

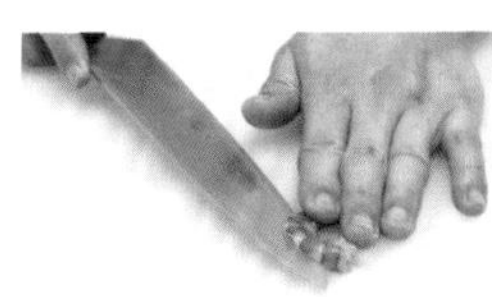

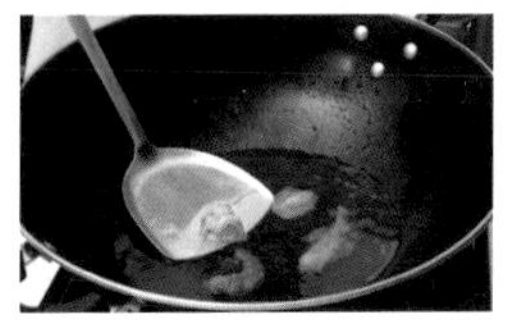

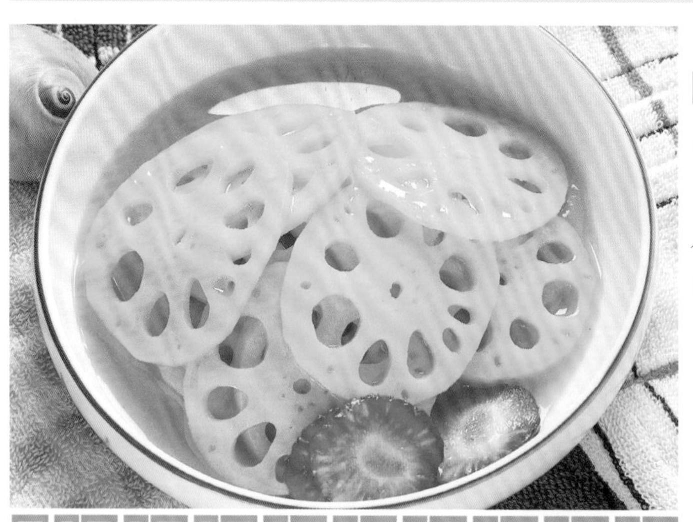

时间：30分钟 口味：酸甜爽滑

橙汁藕片

原料　莲藕350克。

调料　柠檬汁2大匙，橙汁3大匙，白糖1大匙。

制作步骤 壹　将莲藕去掉藕节、藕根，用清水洗净，削去外皮，再切成3毫米厚的薄片。

制作步骤 贰　净锅置火上，加入清水烧沸，倒入莲藕片焯烫2分钟，捞出、过凉，沥干水分。

制作步骤 叁　将莲藕片放入容器中，加入柠檬汁、橙汁、白糖搅拌均匀，腌渍20分钟，即可装盘上桌。

时间：15分钟 口味：清香嫩滑

滑熘肉片

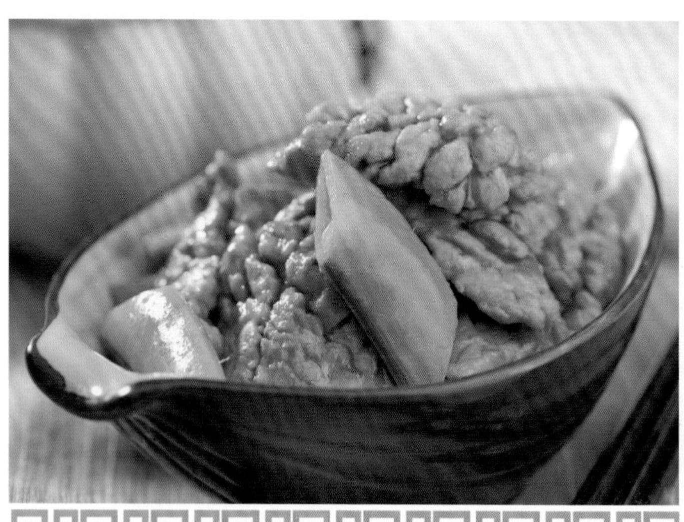

原料　猪里脊肉350克，青椒片50克，鸡蛋清1个。

调料　葱丝15克，姜丝5克，精盐2小匙，味精1/2小匙，白糖、酱油、料酒、水淀粉各1大匙，花椒油1小匙，植物油适量。

制作步骤 壹　猪里脊肉切成片，再剞上花刀，加入少许精盐、酱油、水淀粉、鸡蛋清拌匀，然后下入油锅中滑散、滑熟，捞出、沥油。

制作步骤 贰　锅中留少许底油烧热，先下入葱丝、姜丝炒香，再添入少许清水，加入精盐、味精、白糖、酱油、料酒烧沸。

制作步骤 叁　撇去浮沫，用水淀粉勾芡，放入里脊肉片、青椒片翻炒至入味，再淋入烧热的花椒油，即可出锅装盘。

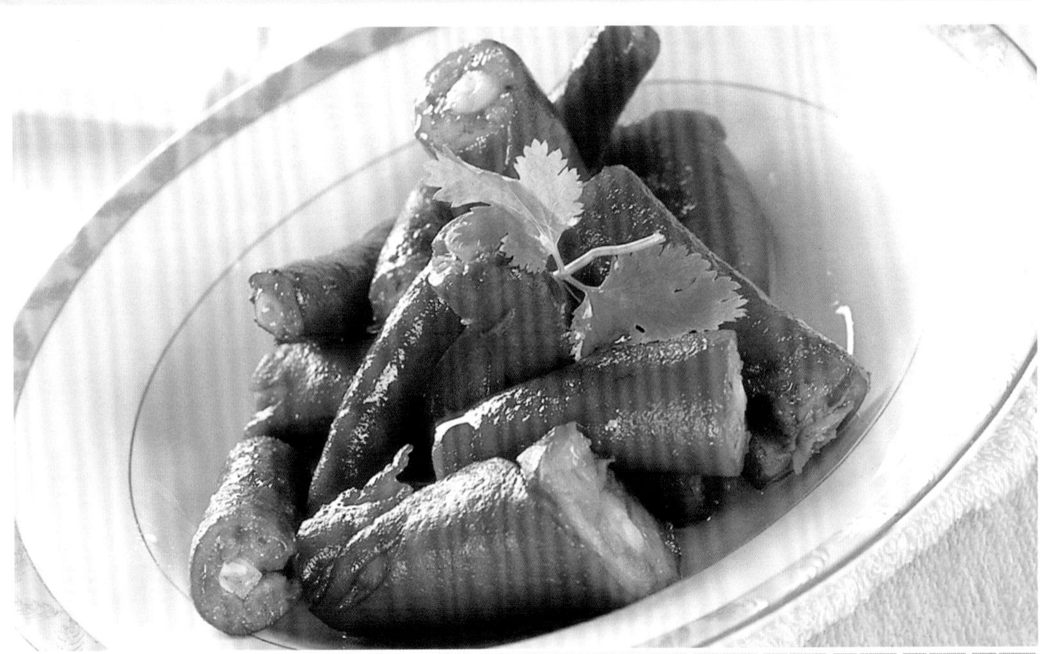

时间：2小时　口味：酱香味浓

酱香猪尾

原料　猪尾1000克。

调料　香料包1个（八角2粒，小茴香10克，陈皮、草果、香叶各3克，肉蔻8克，葱段25克，姜片10克），精盐、白糖各2大匙，味精1小匙，酱油、糖色各3大匙，老汤1500克。

制作步骤 壹　把猪尾去净绒毛，用清水漂洗干净，剁成两半，放入沸水中略焯一下，捞出，冲洗干净。

制作步骤 贰　坐锅点火，加入老汤，先下入香料包烧沸，再加入糖色、酱油、精盐、白糖、味精煮匀，调成酱汤。

制作步骤 叁　将猪尾放入酱汤中，用小火烧沸后关火，间隔10分钟后再次烧开、关火，如此反复3次。

制作步骤 肆　待猪尾熟香入味后，捞出猪尾、晾凉，切成小段，码放在盘内，淋上少许酱汁即可。

时间：20分钟 口味：清香爽口

鸡肉蚕豆酥

原料 鸡胸肉250克，蚕豆瓣100克，青椒、红椒各20克，鸡蛋清1个。

调料 葱花、姜末各5克，精盐、白糖、香油各1/2小匙，水淀粉1大匙，植物油2大匙。

制作步骤 壹 鸡胸肉洗净，切成小粒，放入碗中，加入少许精盐、白糖、水淀粉抓匀上浆。

制作步骤 贰 青椒、红椒分别洗净，去蒂及籽，切成小丁；蚕豆瓣洗净，放入沸水锅中焯烫一下，捞出、沥干。

制作步骤 叁 净锅置火上，加上植物油烧热，先下入鸡肉粒炒散，再放入葱花、姜末、青椒丁、红椒丁炒匀。

制作步骤 肆 然后加入蚕豆瓣炒至熟，加上精盐稍炒，再用水淀粉勾芡，淋入香油，出锅装盘即成。

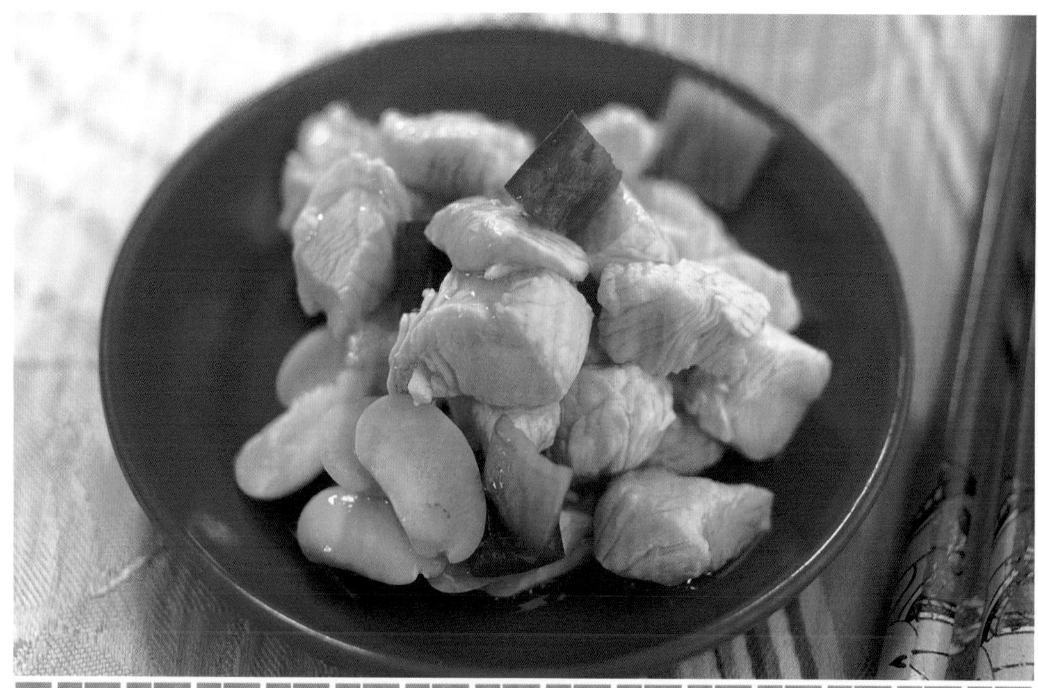

时间：20分钟 口味：鲜咸清香

草菇炒鸡心

原料 草菇200克，鸡心150克，青椒、红椒各25克。

调料 葱花10克，姜末5克，精盐1小匙，白糖1/2小匙，胡椒粉、水淀粉各少许，料酒、蚝油各2小匙，植物油2大匙。

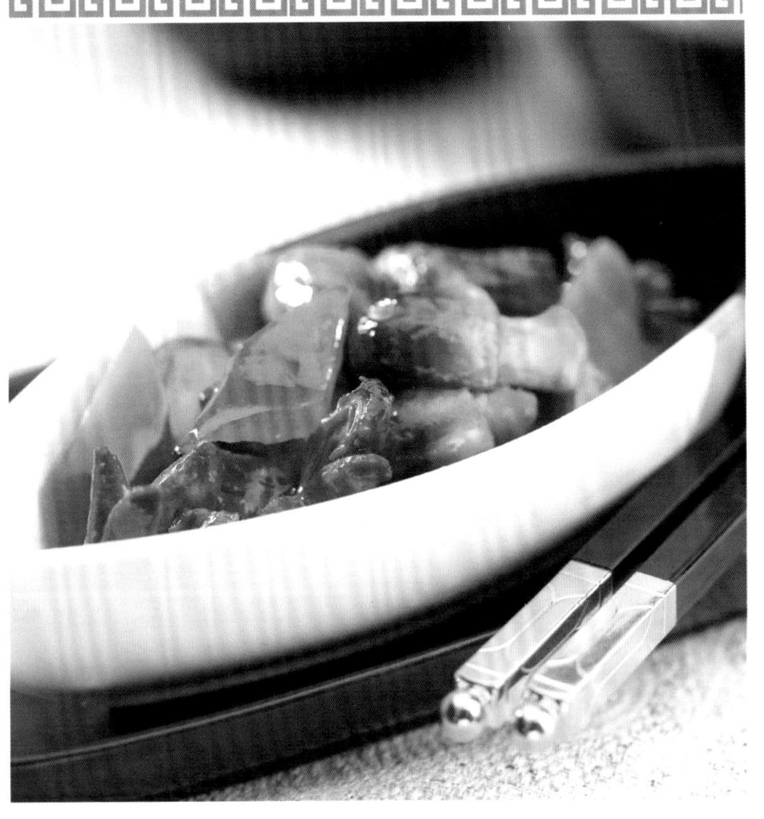

制作步骤 壹 鸡心切开，洗去瘀血，剞上花刀，再加入料酒拌匀，放入沸水锅中焯烫一下，捞出、冲净。

制作步骤 贰 草菇去蒂、洗净，放入加有少许精盐的沸水中焯透，捞出过凉；青椒、红椒洗净，切成小块。

制作步骤 叁 净锅置火上，加上植物油烧热，先下入葱花、姜末炒香，放入鸡心、青椒块、红椒块和草菇炒匀。

制作步骤 肆 然后加入精盐、料酒、蚝油、胡椒粉、白糖炒至入味，再用水淀粉勾芡，即可出锅装盘。

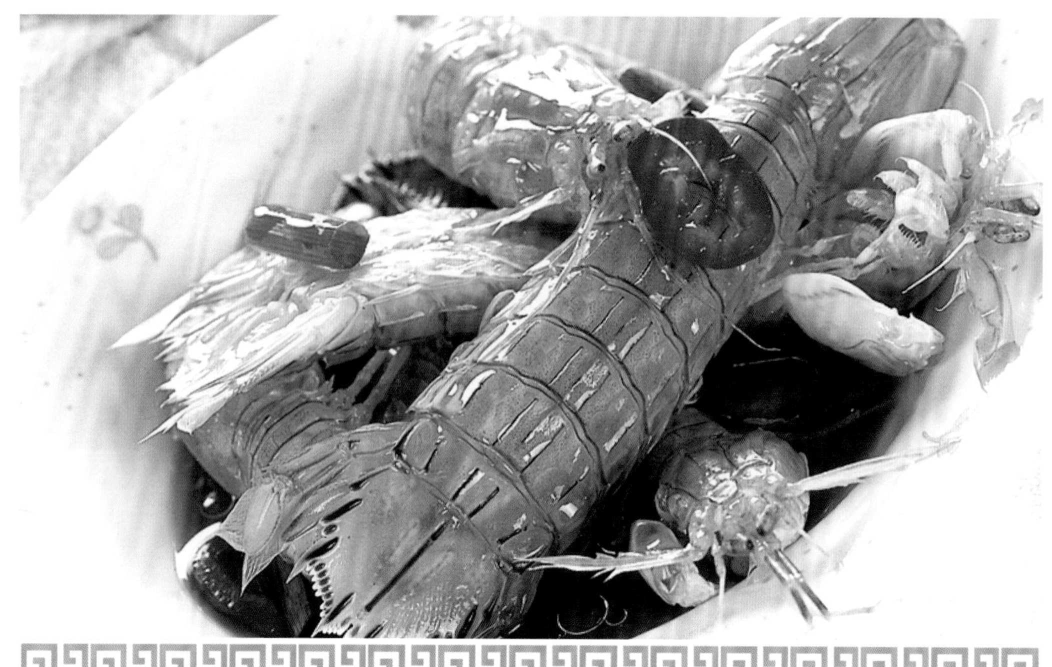

时间：12小时 口味：鲜嫩酒香

酒卤虾爬子

原料 活虾爬子500克，红椒圈、香菜段各少许。

调料 香料包1个（八角、香叶、桂皮、葱、姜各少许），姜片、蒜片各5克，味精、鸡精各1大匙，白糖4小匙，高度白酒100克，酱油150克。

制作步骤 壹 虾爬子放入清水盆内，滴入几滴高度白酒静养，使虾爬子吐净泥沙，捞出冲净。

制作步骤 贰 坐锅点火，加入适量清水，先放入香料包、酱油、味精、白糖、鸡精烧沸。

制作步骤 叁 撇去汤汁表面的浮沫和杂质，离火、晾凉，加入高度白酒调匀，制成卤汁。

制作步骤 肆 将虾爬子放入卤汁中卤10小时，捞出装盘，用原汁浸没，撒上香菜段、姜片、蒜片、红椒圈即可。

Part 3

AUTUMN

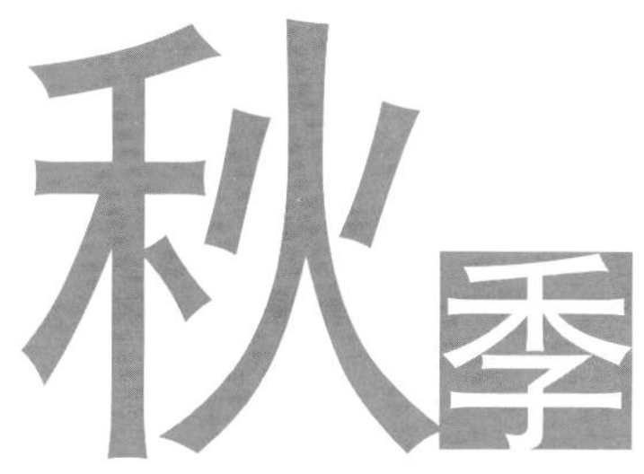

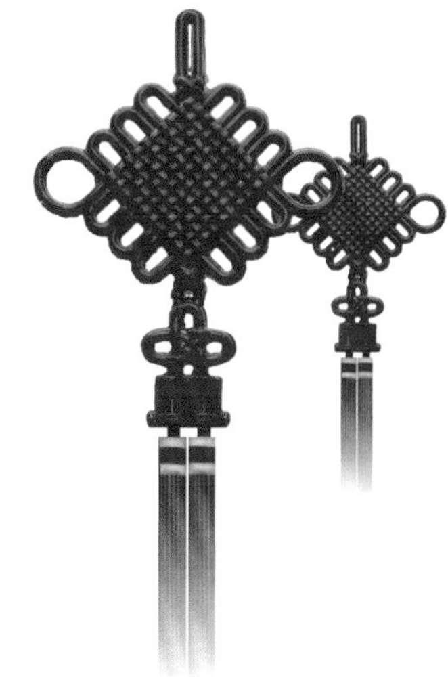

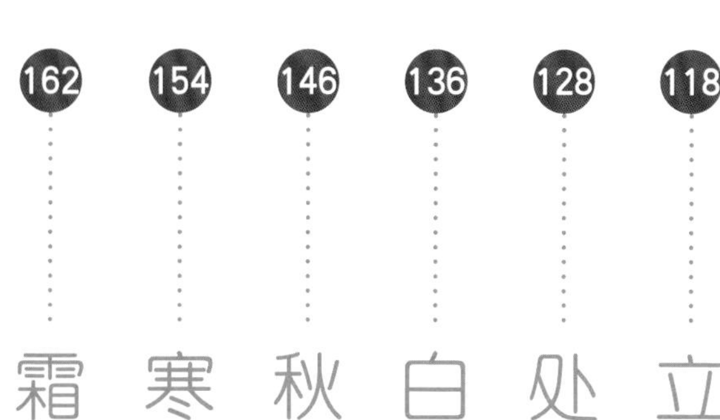

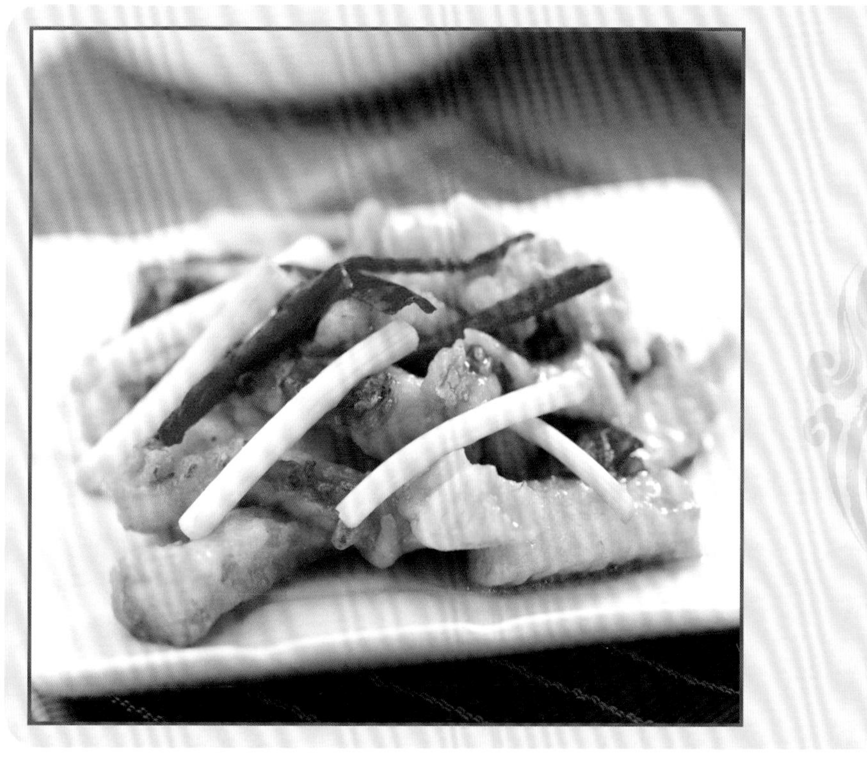

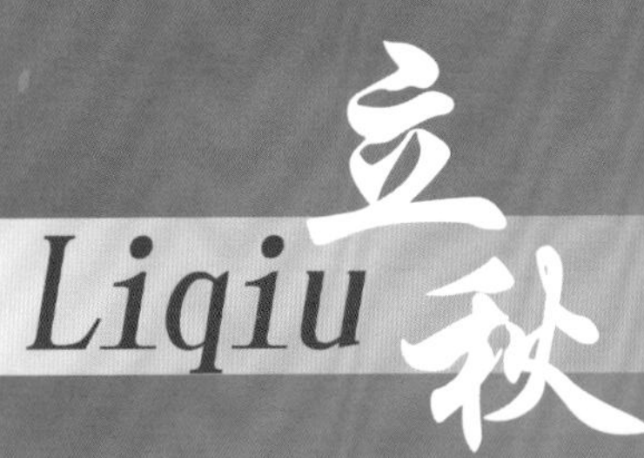
立秋
Liqiu

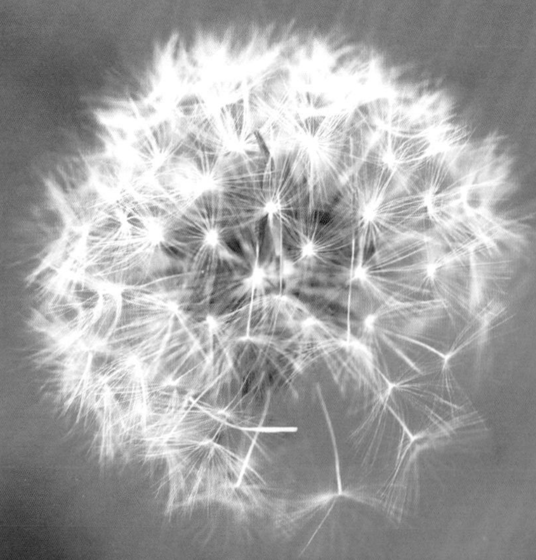

时间	每年8月7日或8日	黄经	太阳到达黄经135°
意义	表示秋季开始	属性	二十四节气之第十三节气

《月令七十二候集解》："七月节，立字解见春（立春）。秋，揪也，物于此而揪敛也。"立秋一般预示着炎热的夏天即将过去，秋天即将来临。立秋后虽然一时暑气难消，但总的趋势是天气逐渐凉爽。由于全国各地气候不同，秋季开始时间也不一致。气候学上以每5天的日平均气温稳定下降到22℃以下的始日作为秋季开始，这种划分比较符合各地实际的。

《立秋》

【宋】刘翰

乳鸦啼散玉屏空，
一枕新凉一扇风。
万事销身外，
生涯在镜中。
睡起秋色无觅处，
满阶梧桐月明中。
惟将两鬓雪，
明日对秋风。

饮食养生

立秋是由热转凉的交接节气，也是阳气渐收，阴气渐长，由阳盛逐渐转变为阴盛的时期，是万物成熟收获的季节，也是人体阴阳代谢出现阳消阴长的过渡时期。《素问·脏气法时论》说："肺主秋……肺收敛，急食酸以收之，用酸补之，辛泻之。"可见酸味收敛肺气，辛味发散泻肺，秋天宜收不宜散，所以要尽量少吃葱、姜等辛味之品，适当多食酸味果蔬。秋时肺金当令，肺金太旺则克肝木，故《金匮要略》又有"秋不食肺"之说。秋季燥气当令，易伤津液，故饮食应以滋阴润肺为宜。《饮膳正要》说："秋气燥，宜食麻以润其燥，禁寒饮。"总之，立秋时节可适当食用芝麻、糯米、粳米、蜂蜜、枇杷等柔润食物，以益胃生津。

气候特点

我国古代将立秋分为三候："一候凉风至；二候白露生；三候寒蝉鸣。"是说立秋过后，刮风时人们会感觉到凉爽，此时的风已不同于暑天中的热风；接着，大地上早晨会有雾气产生；并且秋天感阴而鸣的寒蝉也开始鸣叫。

民俗风情

立秋这天，在我国北方一些地区流行"贴秋膘"。伏天人们胃口普遍较差，食欲不振，所以不少人都会瘦一些。瘦了当然就要"补"，而"补"的办法就是到立秋这天"贴秋膘"，吃点美味佳肴，当然首选吃肉，也就是"以肉贴膘"。

时间：20分钟 口味：鲜咸爽滑

青椒炒肉丝

原料 青椒300克，猪里脊肉150克，鸡蛋清1个。

调料 葱花、姜丝各5克，精盐、味精、酱油、料酒各1小匙，水淀粉2小匙，植物油适量。

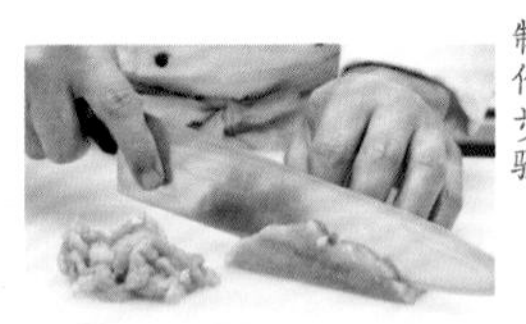

制作步骤 **壹** 猪里脊肉洗净、切丝，加入鸡蛋清、精盐、水淀粉抓匀；青椒洗净，去蒂及籽，切成细丝。

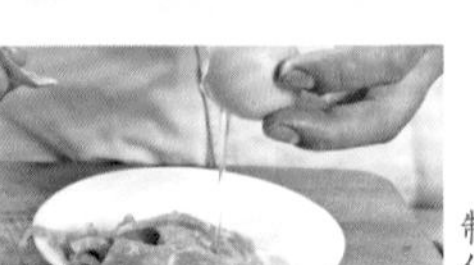

制作步骤 **贰** 炒锅置火上，加上植物油烧热，放入猪肉丝滑散至变色，捞出、沥油。

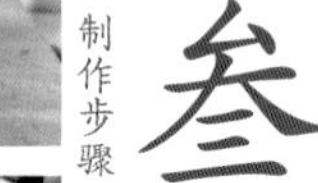

制作步骤 **叁** 锅中留少许底油，复置火上烧热，先下入葱花、姜丝炒香，再放入青椒丝略炒。

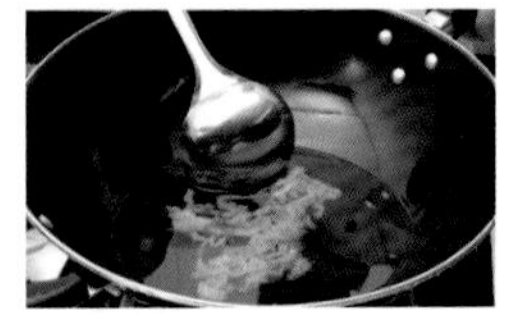

制作步骤 **肆** 加入猪肉丝、精盐、酱油、料酒、味精炒至入味，用水淀粉勾薄芡，出锅装盘即成。

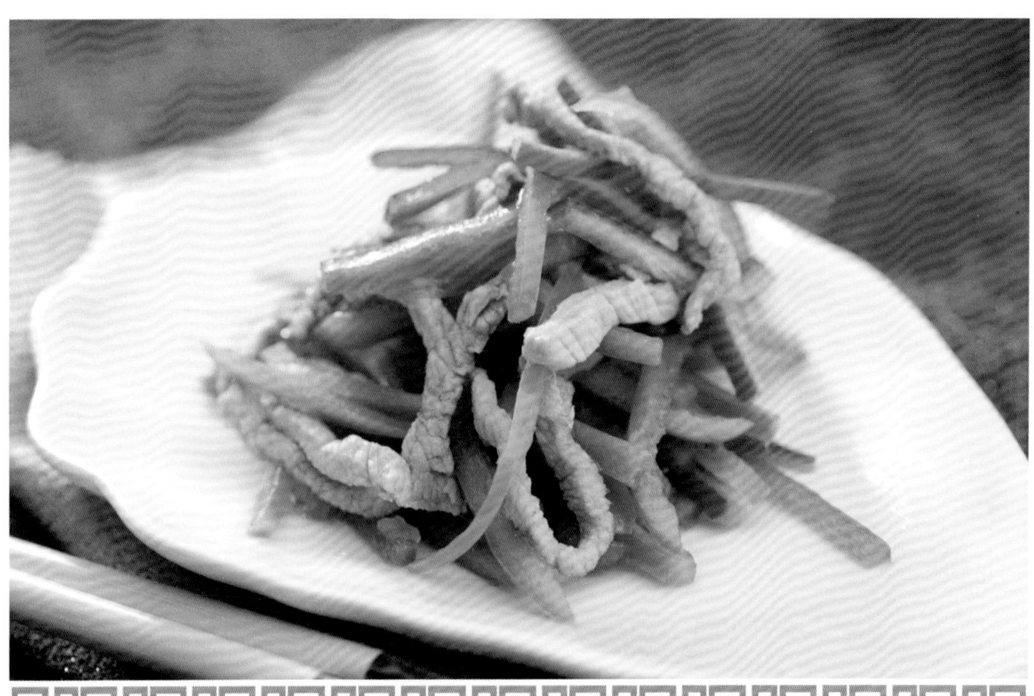

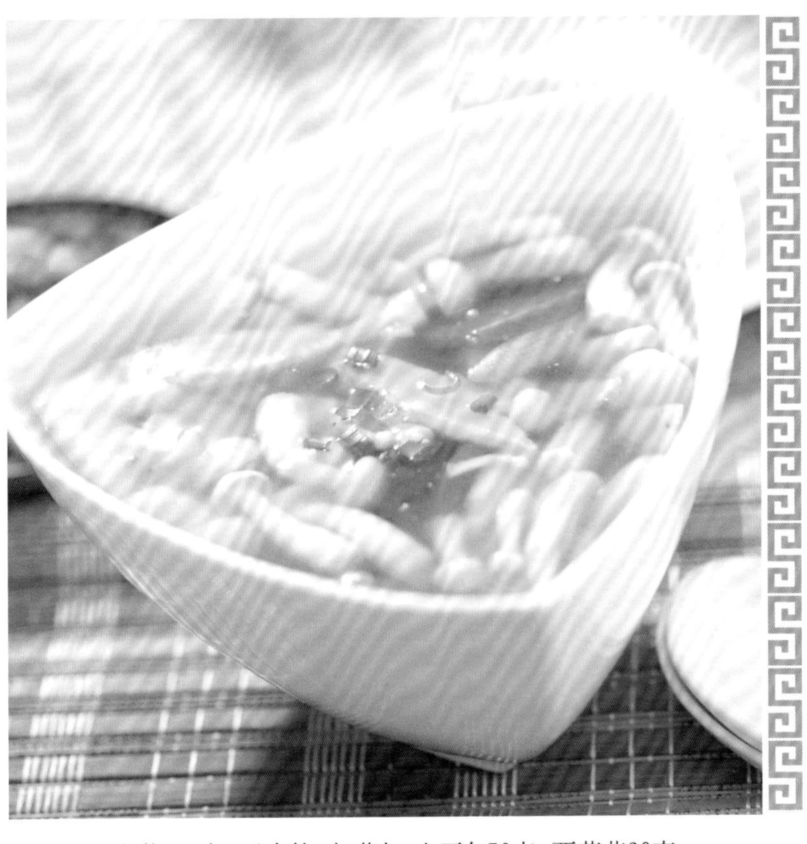

白蘑田园汤

时间：25分钟 口味：鲜香微咸

原料 小白蘑200克，玉米笋、胡萝卜、土豆各50克，西蓝花30克。

调料 葱花5克，精盐、酱油各1小匙，鸡精1/2小匙，料酒2小匙，鸡汤500克，植物油2大匙。

制作步骤 壹 小白蘑去根，洗净；玉米笋洗净，切成小条；土豆、胡萝卜分别去皮、洗净，均切成片；西蓝花洗净，掰成小朵。

制作步骤 贰 净锅置火上，加上植物油烧热，先下入葱花炒香，再烹入料酒，添入鸡汤烧沸。

制作步骤 叁 然后放入小白蘑、玉米笋、土豆片、胡萝卜片、西蓝花，转小火煮至熟烂。

制作步骤 肆 撇去汤汁表面杂质，加入精盐、酱油、鸡精调好口味并煮匀，即可出锅装碗。

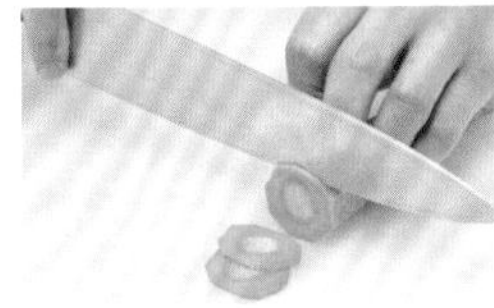 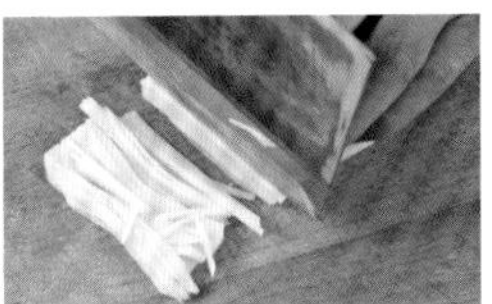 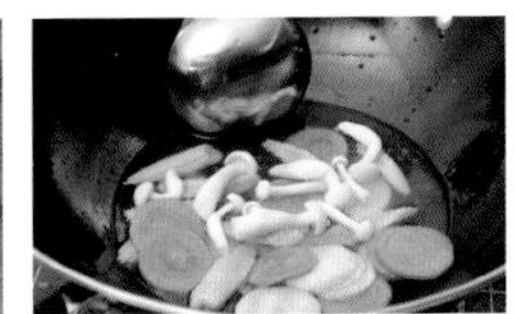

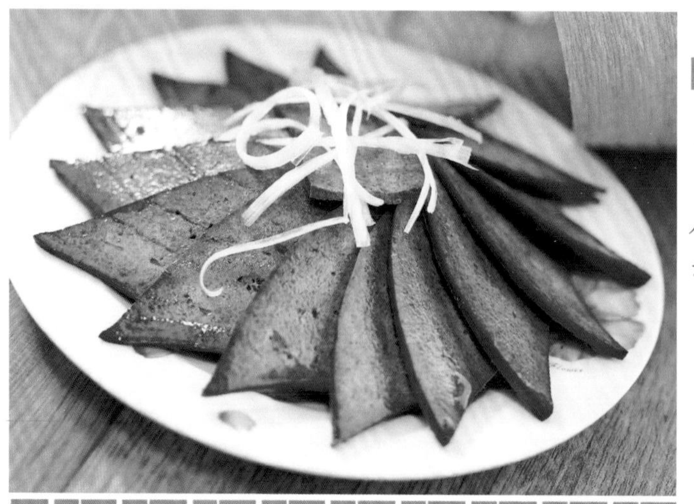

时间：60分钟 口味：咸鲜味浓

酱卤猪肝

原料 猪肝750克。

调料 香料包1个(花椒、八角、丁香、小茴香、桂皮、陈皮、草果各少许)，葱段10克，姜片5克，精盐、酱油各1大匙，味精1小匙，料酒2小匙。

制作步骤 壹 猪肝按叶片切开，冲洗干净，放入清水锅中，加入葱段、姜片烧沸，转小火煮3分钟，捞出。

制作步骤 贰 锅中加入适量清水，先放入精盐、味精、料酒、酱油、香料包烧沸，再续煮5分钟至出味。

制作步骤 叁 放入猪肝焐至断生(切开不见血水)，关火后冷却，捞出，切成片，装盘上桌即可。

时间：50分钟 口味：鲜咸辣香

油淋鸡腿

原料 鸡腿2只(约400克)，红辣椒15克。

调料 葱丝25克，姜片15克，精盐1小匙，胡椒粉1/2小匙，醪糟2小匙，香油1大匙，植物油2大匙。

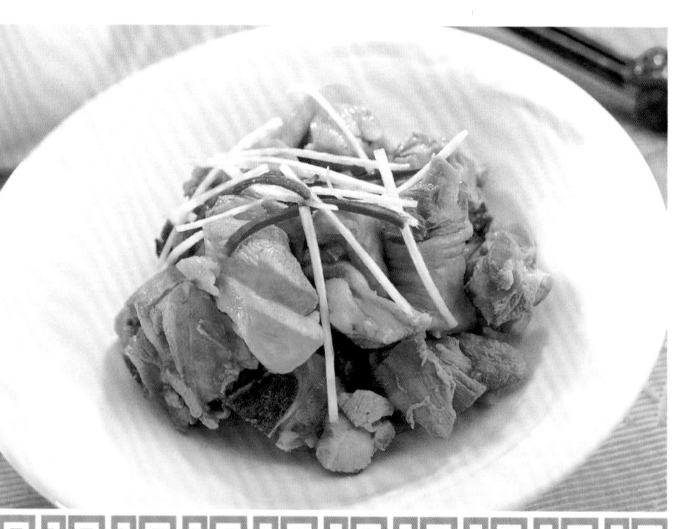

制作步骤 壹 红辣椒洗净，去蒂及籽，切成细丝，鸡腿去掉绒毛和杂质，用清水洗净，剁成小块。

制作步骤 贰 鸡块加上精盐、胡椒粉、醪糟翻拌匀，放入蒸锅内，旺火蒸约20分钟，取出，放在盘内。

制作步骤 叁 锅内加入香油、植物油烧热，出锅浇淋在鸡块上，再葱丝、姜片、红辣椒丝即可。

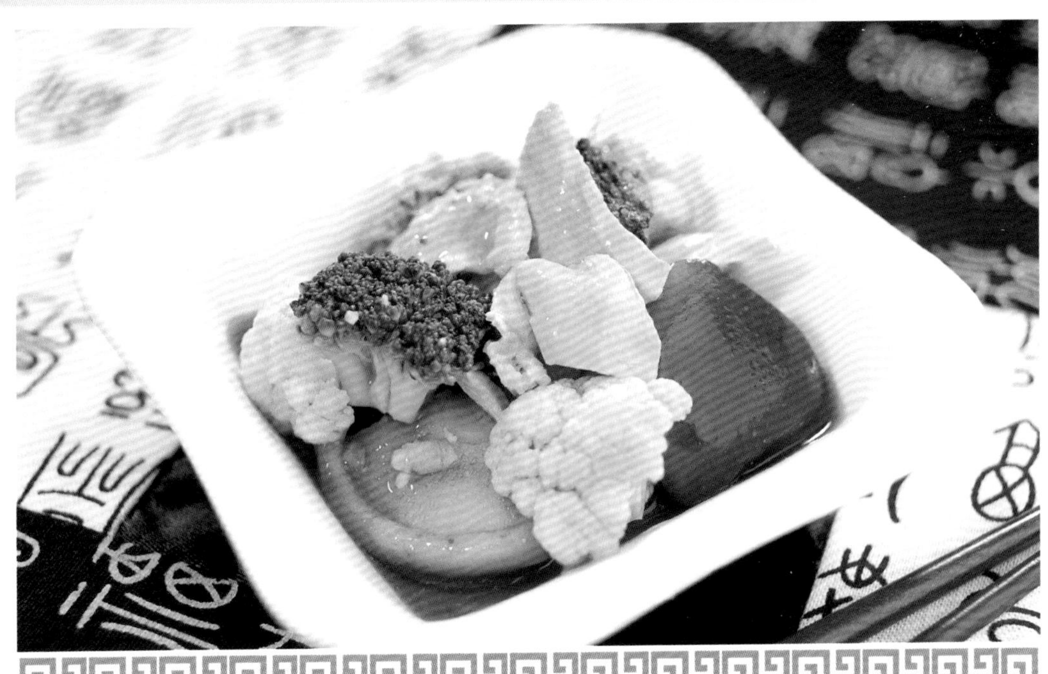

时间：25分钟 口味：软嫩鲜香

双花焖鸡肉

原料 鸡胸肉400克，西蓝花、菜花各100克，香菇块50克。

调料 葱末10克，姜末5克，精盐1小匙，白糖1/2小匙，酱油、料酒、水淀粉各1大匙，胡椒粉少许，植物油2大匙。

制作步骤 壹 西蓝花、菜花洗净，掰成小朵，再放入沸水锅中，加上少许精盐焯烫至熟，捞出、沥净。

制作步骤 贰 鸡胸肉洗净，切成大片，放入碗中，加入少许精盐、姜末、胡椒粉、水淀粉拌匀上浆。

制作步骤 叁 锅中加上植物油烧热，先下入鸡肉片炒散，再放入葱末、姜末炒香，放入香菇、西蓝花、菜花炒匀。

制作步骤 肆 加入精盐、白糖、酱油、料酒、胡椒粉和少许清水烧至入味，用水淀粉勾芡，出锅装盘即成。

时间：20分钟 口味：鲜嫩清香

绿茶爆鸡丁

原料 鸡胸肉300克，玉米粒、豆腐干、鲜香菇各50克，青豆、酱瓜各25克，绿茶5克。

调料 葱末10克，姜末、蒜末各5克，精盐1小匙，白糖1/2小匙，胡椒粉、白醋各少许，香油2小匙，淀粉1大匙，植物油2大匙。

制作步骤 壹 鸡胸肉去掉白色筋膜，洗净、沥水，切成小丁，放入碗中，加入少许精盐、淀粉拌匀上浆。

制作步骤 贰 豆腐干、酱瓜切成小丁；鲜香菇去蒂、洗净，切成小条；绿茶用热水泡好成绿茶水。

制作步骤 叁 净锅置火上，加上植物油烧热，先下入鸡肉丁、豆腐干略炒，再放入葱末、姜末、蒜末炒香出味。

制作步骤 肆 加入调料和其他原料翻炒均匀，然后淋入香油，倒入绿茶水炒匀，出锅装盘即成。

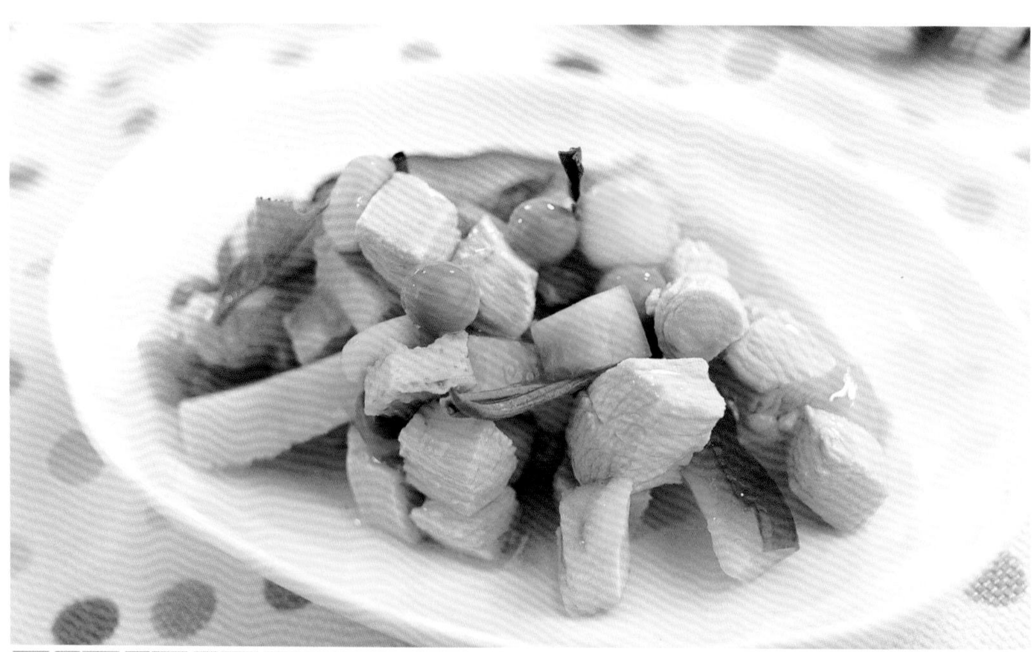

时间：30分钟 口味：鲜嫩香滑

鱼肉海参羹

原料 鳕鱼肉250克，水发海参1条(约100克)，鸡蛋清3个，干贝3粒。

调料 葱末10克，姜末5克，精盐1/2小匙，料酒1小匙，水淀粉1大匙，胡椒粉1/3小匙，香油少许。

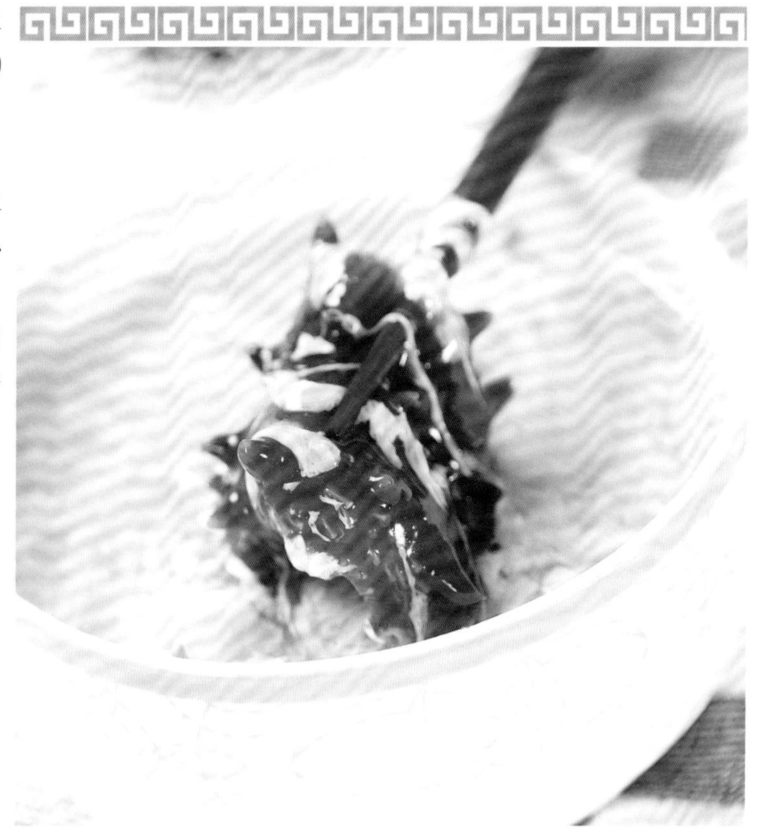

制作步骤 **壹** 水发海参去掉内脏、洗净，用热水焯烫一下，捞出、沥干，切成小块；鳕鱼肉洗净，切成小丁。

制作步骤 **贰** 干贝泡发，放入碗中，加入少许葱末、姜末、料酒拌匀，入锅蒸熟，撕成细丝；蛋清打成发泡状。

制作步骤 **叁** 净锅置火上，加入清水烧煮至沸，放入水发海参块、鳕鱼丁、干贝丝、葱末、姜末烧沸，撇去浮沫。

制作步骤 **肆** 用小火煮约20分钟，水淀粉勾芡，淋入鸡蛋清，加入胡椒粉、精盐、香油调匀，出锅即可。

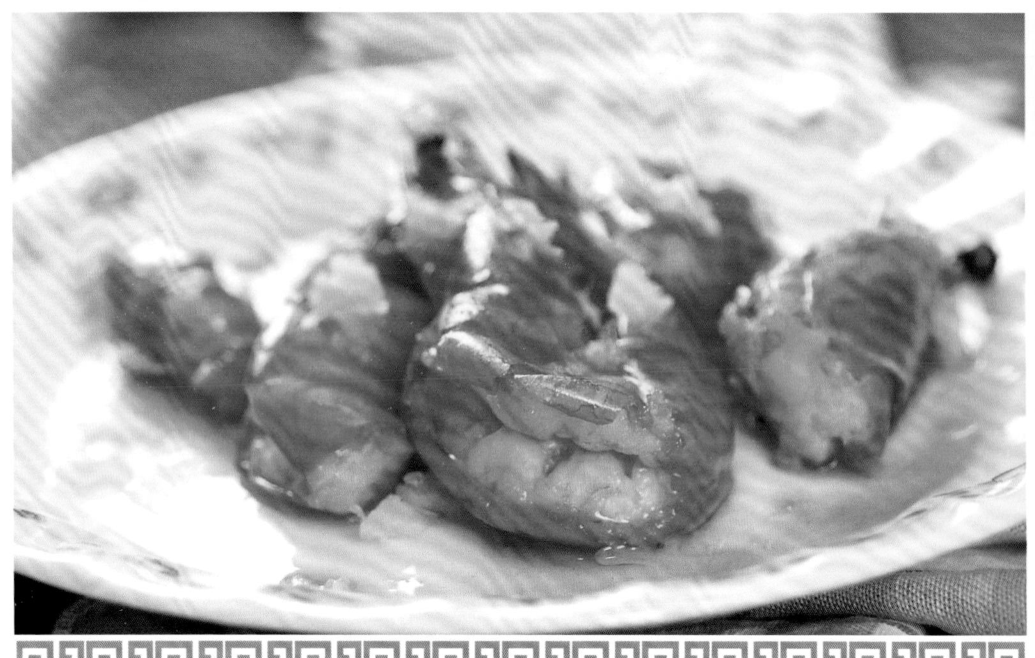

时间：20分钟 口味：鲜嫩微酸

醋烹虾段

原料 大虾10只(约500克)。

调料 葱末、姜末、蒜末各5克，精盐、味精各1/2小匙，酱油1小匙，米醋、水淀粉各3大匙，料酒1/2大匙，植物油800克(约耗80克)。

制作步骤 壹 大虾从背部片开，挑除沙线，洗净、沥干，再加入少许精盐、味精、料酒、水淀粉拌匀、上浆。

制作步骤 贰 小碗中放入少许精盐、味精、料酒、酱油、水淀粉调匀，制成味汁。

制作步骤 叁 净锅置火上，加入植物油烧至七成热，下入上浆的大虾炸至金红色，捞出、沥油。

制作步骤 肆 锅中留底油烧热，先下入葱、姜、蒜炒香，再放入米醋、虾段、味汁炒至入味，即可出锅装盘。

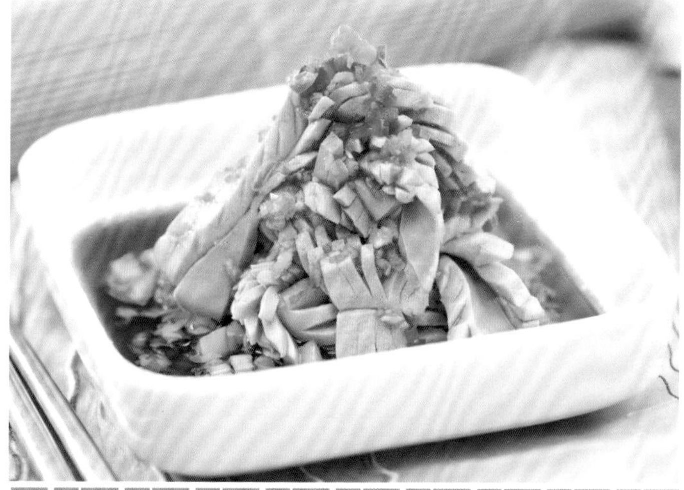

时间：45分钟 口味：鲜嫩香辣

翡翠拌腰花

原料 猪腰300克，冲菜100克，红辣椒、香菜各10克。

调料 葱花、蒜末、精盐、味精、胡椒粉、香醋、芥末油、料酒、美极鲜酱油、鸡汤各适量。

制作步骤 **壹** 冲菜洗净、切碎，放入热锅中略炒，再倒入盆中，用保鲜膜密封至冷却；红辣椒洗净，去蒂及籽，切成小粒；香菜洗净。

制作步骤 **贰** 猪腰去除腰臊，洗净，剞上花刀，切成小片，放入沸水锅中焯至断生，捞出，用冷水过凉，沥干水分。

制作步骤 **叁** 美极鲜酱油、鸡汤、香菜放入锅中熬成浓汁，过滤后加入所有调料成味汁，加上冲菜、红辣椒和猪腰片拌匀即可。

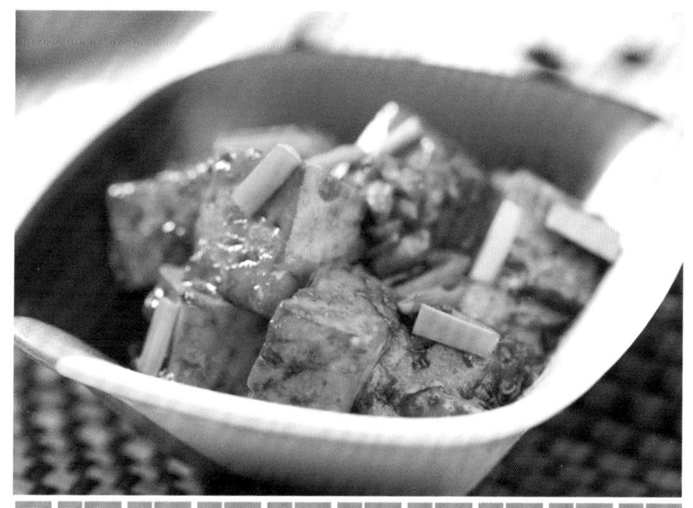

时间：25分钟 口味：软嫩咸香

家常豆腐

原料 豆腐500克，鸡蛋1个，香菜末少许。

调料 葱末5克，精盐、鸡精、料酒、香油各1小匙，鲜汤100克，水淀粉、植物油各2大匙。

制作步骤 **壹** 豆腐洗净，切成3厘米长、2厘米宽的厚片，再放入沸水锅内，加上少许精盐焯烫至透，捞出，沥净水分。

制作步骤 **贰** 把鸡蛋磕入碗中，加入少许精盐、水淀粉搅匀，再倒入热油锅中摊成鸡蛋皮，盛出晾凉，切成小片。

制作步骤 **叁** 锅中加油烧热，下入葱末、豆腐片、蛋皮、鲜汤、料酒、精盐、鸡精烧入味，水淀粉勾芡，淋入香油，撒上香菜末即成。

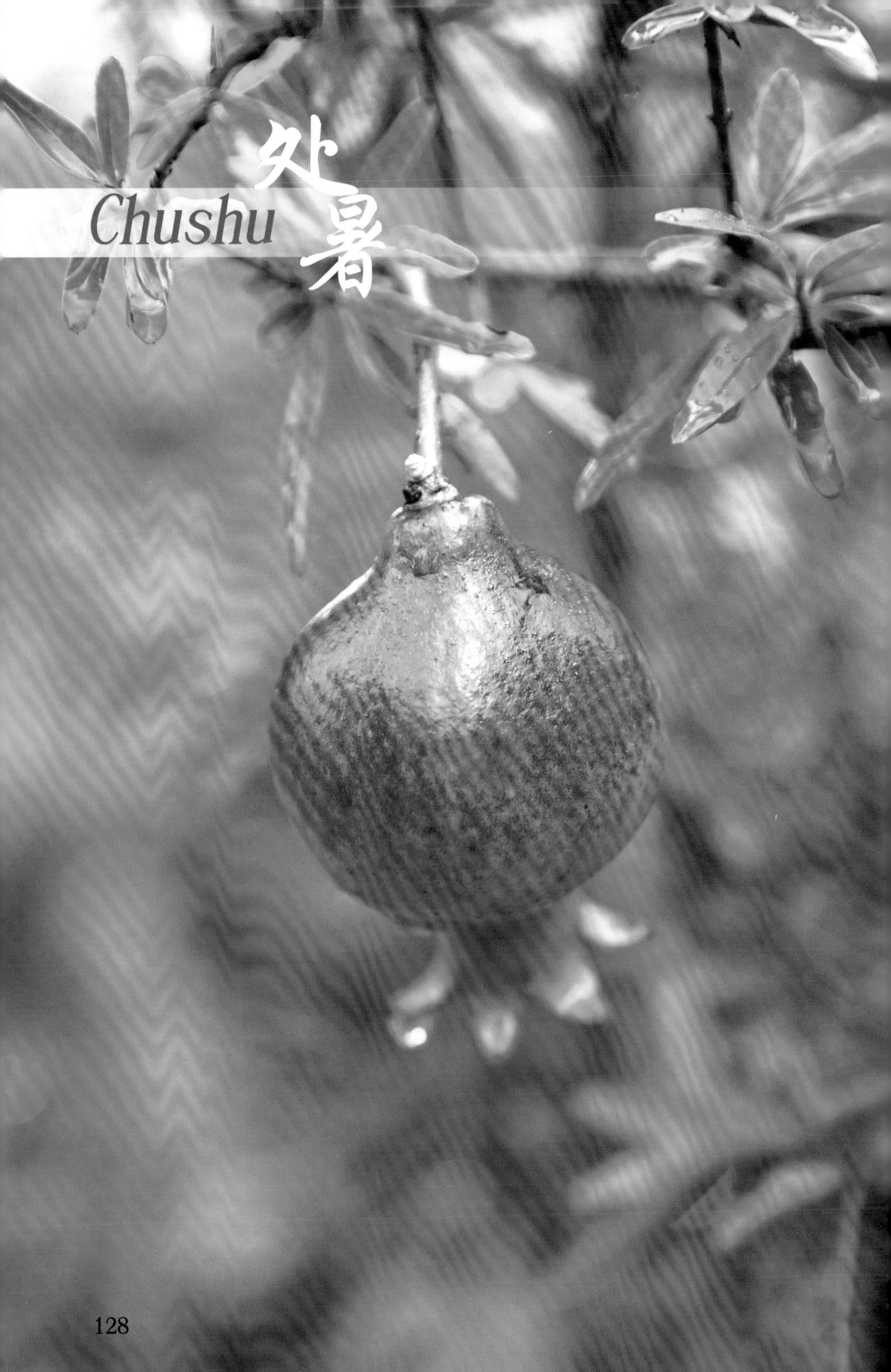
Chushu
处暑

时间	每年8月23日前后	黄经	太阳到达黄经150°
意义	表示炎热暑期即将过去	属性	二十四节气之第十四节气

“处”含有躲藏、终止的意思，顾名思义，处暑表明暑天将近结束。《月令十二集解》曰：“七月中，处，止也，暑气至此而止矣。”这时的三伏天气已过或接近尾声，所以称“暑气至此而止矣”。全国各地也都有“处暑寒来”的谚语，说明暑气逐渐消退，但天气还未出现真正意义上的秋凉，此时晴天下午的炎热亦不亚于暑夏，这也就是“秋老虎，毒如虎”的说法。

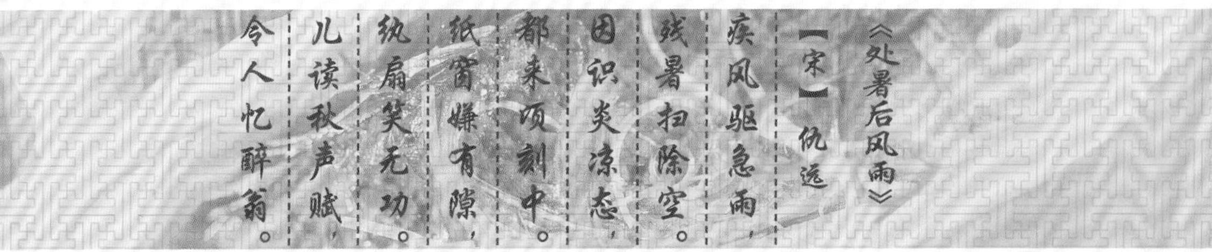

饮食养生

处暑节气正是处于由热转凉的交替时期，在养生上要从春夏养阳逐渐过渡到秋冬养阴。中医认为秋天与人体的肺有重要关联，因此要注意肺的养护。与此同时，还要养好脾胃，因为人体经过整个的炎暑夏日，热邪聚于体内，调整好脾胃，有利于人体将夏天淤积的湿热顺利排出，但又不宜大补，否则会加重脾胃的负担，导致消化功能紊乱。秋天要多吃些滋阴润燥的食物，避免燥邪伤害，不吃或少吃辛辣烧烤食物，如辣椒、生姜、花椒、桂皮等；少吃油腻的肉食，多吃含维生素的食物，如番茄、茄子、马铃薯、梨等；多吃碱性食物，如苹果、海带以及新鲜蔬菜等；适量增加优质蛋白质的摄入，如鸡蛋、瘦肉、海鱼、乳制品及豆制品等。此外，处暑时间还应多喝水，以保持肺脏与呼吸道的正常湿润度。

气候特点

我国古代将处暑分为三候：“一候鹰乃祭鸟；二候天地始肃；三候禾乃登。”此节气中老鹰开始大量捕猎鸟类；天地间万物开始凋零；“禾乃登”的“禾”指的是黍、稷、稻、粱类农作物的总称，“登”即成熟的意思。

民俗风情

老鸭味甘性凉，因此民间有处暑吃老鸭的传统。老鸭的做法五花八门，口味也多样，比如有白切鸭、柠檬鸭、仔姜鸭、烤鸭、荷叶鸭、核桃鸭等。北京至今还保留着这一传统，一般处暑这天，北京人都会百合鸭食用。

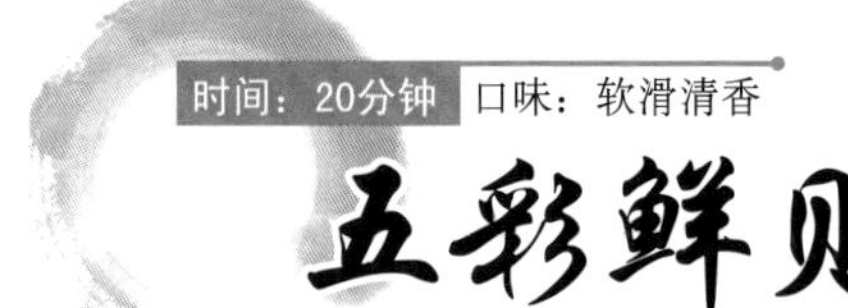

时间：20分钟 口味：软滑清香

五彩鲜贝

原料 鲜贝肉300克，胡萝卜球50克，黄瓜球、草菇各30克，水发香菇15克。

调料 精盐1小匙，味精1/2小匙，料酒2小匙，胡椒粉少许，淀粉2大匙，水淀粉、植物油各适量。

制作步骤 **壹** 鲜贝肉洗净，沥干水分，拍匀一层淀粉，下入热油锅中滑散、滑透，捞出、沥油。

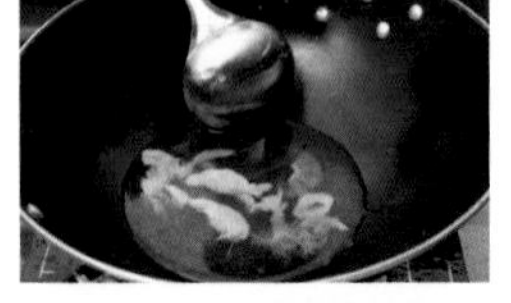

制作步骤 **贰** 胡萝卜球、黄瓜球、草菇、水发香菇分别洗净，放入沸水锅中焯烫一下，捞出、沥水。

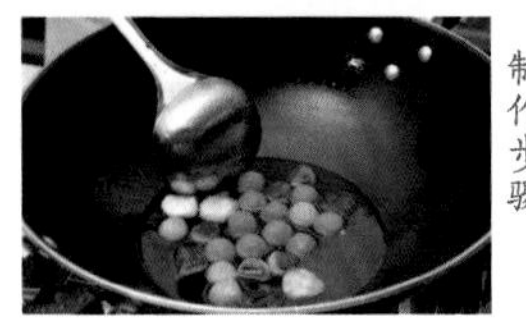

制作步骤 **叁** 锅置火上，加上少许植物油烧热，先下入鲜贝肉、胡萝卜、黄瓜、草菇、香菇炒匀。

制作步骤 **肆** 再放入精盐、味精、料酒、胡椒粉炒至入味，然后用水淀粉勾芡，出锅装盘即成。

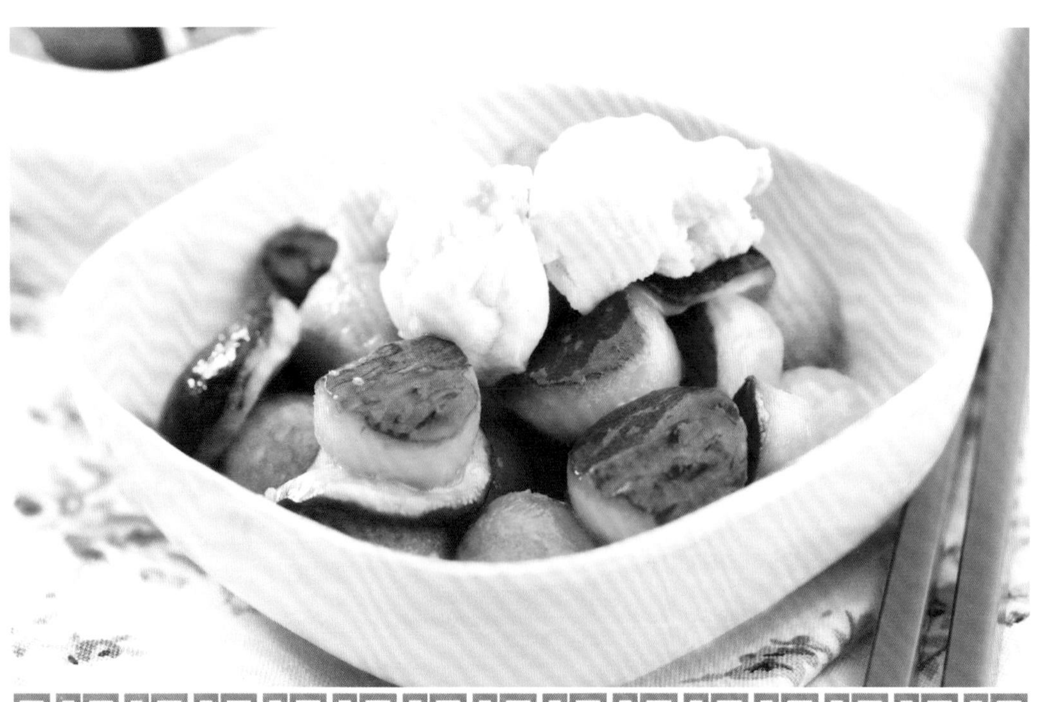

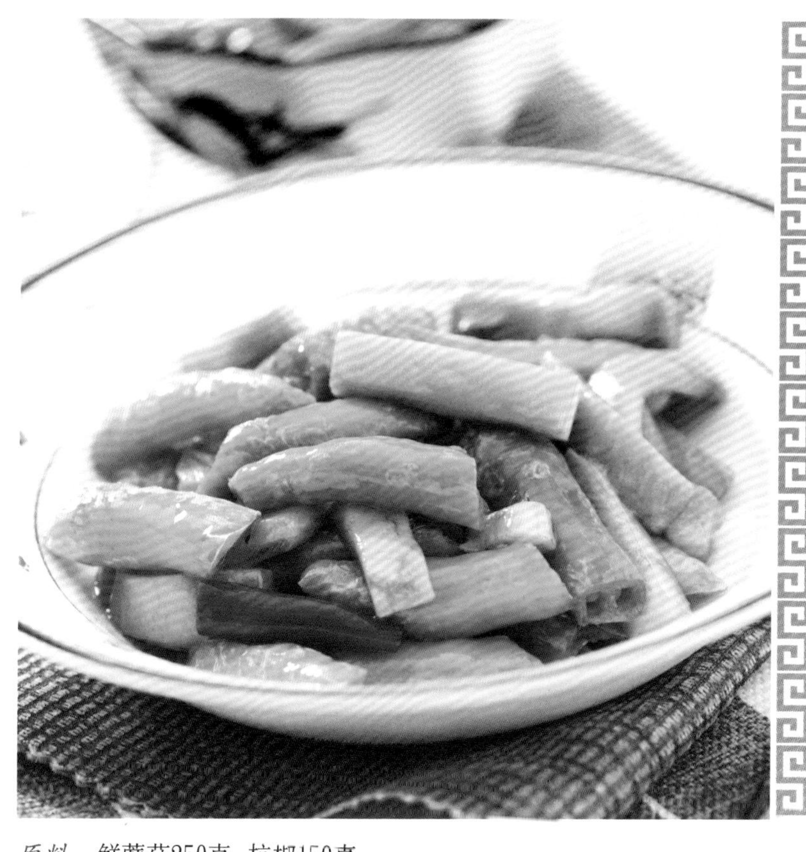

杭椒炒素菇

时间：15分钟 口味：鲜咸软嫩

原料 鲜蘑菇250克，杭椒150克。

调料 大葱、姜块各5克，精盐、味精、料酒各1大匙，水淀粉、香油各1小匙，植物油2大匙。

制作步骤 壹 鲜蘑菇去蒂、洗净，撕成细条，再放入沸水锅中焯透，捞出、沥干。

制作步骤 贰 杭椒去蒂、去籽，洗净，沥净水分；大葱去根和老叶，切成细末；姜块去皮，切成末。

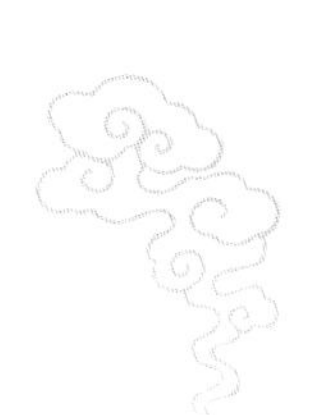

制作步骤 叁 坐锅点火，加上植物油烧热，先下入葱末、姜末炒出香味，再放入杭椒、鲜蘑菇翻炒均匀。

制作步骤 肆 然后烹入料酒，加入精盐、味精炒至入味，再用水淀粉勾薄芡，淋入香油，即可出锅装盘。

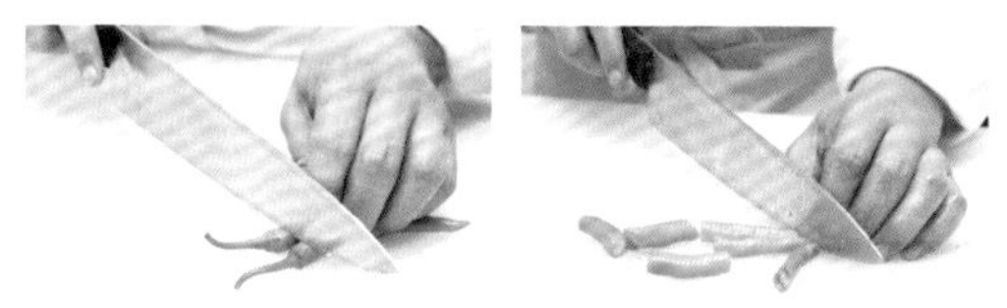

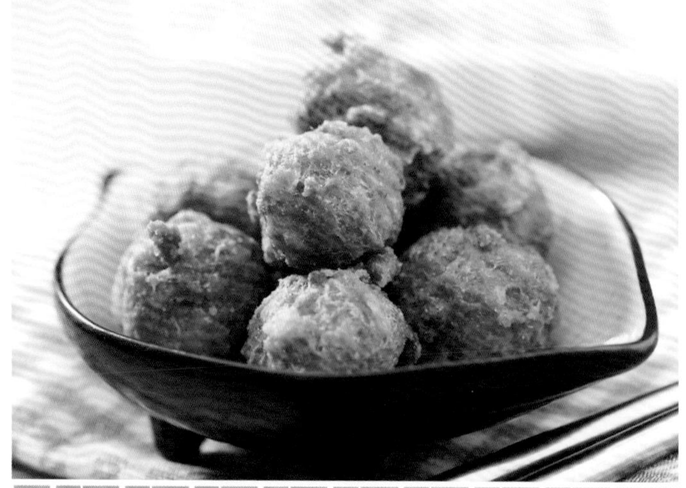

时间：25分钟 口味：鲜咸香脆

香炸丸子

原料 猪肉馅300克，鸡蛋1个。

调料 葱末10克，姜末5克，精盐1小匙，味精、五香粉、花椒盐各少许，料酒2小匙，甜面酱1大匙，淀粉适量，植物油1000克(约耗50克)。

制作步骤 壹 猪肉馅加入葱末、姜末、料酒、鸡蛋液搅匀，再放入甜面酱、精盐、味精、五香粉调味，然后拌入适量淀粉，制成馅料。

制作步骤 贰 坐锅点火，加上植物油烧至五成热，将调制好的馅料挤成小丸子，下入油锅内炸至五分熟，捞出、沥油。

制作步骤 叁 待锅内油温升至八成热时，再把丸子下入油锅内复炸至金黄色、熟透，捞出装盘，跟花椒盐上桌即可。

时间：15分钟 口味：香辣微酸

树椒土豆丝

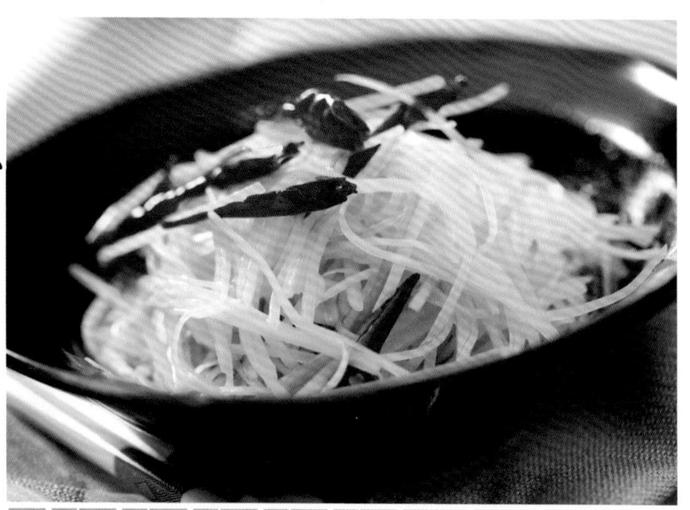

原料 土豆400克，干树椒15克，香菜少许。

调料 葱丝10克，蒜片5克，精盐1小匙，味精1/2小匙，香醋、花椒油各2小匙，植物油2大匙。

制作步骤 壹 土豆去皮、洗净，先切成大薄片，再切成细丝，放入沸水锅中焯烫一下，捞出、过凉；香菜择洗干净，切成小段。

制作步骤 贰 坐锅点火，加上植物油烧至五成热，先下入干树椒小火炸出香，再放入土豆丝、葱丝、蒜片辣味翻炒均匀。

制作步骤 叁 然后烹入香醋，旺火翻炒至土豆丝黏锅，再加入精盐、味精、花椒油、香菜段翻炒至入味，即可出锅装盘。

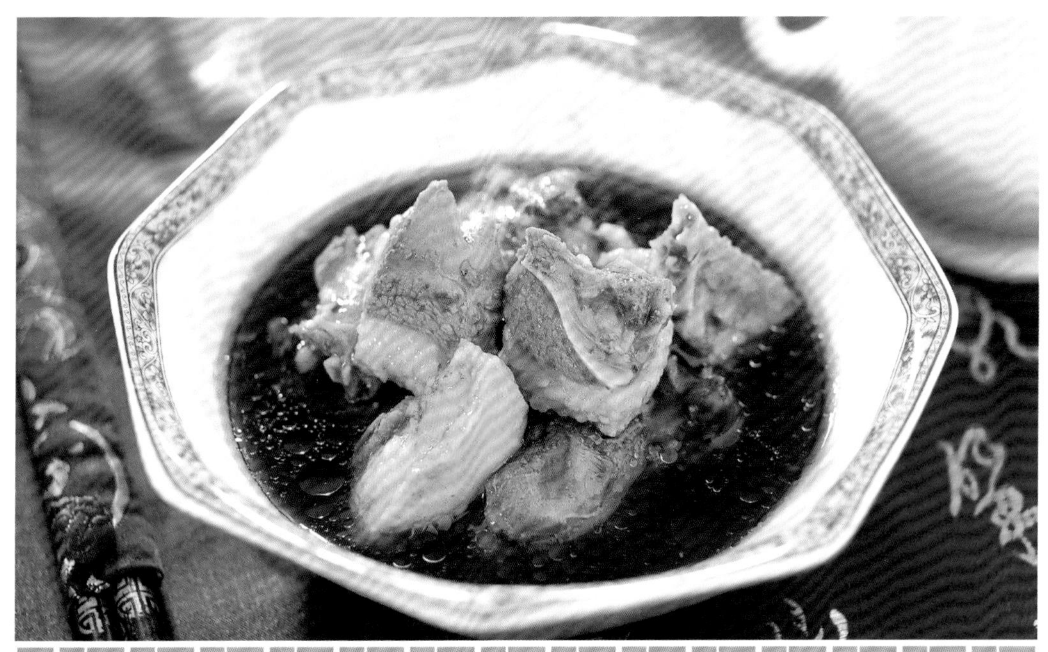

时间：60分钟　口味：咸鲜香嫩

五香酱鸭

原料　净鸭1只(约2000克)。

调料　香料包1个(甘草、陈皮各2片，花椒粒、丁香各3克，草果、八角各1粒)，葱段20克，姜片10克，精盐1小匙，白糖1/2大匙，酱油、香油各2大匙。

制作步骤 壹　鸭子洗净，剁去脚掌，剁成大小均匀的块，加上少许精盐、酱油拌匀。

制作步骤 贰　净锅置火上，放入清水烧沸，倒入鸭块焯煮10分钟，捞出鸭块，漂洗干净，沥水。

制作步骤 叁　锅中加入适量清水，放入香料包、精盐、酱油、白糖、葱段、姜片调匀，小火熬煮成酱汁。

制作步骤 肆　再下入鸭肉块烧沸，转小火酱煮至鸭块熟嫩入味，出锅盛入大碗中，淋上香油即可。

时间：90分钟 口味：鲜香爽滑

花生红豆煲鸡爪

原料 鸡爪8只，花生仁50克，红小豆30克。

调料 姜片20克，精盐、料酒各1小匙，胡椒粉1/2小匙。

制作步骤 壹 鸡爪洗净，放入沸水锅中焯烫一下，捞出过凉，再剁去爪尖，撕去老皮。

制作步骤 贰 花生仁、红小豆洗净，放入清水中浸泡10分钟，捞出，沥净水分。

制作步骤 叁 砂锅上火，加入适量清水，放入花生仁、红小豆、姜片和鸡爪，旺火烧煮至沸。

制作步骤 肆 再转小火煲约50分钟，然后加入精盐、料酒、胡椒粉煮至熟烂入味，出锅装碗即成。

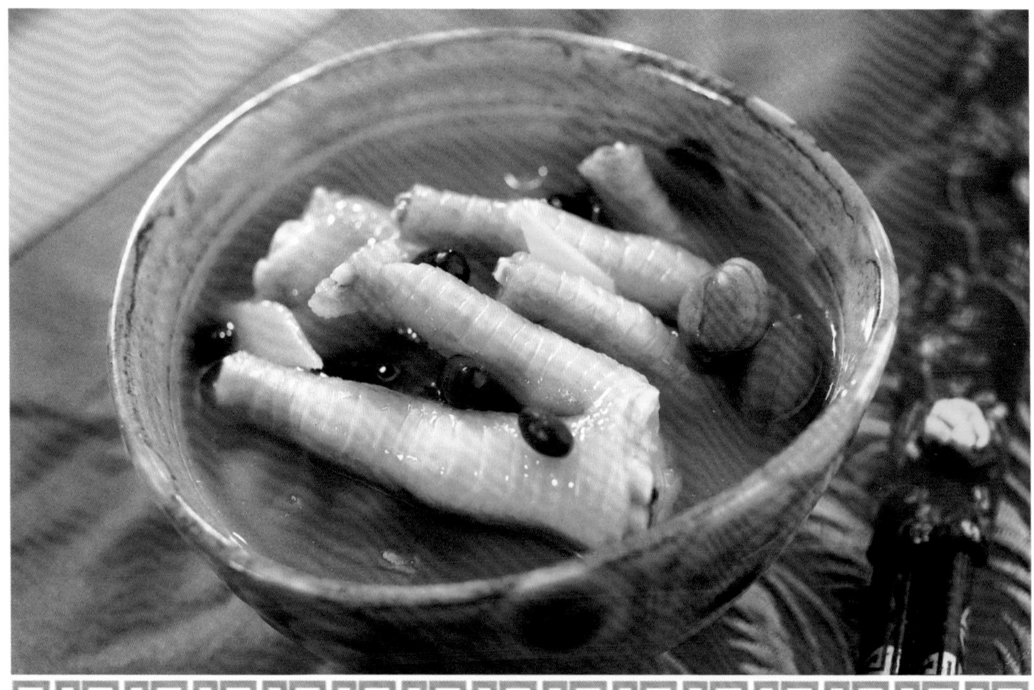

时间：20分钟 口味：鲜嫩茶香

清蒸茶香鲫鱼

原料 活鲫鱼1条(约400克)，青椒丝、红椒丝各15克，绿茶5克。

调料 葱丝、姜丝各10克，精盐、白糖各1小匙，酱油1大匙，植物油2大匙。

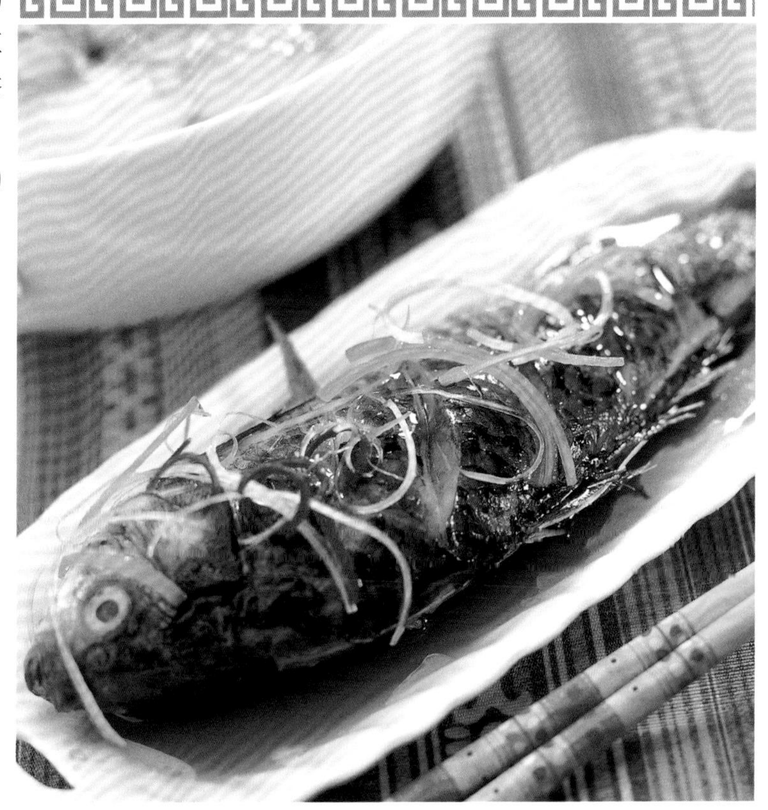

制作步骤 壹 鲫鱼宰杀，去鳞、去鳃、除内脏，洗净沥干；绿茶用沸水泡开，捞出茶叶，塞入鱼腹内。

制作步骤 贰 锅中加入清水烧沸，用漏勺托起鲫鱼，放入锅内焯烫一下，捞出，沥水。

制作步骤 叁 把鲫鱼放入盘中，撒上精盐、葱丝、姜丝，淋入少许植物油，上屉旺火蒸8分钟至熟，取出。

制作步骤 肆 锅中加油烧热，下入青椒、红椒炒香，再放入白糖、酱油、少许绿茶水烧沸，浇在鲫鱼上即可。

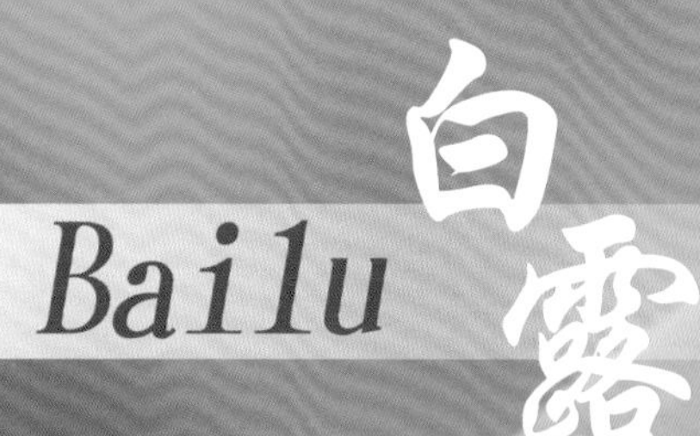
Bailu
白露

时间	每年9月7日或8日	黄经	太阳到达黄经165°
意义	天气转冷，出现露水	属性	二十四节气之第十五节气

《月令七十二候集解》曰："水土湿气凝而为露，秋属金，金色白，白者露之色，而气始寒也。"《孝纬经》中云："处暑后十五日为白露，阴气渐重，露凝而白也。"白露时天气逐渐转凉，白昼阳光尚热，然太阳下山后气温很快下降，至夜间空气中的水汽便遇冷凝结成细小的水滴，密集地附着在花草树木的绿色茎叶上，其洁白无瑕，惹人喜爱，因而得"白露"美名。

《白露》

【唐】杜甫

白露团甘子，
清晨散马蹄。
圃开连石树，
船渡入江溪。
凭几看鱼乐，
回鞭急鸟栖。
渐知秋实美，
幽径恐多蹊。

饮食养生

白露是真正凉爽季节的开始，很多人在饮食养生时一味地强调海鲜肉类等营养品的进补，而忽略了季节性的易发病，给自己和家人造成了机体的损伤。白露节气中要避免鼻腔疾病、哮喘病和支气管病的发生，特别是对于因体质过敏而引发的上述疾病，在饮食调节上更要慎重。凡是因过敏引发的支气管哮喘的病人，平时应少吃或不吃鱼虾海腥、生冷腌菜、辛辣酸咸甘肥的食物，最常见的有带鱼、螃蟹、虾类，韭菜花、黄花、胡椒等，宜食清淡、易消化且富含维生素的食物为主。在食物的属性中，不同的饮食有其不同的"性"、"味"、"归经"、"升降沉浮"及"补泻"作用，不同的属性，其作用不同，适应的人群也不同，因此，每个人都要随着节气的变化而随时调节饮食结构。

气候特点

我国古代将白露分为三候："一候鸿雁来；二候玄鸟归；三候群鸟养羞。"说明白露时节正是鸿雁与燕子等候鸟南飞避寒，百鸟开始贮存干果粮食以备过冬，可见白露实际上是天气转凉的象征。

民俗风情

白露时节也是太湖人祭禹王的日子。禹王是传说中的治水英雄大禹，太湖畔的渔民称他为"水路菩萨"。每年的正月初八、清明节、七月初七和白露时节，这里将举行祭禹王的香会，其中又以清明节、白露時节两祭的规模为最大，历时一周。

时间：25分钟 口味：鲜咸微辣

白菜心拌蜇皮

原料 大白菜350克，水发海蜇皮200克，红椒丝、香菜各15克。

调料 蒜末15克，精盐、味精、香油各1/2小匙，白糖、白醋各1小匙。

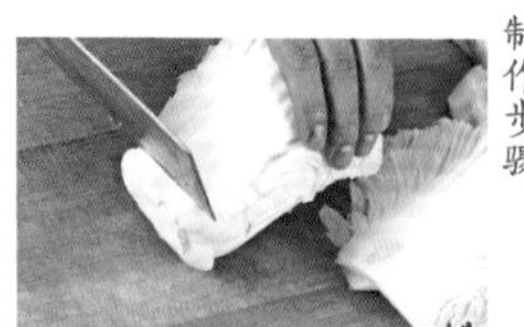

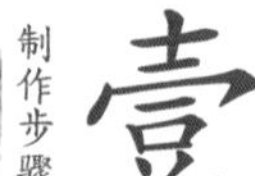

制作步骤 壹 将大白菜去根和老叶，取净白菜心，用清水洗净，沥净水分，切成细丝；香菜洗净，切成小段。

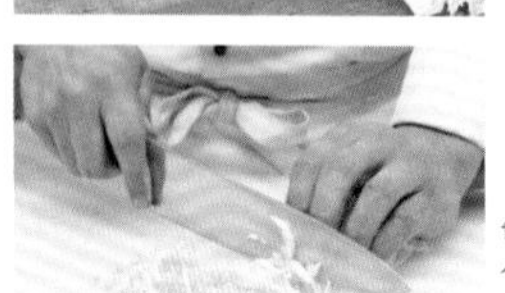

制作步骤 贰 水发海蜇皮放入温水中发透，洗净泥沙，切成细丝，再用清水泡去多余盐分，捞出、攥干。

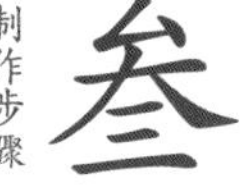

制作步骤 叁 将水发海蜇皮丝、白菜丝、红椒丝、香菜段放入容器中，先加入精盐调拌均匀。

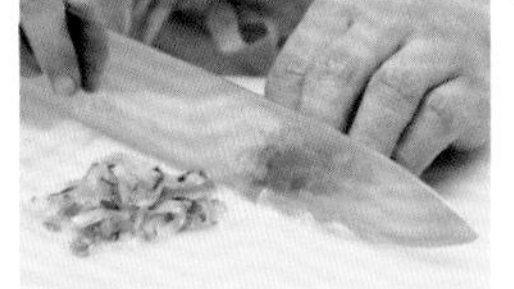

制作步骤 肆 然后加入白糖、味精、香油、白醋、蒜末调好口味，装盘上桌即成。

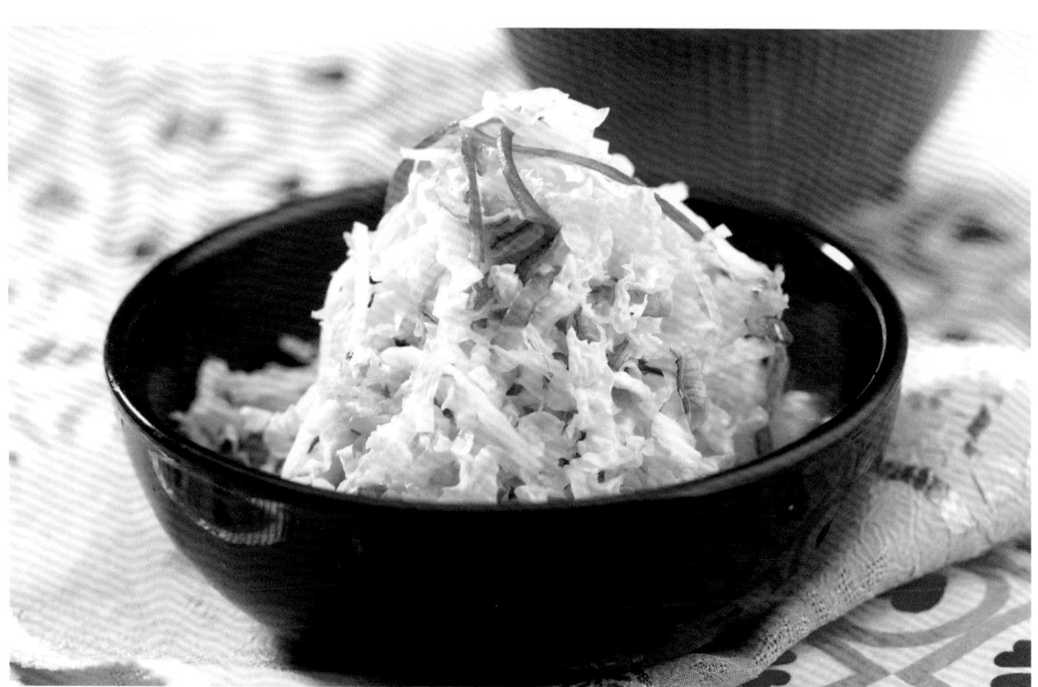

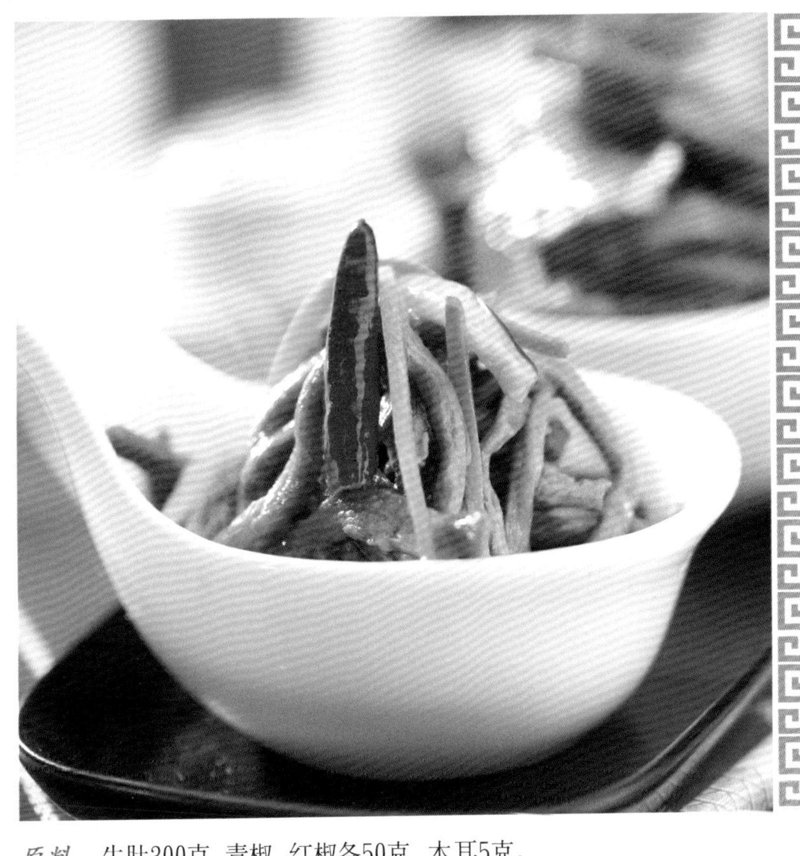

什锦拌肚丝

时间：2小时

口味：咸鲜微辣

原料 牛肚300克，青椒、红椒各50克，木耳5克。

调料 葱段15克，姜片5克，蒜末10克，八角2粒，精盐1小匙，味精、香油各1/2小匙。

制作步骤 壹 把牛肚去掉白色油脂和杂质，用淡盐水浸泡并洗净，再放入沸水锅内焯烫一下，取出，去除肚毛，冲洗干净。

制作步骤 贰 把牛肚放入清水锅中，加入葱段、姜片、八角，小火煮至熟，捞出牛肚，晾凉，切成5厘米长的丝。

制作步骤 叁 青椒、红椒去蒂、去籽，洗净，切成长丝；木耳用温水涨发，去蒂，攥干水分，切成细丝。

制作步骤 肆 牛肚丝放入盆中，加入青椒丝、红椒丝、木耳丝、精盐、味精、蒜末、香油拌匀，装盘即成。

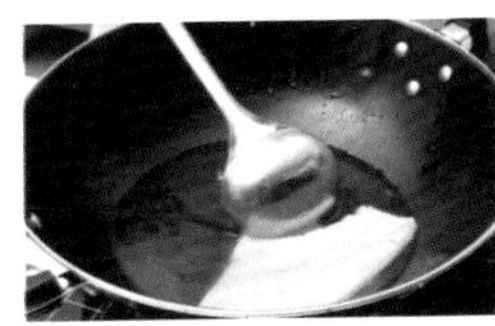

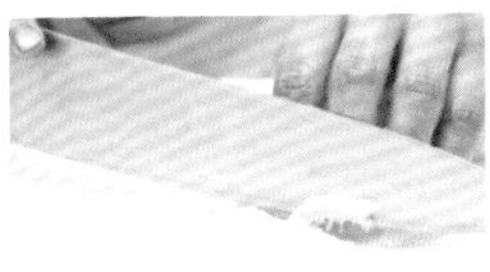

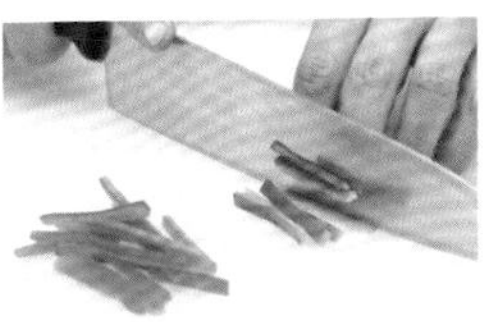

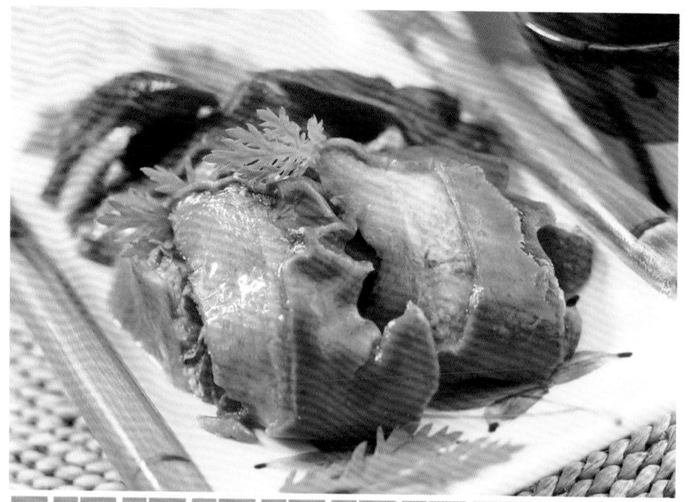

时间：90分钟 口味：酱香浓郁

酱香猪肚

原料 猪肚1个(约750克)。

调料 葱段、姜片各10克，蒜末5克，精盐、米醋各适量，酱油5大匙，料酒4大匙，香料包1个(胡椒、花椒、桂皮、八角、砂仁各3克，小茴香、丁香各2克)。

制作步骤 **壹** 猪肚用精盐、米醋反复揉搓，再放入温水中洗净，然后下入沸水锅中焯烫一下，捞出猪肚，用冷水过凉。

制作步骤 **贰** 锅中加入清水、葱段、姜片、蒜末、精盐、米醋、酱油、料酒、香料包烧沸，再转小火续煮20分钟，制成酱汁。

制作步骤 **叁** 将猪肚放入酱汁中煮沸，撇净浮沫，转小火酱至猪肚熟嫩，取出猪肚，晾凉，切成条块，装盘上桌即可。

时间：90分钟 口味：香嫩浓鲜

汽锅酸菜鹅

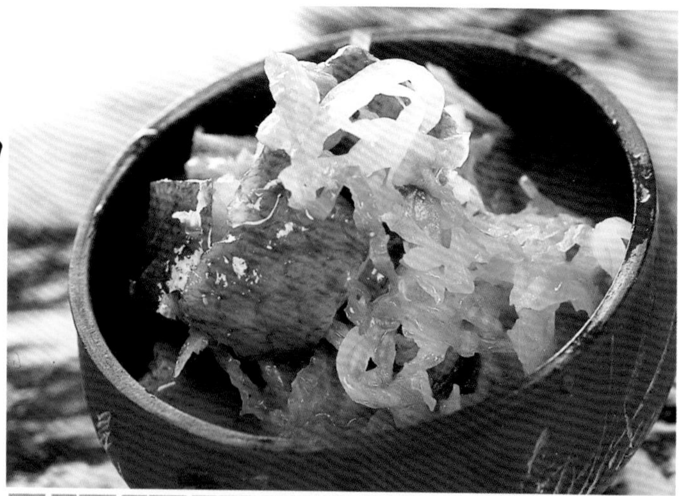

原料 酸菜500克，鹅腿1只，水发粉丝50克。

调料 葱段、姜片各10克，八角1粒，精盐、味精各1小匙，胡椒粉1/2小匙，鲜汤500克，熟鸡油2大匙。

制作步骤 **壹** 鹅腿洗净，剁成块，放入沸水锅中煮30分钟，捞出，冲凉，沥水；酸菜去根，切成细丝，洗净后攥干水分。

制作步骤 **贰** 坐锅点火，加入熟鸡油烧热，先放入葱段、姜片、八角炒香，再下入酸菜丝炒散，然后码入汽锅中。

制作步骤 **叁** 汽锅内加入水发粉丝、鹅肉、鲜汤、精盐，盖严锅盖，入锅蒸30分钟，再用味精、胡椒粉调味，出锅即成。

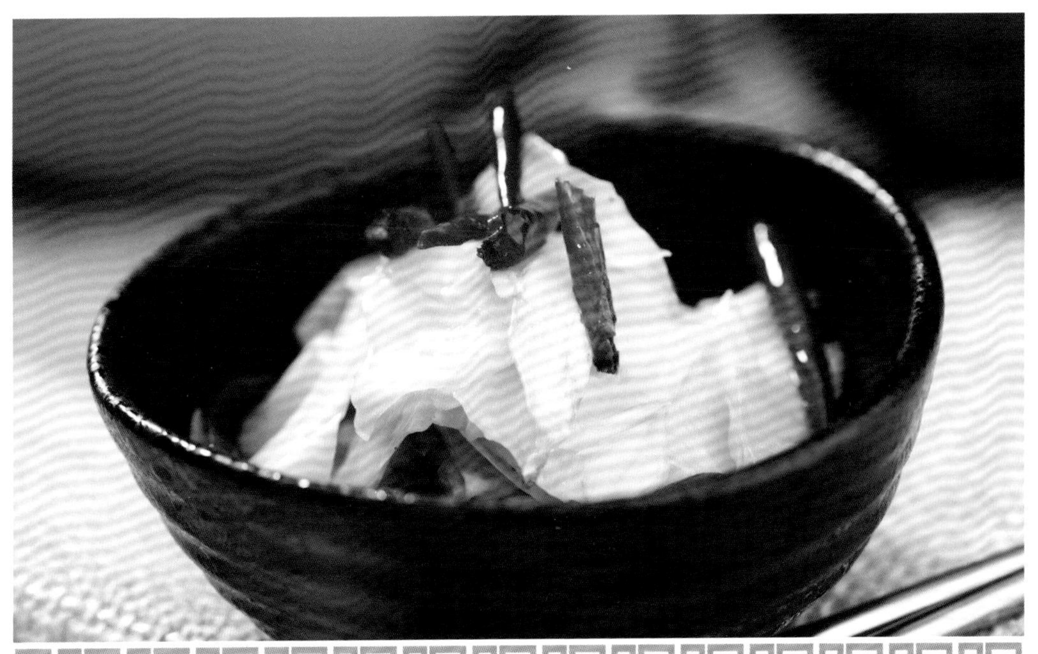

时间：10分钟 口味：香辣爽口

香辣卷心菜

原料 卷心菜叶350克，红干椒15克。

调料 大葱10克，姜块、蒜瓣各5克，精盐1小匙，味精1/3小匙，白糖1/2小匙，香油少许，植物油2大匙。

制作步骤 壹 将卷心菜叶洗净，切成大片；红干椒去蒂、洗净，用清水泡软，切成细丝。

制作步骤 贰 大葱去根和老叶，洗净，切成细末；姜块去皮，切成末；蒜瓣去皮，剁成蒜蓉。

制作步骤 叁 炒锅置火上，加上植物油烧热，先下入葱末、姜末、蒜蓉炝锅，再放入红干椒丝煸炒出香辣味。

制作步骤 肆 加入卷心菜叶，放入精盐、味精、白糖，用旺火炒至入味，再淋入香油炒匀，出锅装盘即可。

时间：20分钟 口味：清香适口

虾爬肉炒时蔬

原料 卷心菜叶400克，虾爬子肉200克，鸡蛋清3个，水晶粉10克。

调料 朝天椒丝、葱花各5克，精盐、味精、鸡精各1小匙，老汤3大匙，植物油1大匙。

制作步骤 壹 将卷心菜叶洗净，切成粗丝；水晶粉用清水泡发；鸡蛋清放入大碗中搅打均匀。

制作步骤 贰 锅中加上植物油烧热，先下入朝天椒丝炒香，再放入卷心菜丝，用旺火炒匀。

制作步骤 叁 然后加入水晶粉、老汤、精盐、味精、鸡精炒至入味，再将虾爬子肉摆在卷心菜丝上，慢慢淋入鸡蛋清。

制作步骤 肆 最后用小火收汁，待鸡蛋清变白、汤汁收干时，出锅盛入盘中，撒上葱花即可。

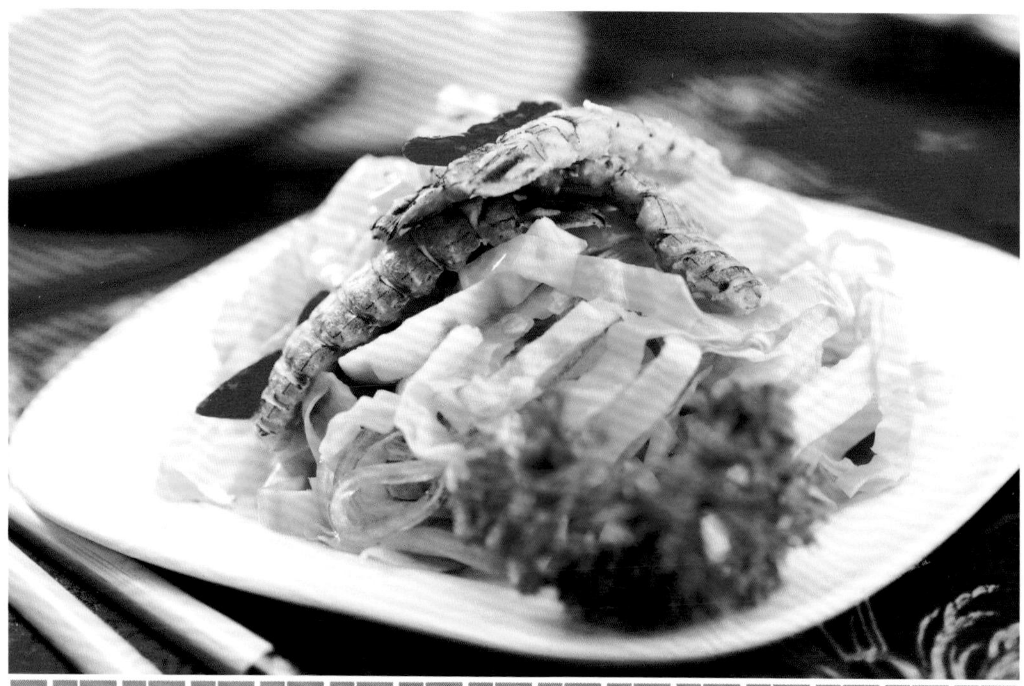

时间：25分钟 口味：清香脆嫩

明珠扒菜心

原料 油菜心300克，鹌鹑蛋10个，小番茄2个。

调料 葱段、姜片、精盐、味精、料酒、水淀粉、清汤各适量，熟猪油100克。

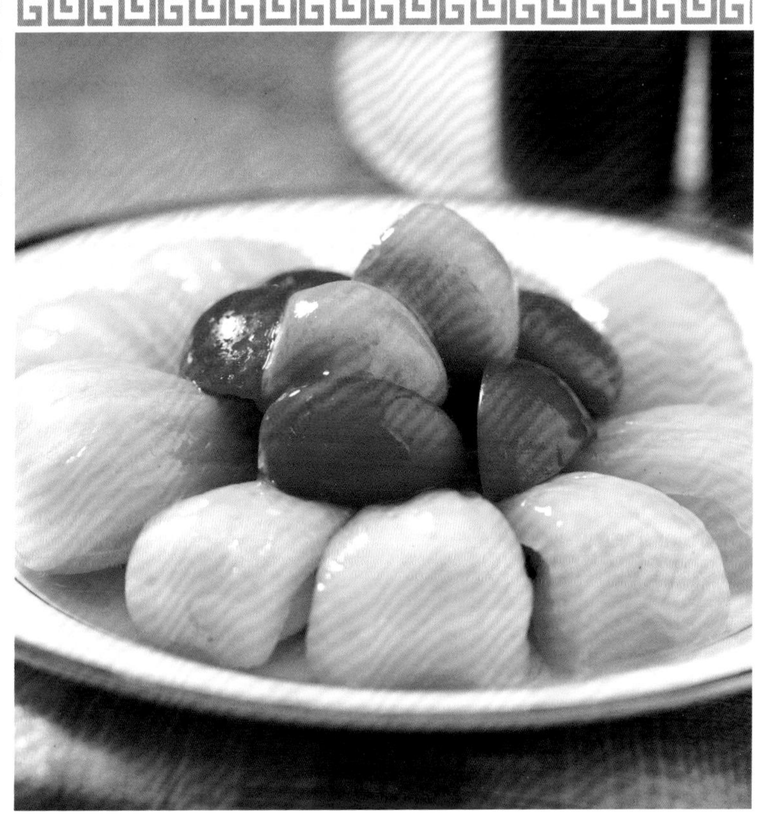

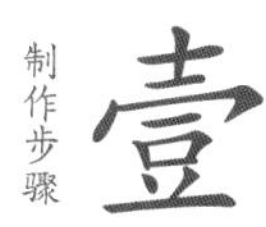

制作步骤 壹 鹌鹑蛋放入清水锅中煮熟，捞出过凉，剥去外壳；油菜心洗净，放入沸水锅中焯熟，捞出；小番茄洗净，切成4瓣。

制作步骤 贰 锅中加油烧热，下入葱、姜炒香，添入清汤烧沸，拣去葱姜不用，放入鹌鹑蛋略煮，捞出、沥干。

制作步骤 叁 原锅复置火上，放入油菜心，烹入料酒，加入精盐、味精炒匀，捞出油菜心，码放在盘内。

制作步骤 肆 待锅内汤汁再沸后，用水淀粉勾薄芡，出锅浇在油菜上，摆上鹌鹑蛋、番茄瓣即成。

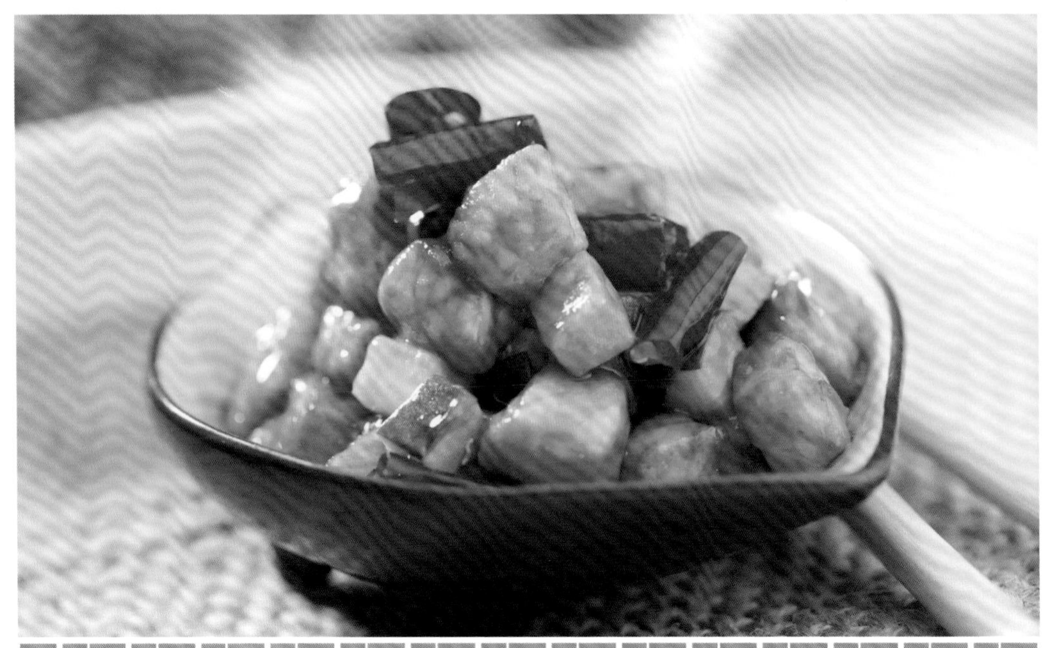

时间：20分钟 口味：鲜香微辣

果仁肉丁

原料 猪瘦肉500克，黄瓜丁50克，胡萝卜丁30克，油炸花生米20克，红干椒10克，鸡蛋1个。

调料 精盐、白糖各1小匙，味精1/2小匙，香油少许，酱油2小匙，淀粉4大匙，植物油1000克(约耗100克)。

制作步骤 **壹** 猪瘦肉洗净、切丁，加入少许酱油、精盐、鸡蛋液、淀粉抓匀、上浆；红干椒去蒂、洗净，切成小段。

制作步骤 **贰** 取一小碗，加入少许清水、酱油、精盐、味精、白糖、淀粉，调匀成味汁。

制作步骤 **叁** 净锅置火上，加入植物油烧至六成热，下入猪肉丁冲炸一下，捞出、沥油。

制作步骤 **肆** 锅留底油烧热，下入红干椒、肉丁、胡萝卜丁、花生米、黄瓜丁、味汁炒至入味，淋入香油即可。

时间：90分钟 口味：鲜香微咸

鲜菇榨菜肉

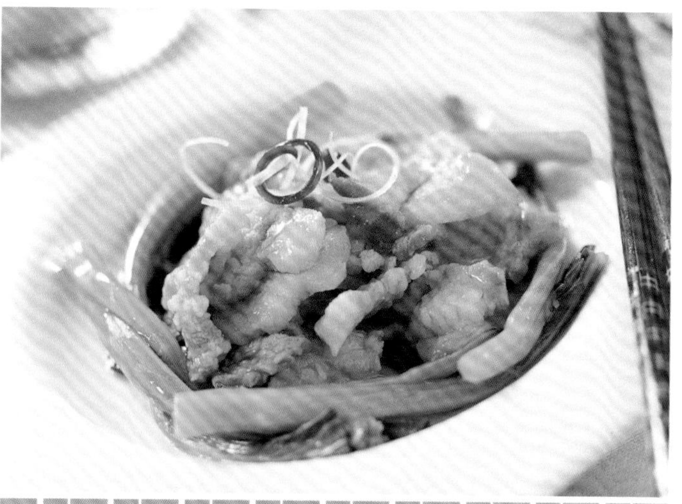

原料 猪五花肉350克，油菜心100克，榨菜50克，鲜香菇30克。

调料 精盐1小匙，白糖、蚝油、生抽、香油各1/2小匙。

制作步骤 壹 猪五花肉洗净，切成小片，放入沸水锅中焯烫一下，捞出，沥净水分；榨菜去根，削去外皮，洗净，切成细丝。

制作步骤 贰 鲜香菇去蒂、洗净，切成薄片，放入沸水锅内焯烫一下，捞出；油菜心洗净，用沸水略焯，捞出、沥干。

制作步骤 叁 五花肉、香菇放入碗中，加入生抽、蚝油、香油、榨菜、精盐、白糖拌匀，入蒸锅内蒸至熟，取出后用菜心围边即成。

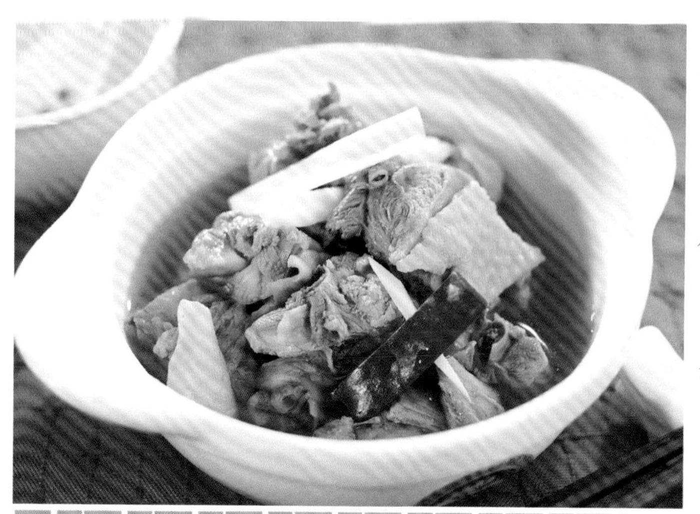

时间：90分钟 口味：酒香浓郁

啤酒焖烧鸡

原料 鸡腿2只(约400克)，红辣椒、熟笋片各50克，啤酒1罐。

调料 葱段15克，精盐、白糖各1小匙，鸡精1/2小匙，植物油2大匙。

制作步骤 壹 红辣椒洗净，去蒂及籽，切成小片；鸡腿洗净，剁成大块，再用少许精盐、适量啤酒拌匀，腌渍1小时。

制作步骤 贰 锅中加油烧热，下入葱段、红辣椒炒香，放入鸡腿、笋片炒匀，加入精盐、白糖和适量清水烧沸，转小火烧约5分钟。

制作步骤 叁 再放入啤酒，盖上锅盖，继续用小火烧至汤汁剩下一半时，加入鸡精调匀，淋上少许明油，出锅装盘即可。

秋分 *Qiufen*

时间	每年9月23日或24日	黄经	太阳到达黄经180°
意义	表示秋季中间，昼夜等长	属性	二十四节气之第十六节气

《春秋繁露·阴阳出入上下篇》中说："秋分者，阴阳相半也，故昼夜均而寒暑平。"秋分之"分"为"半"之意。这里"秋分"的意思有两个，一是太阳在这一天到达黄经180°，直射地球赤道，因此这一天24小时昼夜均分，各12小时，全球无极昼极夜现象；二是按我国古代以立春、立夏、立秋、立冬为四季开始的季节划分法，秋分日居秋季90天之中，平分了秋季。

《晚晴》

【唐】杜甫

返照斜初彻，
浮云薄未归。
江虹明远饮，
峡雨落馀飞。
凫雁终高去，
熊罴觉自肥。
秋分客尚在，
竹露夕微微。

饮食养生

秋分作为昼夜时间相等的节气，按照《素问·至真要大论》所说："谨察阴阳之所在，以平为期，阴阳所在不可出现偏颇。"人们在养生中应本着阴阳平衡的规律，使机体保持"阴平阳秘"的原则。秋季天气干燥，主要外邪为燥邪。秋分之前有暑热的余气，故多见于温燥；秋分之后，阵阵秋风袭来，使气温逐渐下降，寒凉渐重，所以多出现凉燥。同时，秋燥温与凉的变化，还与每个人的体质和机体反应有关。要防止凉燥，除了坚持锻炼身体，增强体质，提高抗病能力外，饮食养生方面应多喝水，吃清润、温润的食物，如核桃、芝麻、糯米、蜂蜜、乳品、鸭梨等，可以起到滋阴润肺、养阴生津的作用。

气候特点

秋分时节，我国长江流域及其以北的广大地区，均先后进入了秋季，北方冷气团开始具有一定的势力，大部分地区雨季刚刚结束，凉风习习，碧空万里，风和日丽，秋高气爽，丹桂飘香，蟹肥菊黄，呈现出美好宜人的景象。

民俗风情

秋分曾是传统的"祭月节"，现在的中秋节则是由传统的"祭月节"而来。据考证，最初"祭月节"是定在"秋分"这一天，不过，由于这一天在农历八月里的日子每年不同，不一定都有圆月，而祭月无月则是大煞风景的，所以，后来就将"祭月节"由"秋分"调至"中秋"。

时间：10分钟 口味：滑嫩清鲜

清炒鱿鱼丝

原料 水发鱿鱼400克，黄瓜100克。

调料 葱花15克，姜末5克，精盐1/2小匙，酱油、料酒各2小匙，花椒粉少许，水淀粉1大匙，清汤2大匙，香油1小匙，植物油600克（约耗50克）。

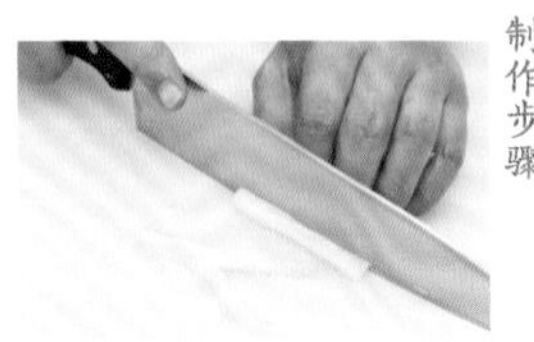

制作步骤 壹 水发鱿鱼撕去外膜，除去内脏，洗涤整理干净，切成长丝；黄瓜去蒂、洗净，切成细丝。

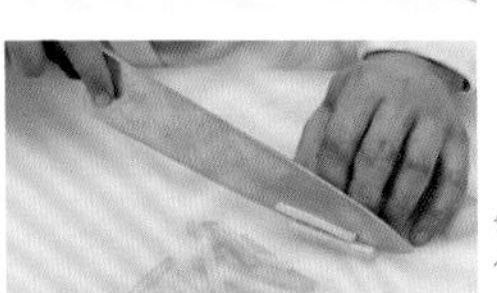

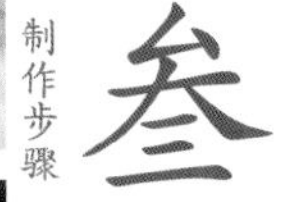

制作步骤 贰 净锅置火上，加入植物油烧至四成热，下入水发鱿鱼丝冲炸一下，捞出、沥油。

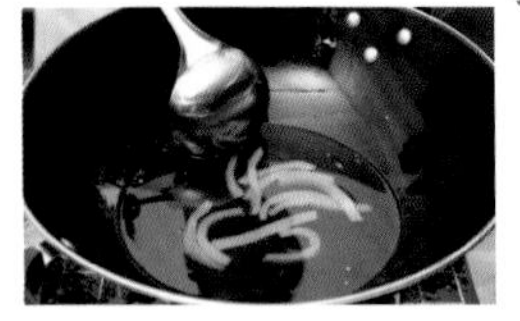

制作步骤 叁 锅中留少许底油，复置火上烧热，先下入葱花、姜末炒香，再放入黄瓜丝、水发鱿鱼丝略炒。

制作步骤 肆 加入花椒粉、精盐、酱油、料酒、清汤翻炒至入味，用水淀粉勾芡，淋入香油，即可出锅装盘。

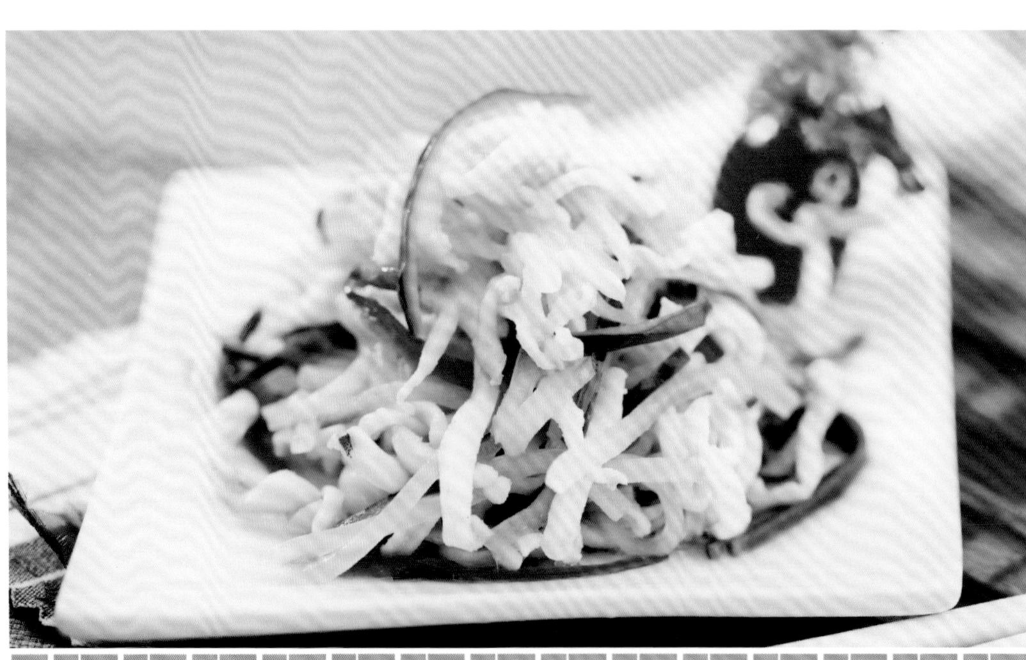

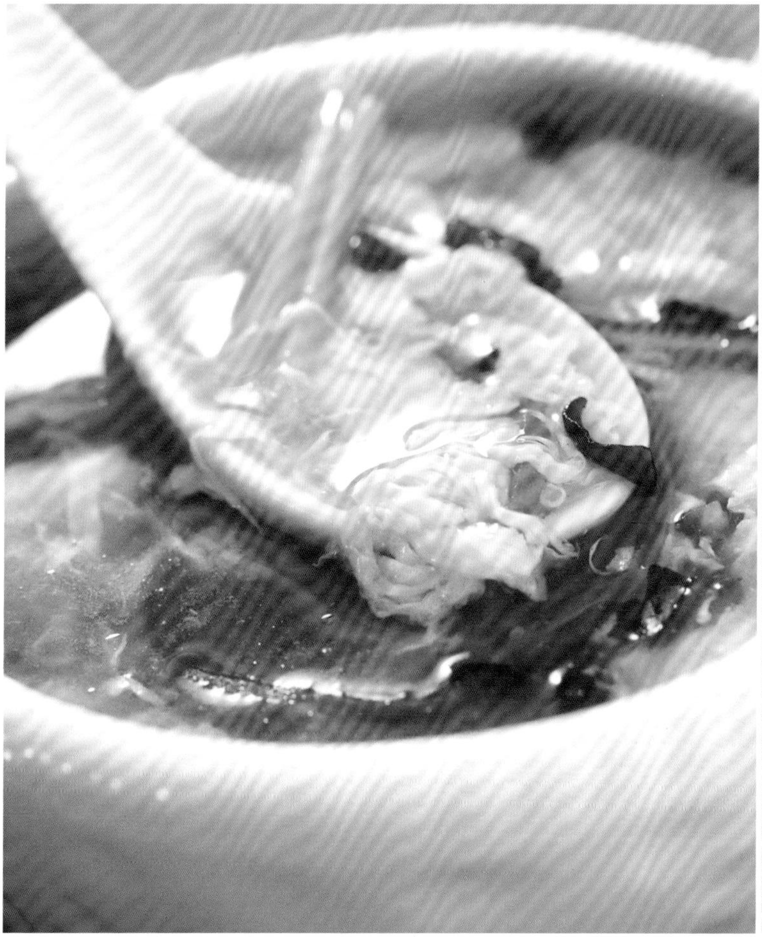

酸辣鸡蛋汤

时间：10分钟

口味：酸辣浓香

原料 鸡蛋3个，小辣椒、香菜各15克。

调料 精盐、酱油各2小匙，米醋、水淀粉、香油各1小匙，清汤1000克。

制作步骤 **壹** 鸡蛋磕入碗中搅拌均匀；香菜择洗干净，切成小段；小辣椒洗净，去蒂及籽，一切两半。

制作步骤 **贰** 坐锅点火，加入清汤，先放入小辣椒、精盐、米醋、酱油，用旺火烧沸。

制作步骤 **叁** 撇去表面浮沫，用水淀粉勾薄芡，淋入鸡蛋液煮至定浆，然后盛入汤碗中，撒上香菜段，淋入香油即可。

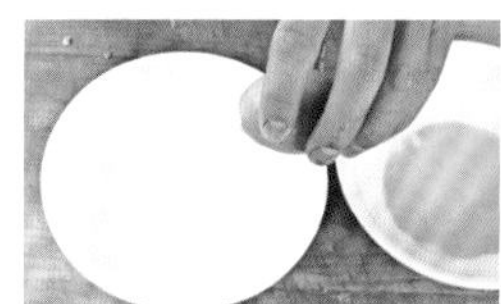

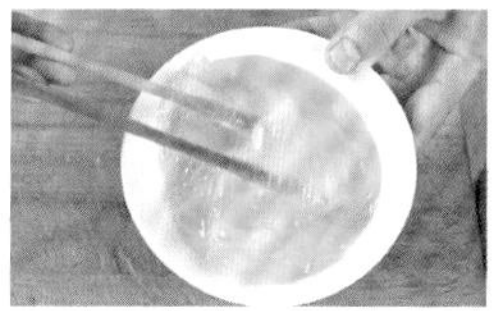

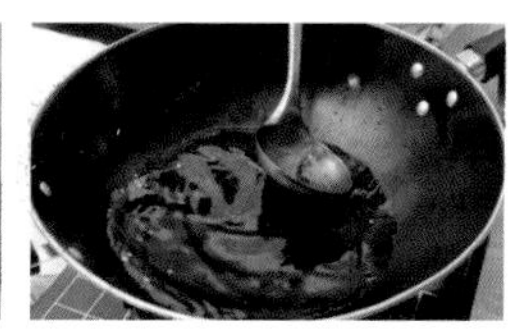

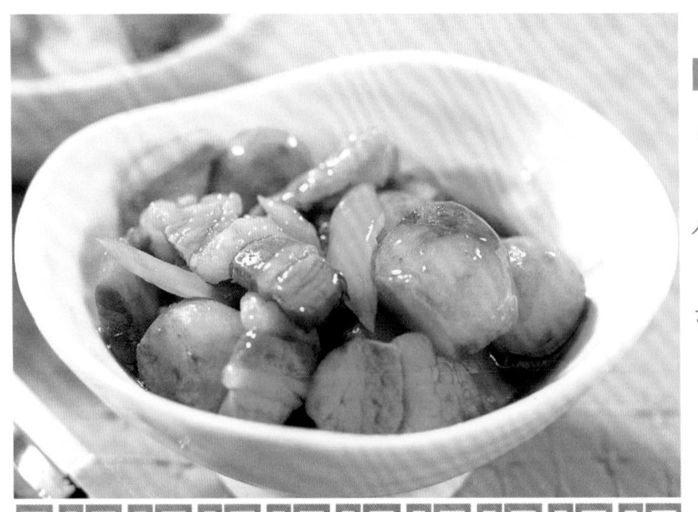

时间：30分钟 口味：咸辣鲜浓

红焖小土豆

原料 小土豆500克，猪肉100克，尖椒50克。

调料 葱段10克，姜片5克，八角2粒，精盐、鸡精、酱油、白糖、辣椒粉各1/2小匙，醪糟2小匙，植物油2大匙。

制作步骤 壹 小土豆洗净、去皮；猪肉洗净，切成厚片；尖椒洗净，去蒂及籽，切成滚刀块。

制作步骤 贰 锅内放油烧热，下入猪肉片、葱段、姜片、八角、精盐、白糖、辣椒粉、醪糟、酱油、精盐、鸡精、白糖和适量清水煮沸。

制作步骤 叁 然后下入小土豆、尖椒块煮熟至收汁，用锅铲将小土豆压扁，煎至上色，出锅装碗即可。

时间：90分钟 口味：鲜香软滑

腐竹蛤蜊汤

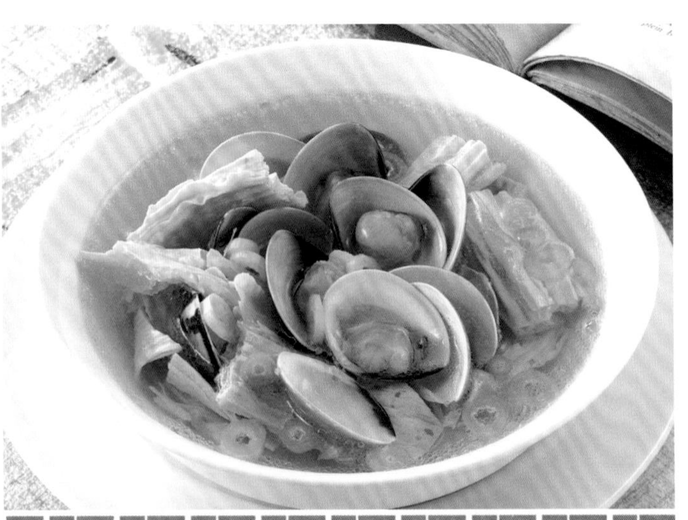

原料 腐竹150克，活蛤蜊300克，芹菜100克。

调料 精盐2小匙，高汤1500克，香油1/2小匙。

制作步骤 壹 腐竹洗净，放入清水中泡至涨发，再捞出沥干，切成小段；芹菜择洗干净，切成碎末。

制作步骤 贰 把蛤蜊洗净，放入淡盐水中浸泡1小时，使其吐净腹中泥沙，捞出蛤蜊，换清水冲净。

制作步骤 叁 锅内加入高汤烧沸，下入腐竹段、蛤蜊稍煮，加入精盐、香油、芹菜末煮匀，出锅即成。

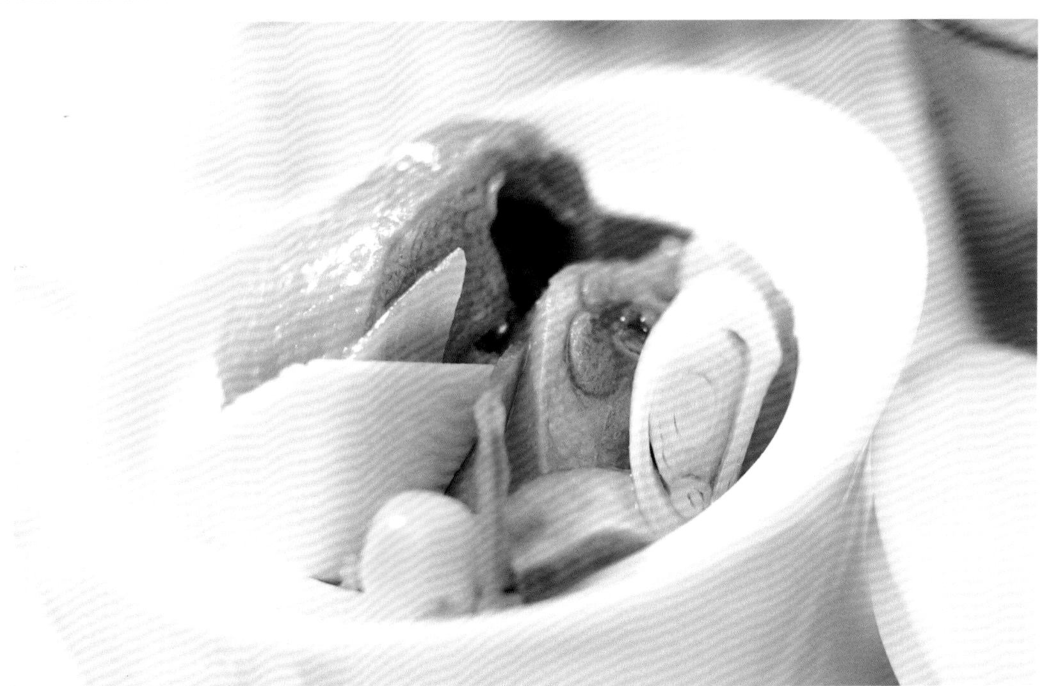

时间：40分钟 口味：咸鲜清香

时蔬炖大鹅

原料 鹅肉500克，山药150克，荷兰豆、白果仁、胡萝卜、鲜香菇各50克。

调料 葱花15克，姜片5克，香叶2片，精盐2小匙，鸡精1小匙，料酒1大匙，植物油2大匙，高汤适量。

制作步骤 壹 把鹅肉洗净，剁成大小均匀的块，放入沸水锅中焯烫一下，捞出、冲净。

制作步骤 贰 香菇去蒂、洗净；山药、胡萝卜去皮、洗净；荷兰豆择洗干净；均切成小块。

制作步骤 叁 锅中加入植物油烧热，先下入葱花、姜片炒香，再放入鹅肉块略炒，然后烹入料酒，添入高汤烧沸。

制作步骤 肆 再下入山药、荷兰豆、白果、胡萝卜、香菇，加入精盐、鸡精、香叶，转小火炖至熟烂，即可出锅。

时间：15分钟 口味：鲜嫩香辣

木樨肉

原料 猪肉200克，黄瓜50克，鸡蛋2个，水发木耳、水发黄花菜各10克。

调料 姜末5克，蒜末10克，花椒10粒，酱油1小匙，料酒2大匙，淀粉1大匙，植物油适量。

制作步骤 壹 黄瓜去蒂、洗净，切成小片；木耳、黄花菜择洗干净；猪肉切片，加入少许酱油、1个鸡蛋清和淀粉拌匀。

制作步骤 贰 鸡蛋磕入碗中，加入剩下的鸡蛋黄和少许精盐搅匀，再倒入热油锅中炒至定浆，盛出、沥油。

制作步骤 叁 锅中加上少许植物油烧热，先下入猪肉片炒至变色，加入姜末、蒜末、花椒、料酒、酱油、黄花菜炒匀。

制作步骤 肆 然后下木耳、黄瓜片翻炒均匀，再放入炒好的鸡蛋，用小火翻炒至熟香，即可出锅装盘。

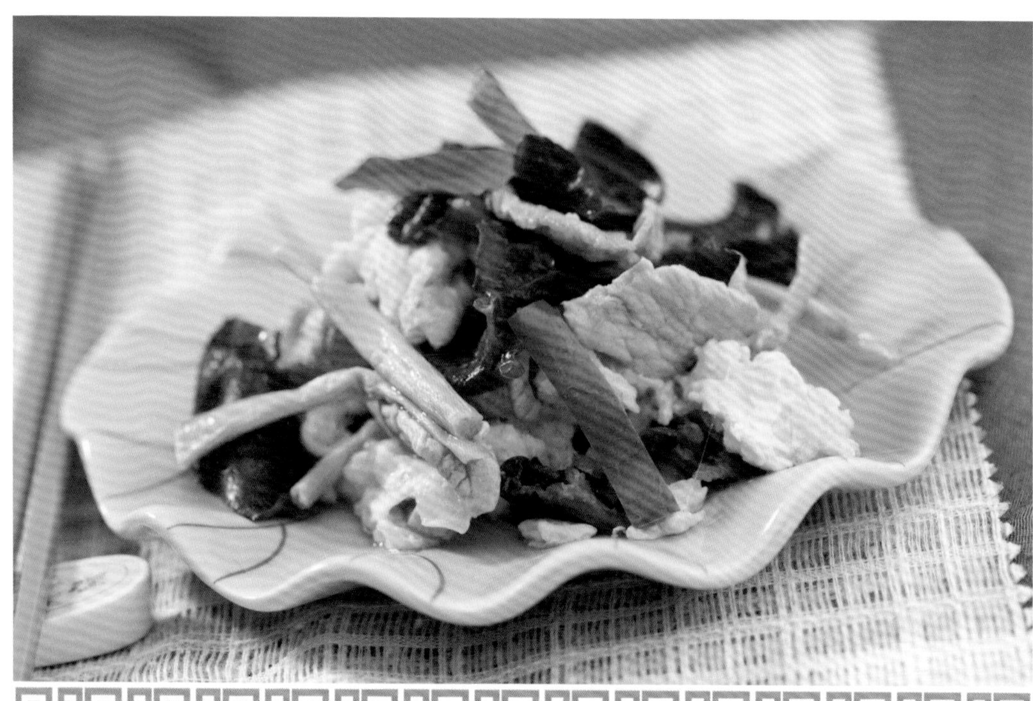

时间：20分钟 口味：鲜咸软嫩

冬笋生菜汤

原料 冬笋(罐头)1瓶(约200克)，生菜50克，红辣椒少许。

调料 姜块10克，精盐1小匙，味精1/2小匙，花椒水2大匙，鸡汤1500克，香油少许。

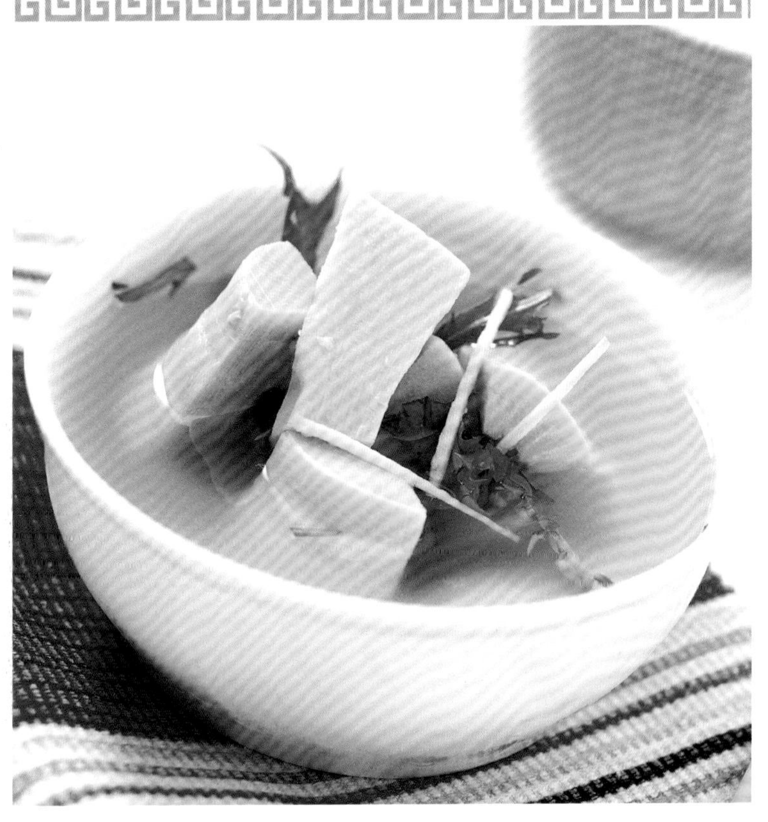

制作步骤 壹 将冬笋取出，用清水冲洗干净，切成小条，放入沸水锅内焯烫一下，捞出、过凉，沥净水分。

制作步骤 贰 生菜择洗干净，撕成小块；红辣椒去蒂，洗净，切成细丝；姜块去皮，也切成丝。

制作步骤 叁 坐锅点火，加入鸡汤烧煮至沸，下入冬笋条、姜丝、花椒水煮至入味。

制作步骤 肆 待冬笋条熟透后，放入生菜、红椒丝略煮3分钟，再加入精盐、味精调味，淋入香油，出锅即成。

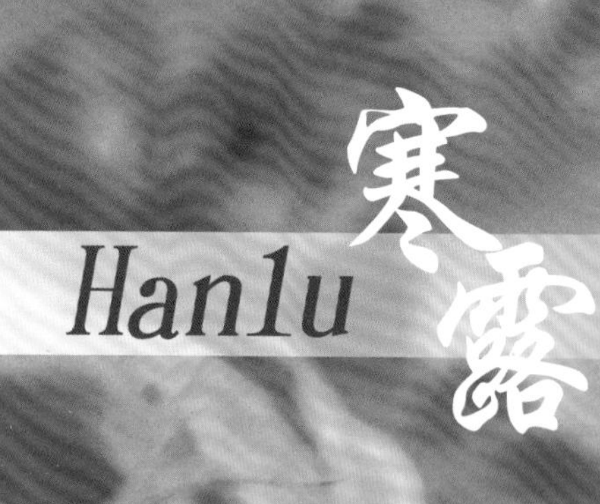

Hanlu 寒露

时间	每年10月8日或9日	黄经	太阳到达黄经195°
意义	表示露水以寒，将要结霜	属性	二十四节气之第十七节气

《月令七十二候集解》说："九月节，露气寒冷，将凝结也。"寒露的意思是气温比白露时更低，地面的露水更冷，快要凝结成霜了。寒露时节，南岭及以北的广大地区均已进入秋季，东北和西北地区已进入或即将进入冬季，北京地区大部分年份这时已可见初霜，除全年飞雪的青藏高原外，东北和新疆北部地区一般已开始降雪。

《池上》

【唐】白居易

袅袅凉风动，
凄凄寒露零。
兰衰花始白，
荷破叶犹青。
独立栖沙鹤，
双飞照水萤。
若为寥落境，
仍值酒初醒。

饮食养生

"寒露"时节雨水渐少，天气干燥，昼热夜凉。从中医角度上说，寒露在南方气候最大的特点是燥邪当令，而燥邪最容易伤肺伤胃。此时期人们的汗液蒸发较快，因而常出现皮肤干燥，皱纹增多，口干咽燥，干咳少痰，甚至会毛发脱落和大便秘结等。所以寒露饮食养生的重点是养阴防燥、润肺益胃。在饮食上应少吃辛辣刺激、香燥、熏烤等类食品，宜多吃些芝麻、核桃、银耳、萝卜、番茄、莲藕、牛奶、百合、沙参等有滋阴润燥、益胃生津作用的食品；同时增加鸡肉、鸭肉、牛肉、猪肝、鲜鱼、鲜虾、山药等以增强体质；少食辛辣之品，如辣椒、生姜、葱蒜类，因过食辛辣伤人体阴精；在注意补充水分的同时，可以多吃雪梨、香蕉、哈密瓜、苹果、提子等水果。

气候特点

寒露分为二候："　候鸿雁来宾；二候雀入大水为蛤；三候菊有黄华。"此节气中鸿雁排成一字或人字形的队列大举南迁；深秋天寒，雀鸟都不见了，海边出现很多蛤蜊；第三候的"菊始黄华"是说在此时菊花已普遍开放。

民俗风情

寒露是二十四节气中第一个以"寒"为名的。俗谚云："吃了寒露饭，单衣汉少见。"意味着寒露过后，天气由秋凉向秋寒转变，此时菊花盛开，为除秋燥，某些地区有饮菊花酒的习俗，这一习俗与登高一起，后来渐渐移至重阳节。

时间：30分钟 口味：鲜咸椒香

海米拌木耳

原料 水发黑木耳300克，海米25克。

调料 姜末、蒜末各5克，花椒10粒，精盐1/2小匙，味精、白糖、蚝油各1小匙，香油1大匙。

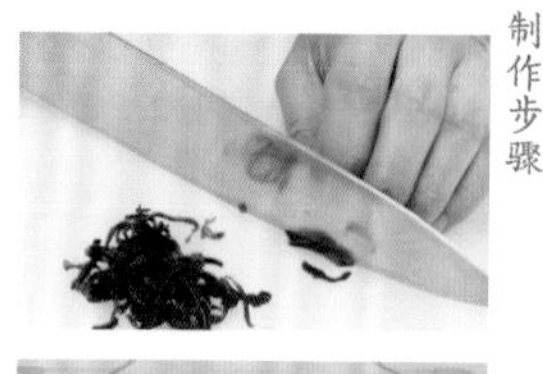

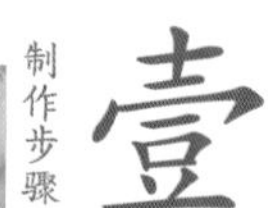

制作步骤 壹 水发黑木耳去根、洗净，切成细丝；海米洗净，用温水浸泡20分钟，捞出、沥干。

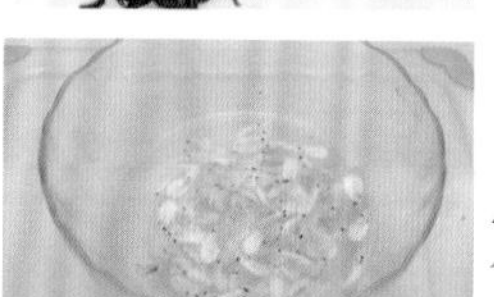

制作步骤 贰 锅中加入适量清水，放入黑木耳丝烧沸，焯煮3分钟至熟透，捞出过凉，用冷水浸泡。

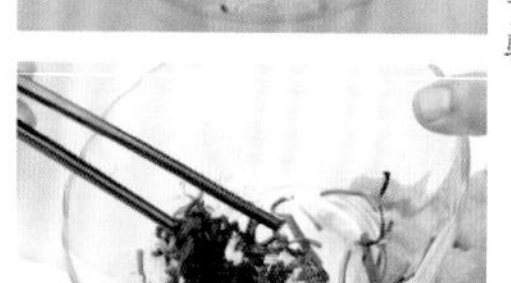

制作步骤 叁 黑木耳丝沥水，放入容器中，加入海米、蚝油、精盐、味精、白糖翻拌均匀，再装入盘中，撒上姜末、蒜末。

制作步骤 肆 锅中加入香油烧热，放入花椒粒炸出香味，捞出花椒不用，将热花椒油浇入盘中即可。

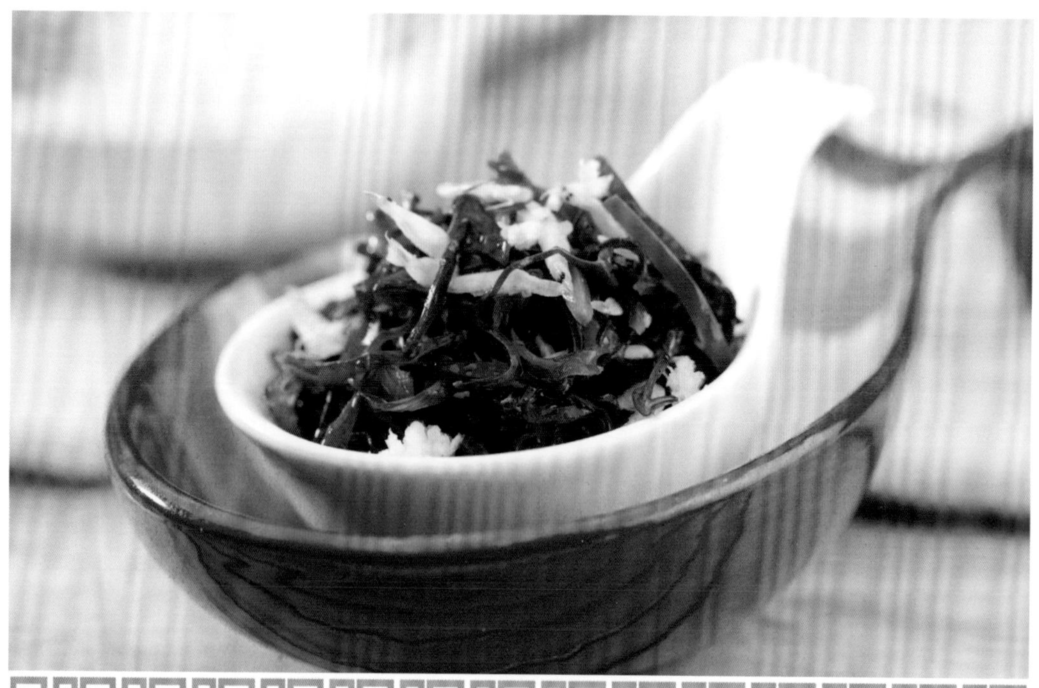

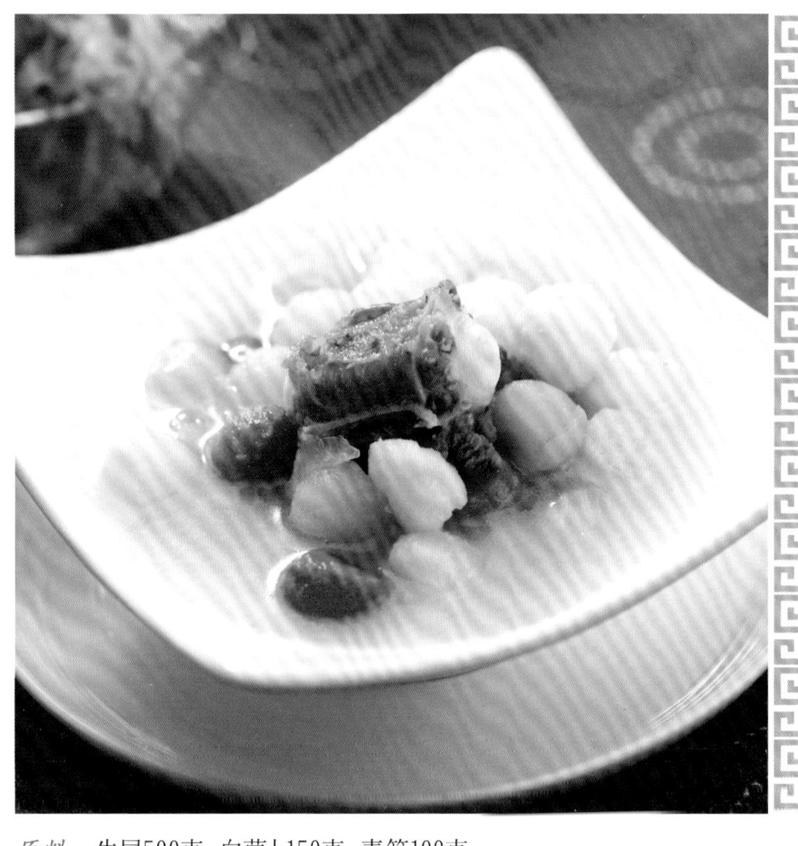

牛尾萝卜汤

时间：2小时
口味：滑嫩鲜咸

原料 牛尾500克，白萝卜150克，青笋100克。

调料 葱段15克，姜片10克，精盐1小匙、味精1/2小匙，料酒1大匙，鸡汤350克。

制作步骤 壹 牛尾洗净，从骨节处断开，再放入沸水锅中，加入少许葱段、姜片焯透，捞出，换清水冲净。

制作步骤 贰 将牛尾放入汤碗中，加入料酒、精盐、葱段、姜片、鸡汤，上屉蒸约1小时至熟烂。

制作步骤 叁 将白萝卜、青笋分别去皮、洗净，挖成圆球状，放入清水锅内煮至熟，取出。

制作步骤 肆 把萝卜、青笋球放入牛尾汤中，加入味精调匀，续蒸20分钟，捞出葱段、姜片，即可上桌。

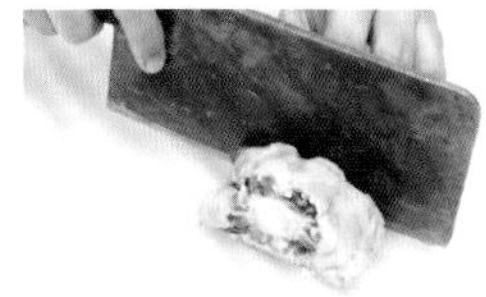

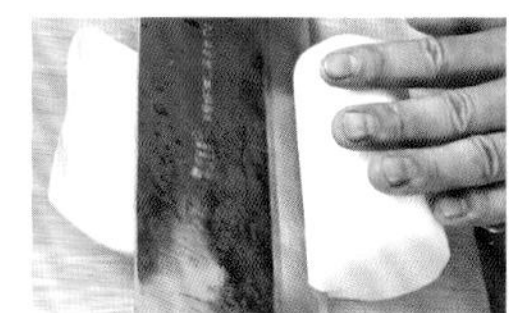

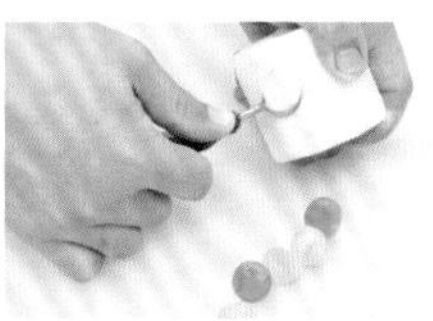

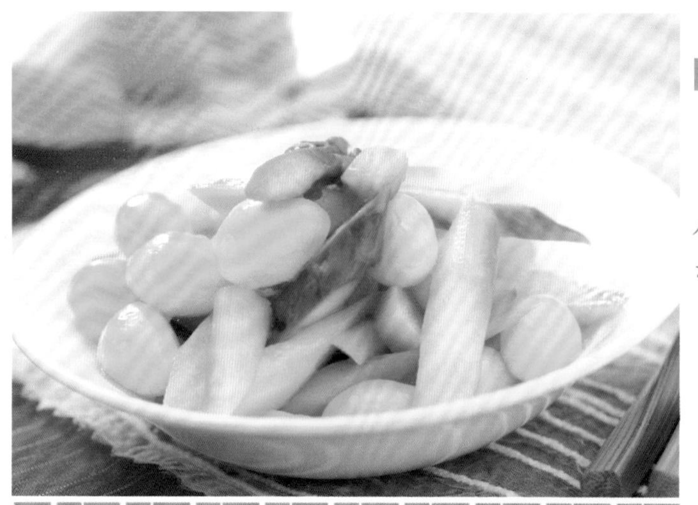

时间：15分钟 口味：咸鲜清脆

白果拌芦笋

原料 芦笋300克，白果100克。

调料 精盐、味精、白糖、香油各1小匙，蚝油少许，植物油适量。

制作步骤 壹 白果洗净，放入容器中，加入适量温水浸泡10分钟，取出后剥去外壳，放入热油锅中滑透，捞出、沥油。

制作步骤 贰 芦笋去根，削去外皮，用清水洗净，切成小段，放入沸水锅中，加上少许精盐焯烫一下，捞出、沥干。

制作步骤 叁 将白果仁、芦笋段一同放入大碗中，加入蚝油、味精、白糖、精盐翻拌均匀，再淋上香油，即可装盘上桌。

时间：8小时 口味：软嫩香浓

叉烧排骨

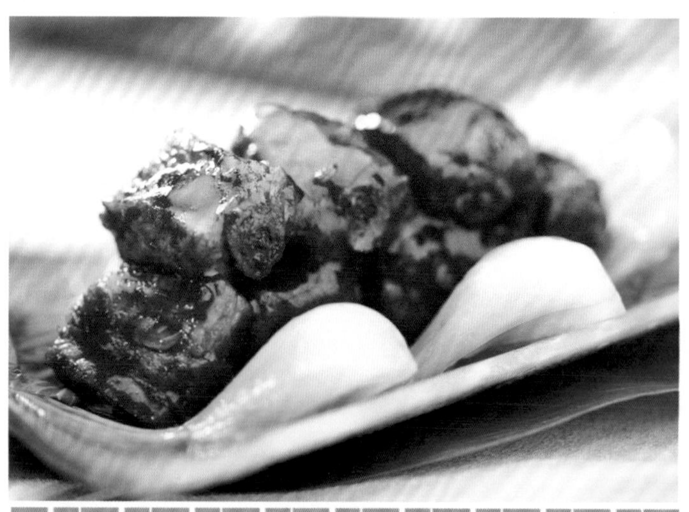

原料 猪排骨500克，油菜心100克，熟芝麻少许。

调料 葱段15克，姜片10克，精盐、味精、白糖、料酒各2小匙，腐乳、番茄酱、植物油各适量。

制作步骤 壹 油菜心去根、洗净，放入沸水锅中焯烫一下，捞出，用冷水快速过凉，沥干水分，摆入大盘中垫底。

制作步骤 贰 猪排骨剁成段，加入腐乳、葱段、姜片、白糖、精盐、味精拌匀，腌渍6小时至入味，再下入热油锅中炸至酥脆，捞出。

制作步骤 叁 另起锅加油烧热，放入料酒、番茄酱、腌排骨汁、排骨段及清水，炖至排骨熟透、软烂，盛在油菜心上，撒上熟芝麻即可。

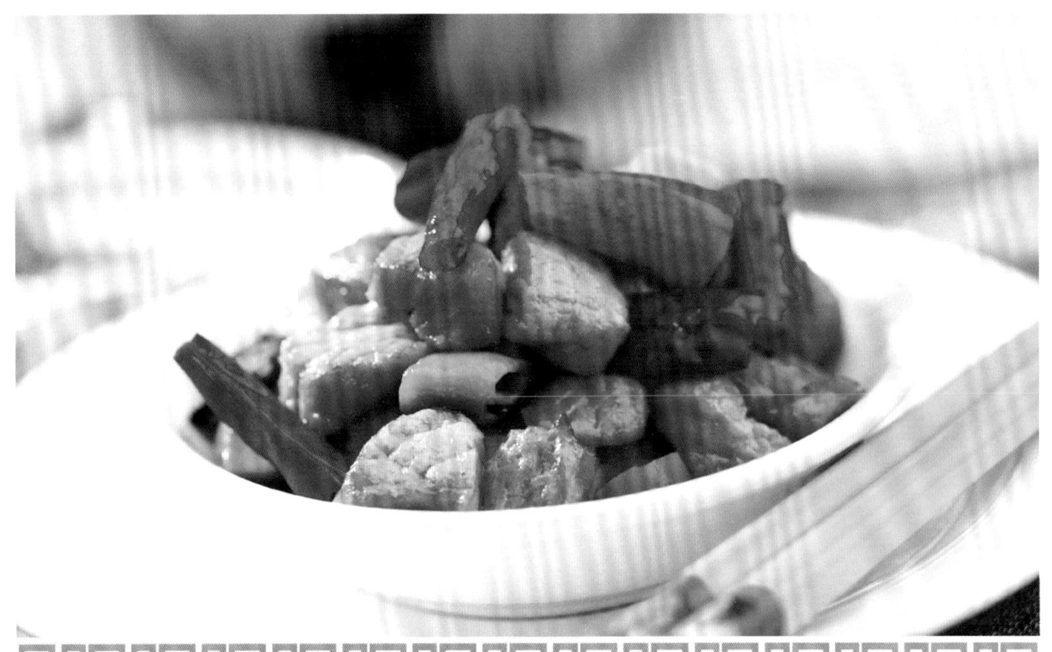

时间：25分钟 口味：香辣咸鲜

家常牛肉粒

原料 牛肉400克，鸡蛋1个，红辣椒段25克。

调料 葱末、姜末、蒜片各10克，精盐、味精、香油各1小匙，酱油、水淀粉各2小匙，花椒粉1/2小匙，淀粉、面粉各1大匙，牛肉汤2大匙，植物油适量。

制作步骤 壹 牛肉洗净、切丁，加入鸡蛋液、面粉、淀粉和少许精盐抓匀，再下入热油中炸至表皮稍硬，捞出、沥油。

制作步骤 贰 把精盐、酱油、味精、水淀粉、牛肉汤放入小碗中，调匀成味汁。

制作步骤 叁 净锅置火上，加上少许植物油烧热，先下入葱末、姜末、蒜片、红辣椒段炒香出味。

制作步骤 肆 再放入牛肉丁、花椒粉略炒，然后烹入味汁翻炒至入味，淋入香油，出锅装盘即可。

时间：30分钟 口味：豆豉浓香

豉香鸡翅

原料 鸡中翅10只(约500克)。

调料 蒜末10克，精盐、鸡精各1/2小匙，白糖2大匙，酱油、料酒、淀粉各1大匙，豆豉3大匙，植物油1000克(约耗60克)。

制作步骤 壹 鸡中翅去净绒毛，放入大碗中，加入酱油、白糖、料酒拌匀，腌渍入味。

制作步骤 贰 把豆豉剁成碎粒，放入烧热的油锅内炒出香味，再放入白糖炒透，出锅成油豆豉。

制作步骤 叁 把腌好的鸡翅裹匀一层淀粉，下入热油锅中炸至金黄色，捞出鸡中翅、沥油。

制作步骤 肆 净锅上火，加油烧热，下入蒜末炒香，加入油豆豉、精盐、鸡精和鸡中翅炒匀，出锅即可。

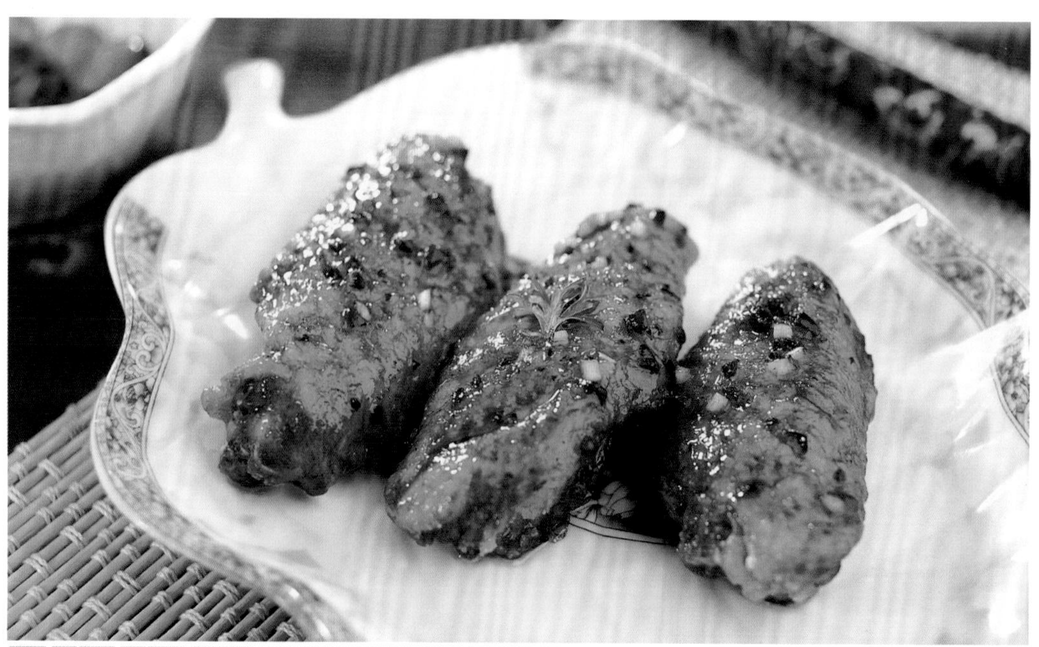

时间：15分钟 口味：香辣酸甜

宫保大虾

原料 大虾8只（约500克），红干椒30克。

调料 葱段15克，蒜片10克，花椒10粒，酱油2小匙，白糖、白醋、醪糟、番茄酱各1/2小匙，水淀粉1小匙，植物油适量。

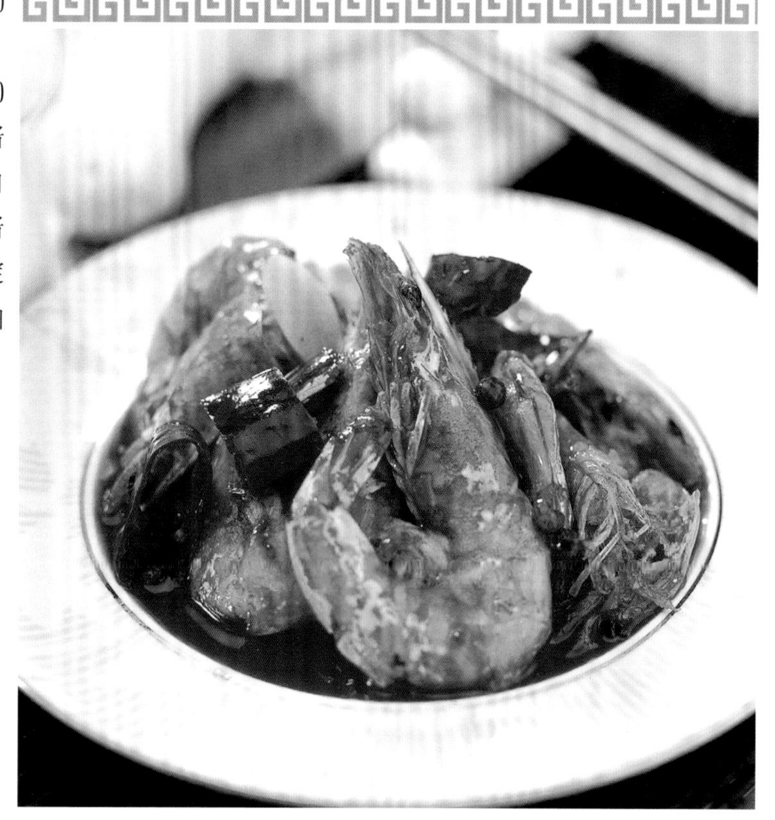

制作步骤 壹 大虾在背部划一刀，去除沙线，洗净、沥干；红干椒洗净，去蒂及籽，切成小段。

制作步骤 贰 净锅置火上，放入植物油烧至七成热，把大虾拍匀淀粉，下入油锅中炸至金红色，捞出、沥油。

制作步骤 叁 锅中留少许底油，复置火上烧热，先下入花椒、红干椒炸香，再放入葱段、蒜片、大虾略炒。

制作步骤 肆 然后加入白糖、白醋、酱油、醪糟、番茄酱翻炒至入味，用水淀粉勾芡，即可出锅装盘。

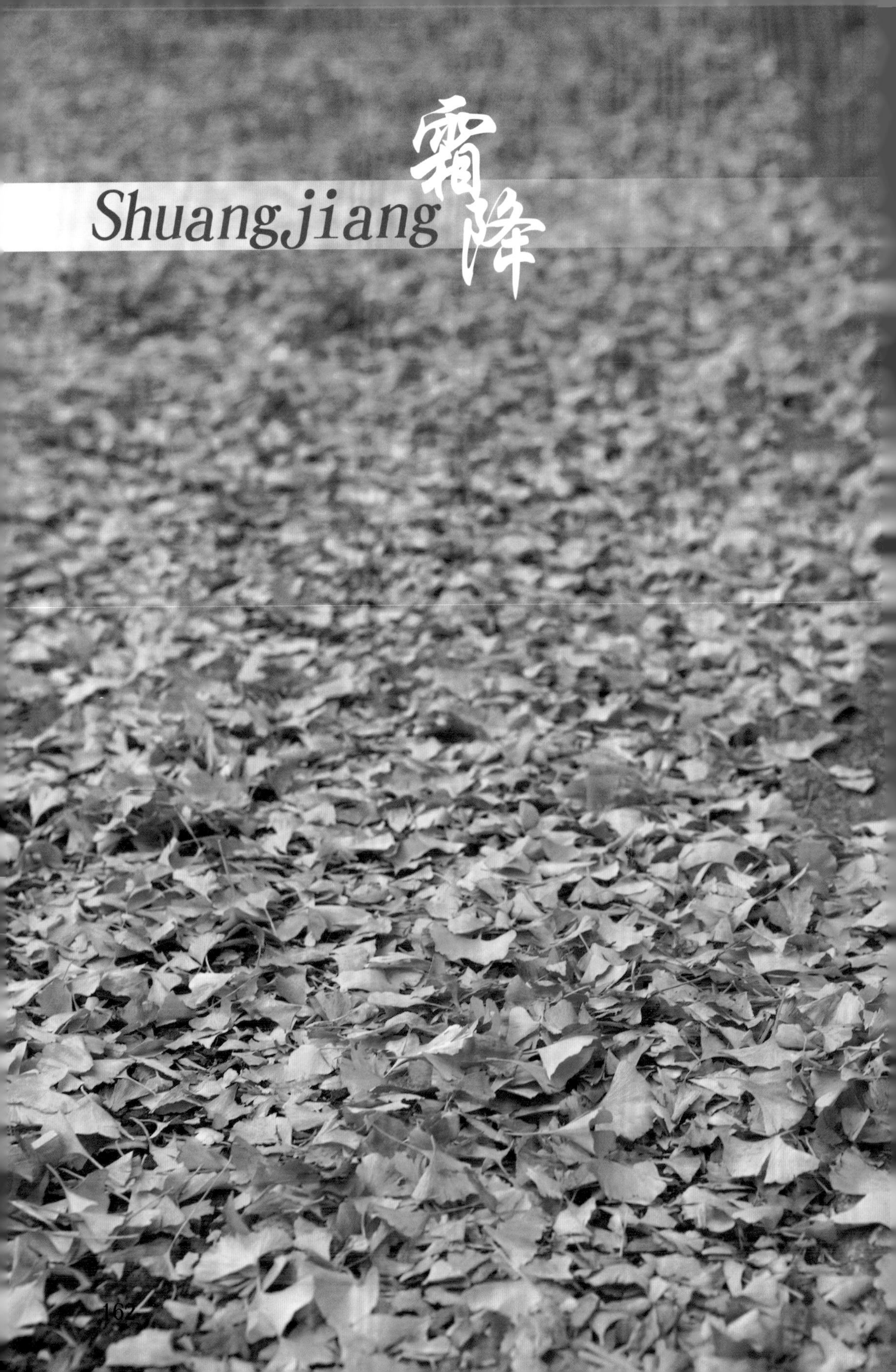

Shuangjiang 霜降

时间	每年10月23日或24日	黄经	太阳位于黄经210°
意义	表示天气渐冷，开始有霜	属性	二十四节气之第十八节气

气象学上，一般把秋季出现的第一次霜叫作“早霜”或“初霜”。《月令七十二候集解》说：“九月中，气肃而凝，露结为霜矣。”此时，我国黄河流域已出现白霜，千里沃野上，一片银色冰晶熠熠闪光，另外树叶枯黄，开始落叶。古籍《二十四节气解》中说：“气肃而霜降，阴始凝也。”可见“霜降”表示天气逐渐变冷，露水凝结成霜。

《赋得九月尽》

【唐】元稹

霜降三旬后，
蓂馀一叶秋。
玄阴迎落日，
凉魄尽残钩。
半夜灰移琯，
明朝帝御裘。
潘安过今夕，
休咏赋中愁。

饮食养生

霜降节气正处于秋季三个月的最后十八天，中医理论认为，每一季度的后十八天都由脾脏所主，因此霜降正是补养脾胃的最好时机。同时，由于脾胃功能过于亢奋，加上寒冷天气的刺激，又易导致胃病的发生，是慢性胃炎、胃及十二指肠溃疡病复发的高峰期。因此，在霜降这一节气中，养护脾胃是养生防病的重要一环。另外中医养生学认为，霜降进补最重要，此时进补主要是为寒冷的冬季提前做好准备。因此民间有一种说法叫“补冬不如补霜降”，意思是说深秋的补养比冬天进补更重要，秋补是打基础，只有基础牢固了，到了冬季人体才能够抵御风雪严寒的侵袭，达到预防疾病、保健强身的目的。

气候特点

每逢霜降时节，空气中的水汽在夜晚温度降低时遇到地面上的物体，就会附着于其表面凝结成霜。清晨在太阳出来前，我们时常能看到包裹在干枯树枝上的雾凇，这是大自然在提醒我们，冬天快要到来了。

民俗风情

在中国的一些地方，霜降时节要吃红柿子，在当地人看来，这样不但可以御寒保暖，同时还能补筋骨，是非常不错的霜降食品。对于这个习俗的解释是：霜降这天要吃柿子，不然整个冬天嘴唇都会裂开。还有的地区会在霜降这一天吃鸭子或牛肉来添秋膘。

时间：50分钟 口味：咸鲜香嫩

葱椒鲜鱼条

原料 活草鱼1条(约1000克)，红椒丝15克。

调料 葱段25克，姜片15克，精盐1小匙，味精2小匙，白糖、料酒各3大匙，香油2大匙，鸡汤500克，植物油适量。

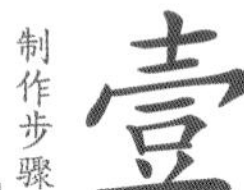

制作步骤 壹 草鱼宰杀，去鳞、去鳃、除内脏，洗涤整理干净，再从背部剔去鱼骨，取净鱼肉。

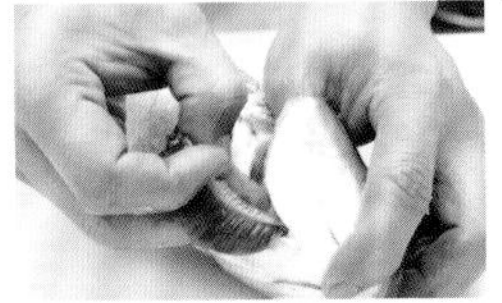

制作步骤 贰 鱼肉切成长条，用葱段、姜片、精盐、料酒拌匀，腌渍30分钟，下入热油中炸至熟透，捞出。

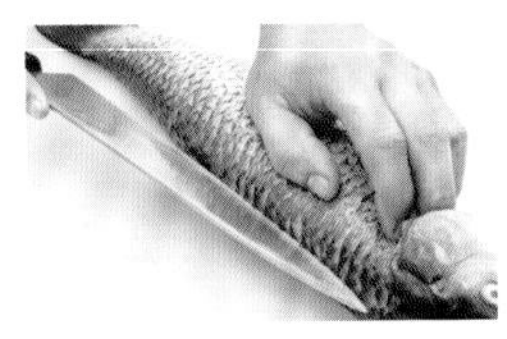

制作步骤 叁 锅中留少许底油，复置火上烧热，先放入白糖、精盐、料酒、鸡汤烧沸，再下入鱼条调匀。

制作步骤 肆 改用小火烧至熟，待锅内汤汁浓稠时，加入少许葱段、红椒丝炒匀，淋上香油，出锅装盘即成。

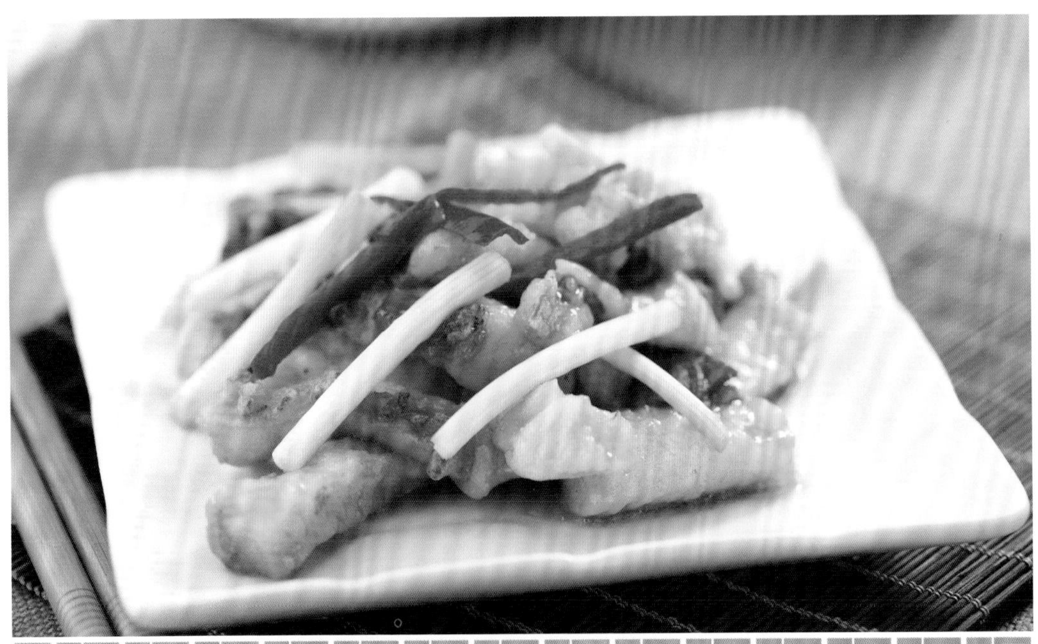

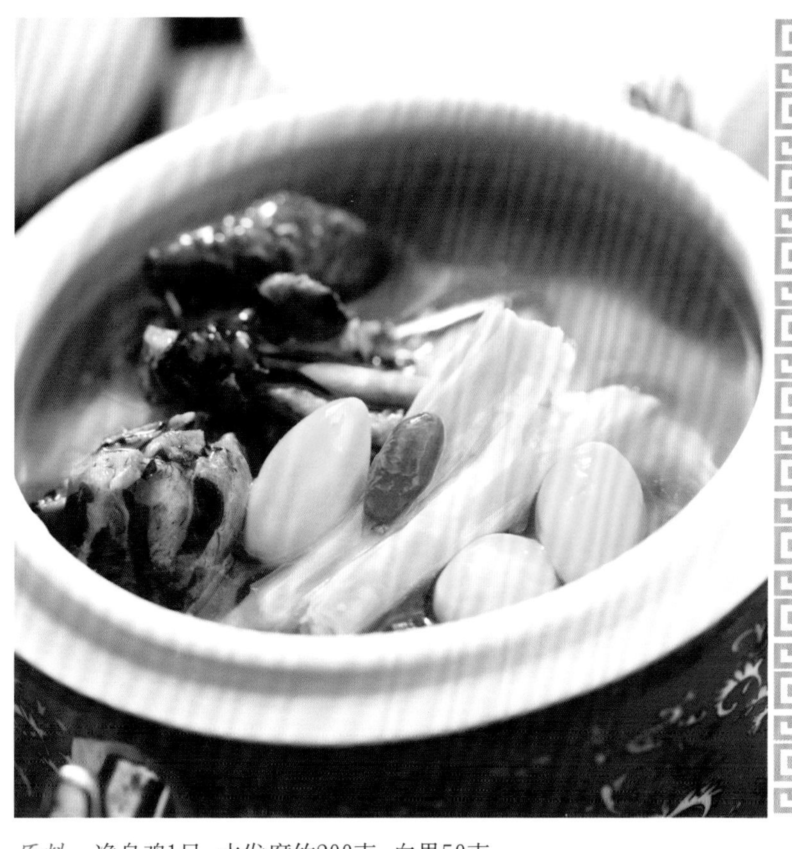

银杏腐竹炖乌鸡

时间：2小时
口味：鲜嫩香浓

原料 净乌鸡1只，水发腐竹200克，白果50克。

调料 葱段20克，姜片10克，精盐、鸡精各1大匙，味精2小匙，料酒2大匙，胡椒粉少许。

制作步骤 壹 乌鸡洗净，剁成大块，放入清水锅中烧沸，焯煮5分钟，捞出、冲净；白果去壳、去芯，洗净。

制作步骤 贰 水发腐竹洗净，切成3厘米长的段，再用沸水焯透，捞出，过凉，挤干水分。

制作步骤 叁 锅中加入适量清水，先下入乌鸡块、白果、腐竹，再放入精盐、味精、鸡精、料酒、胡椒粉煮沸，出锅倒入汤盆内。

制作步骤 肆 用牛皮纸密封汤盆，入笼用中火蒸约1.5小时至鸡块熟烂，取出后揭开牛皮纸，即可上桌。

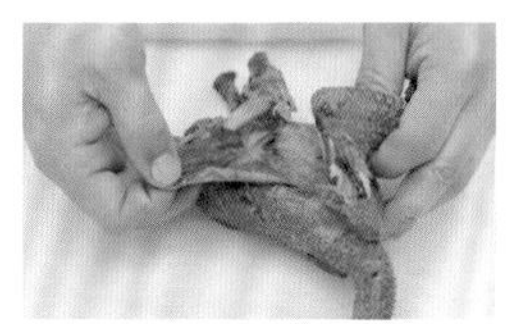

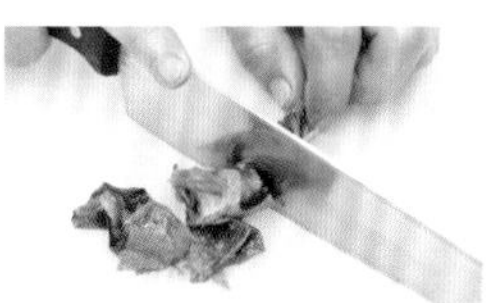

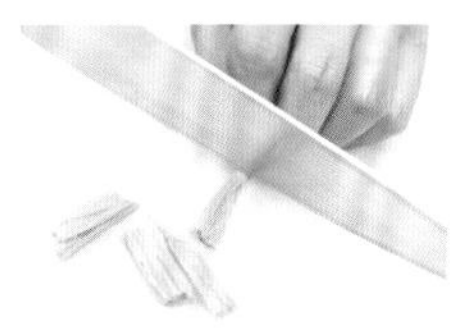

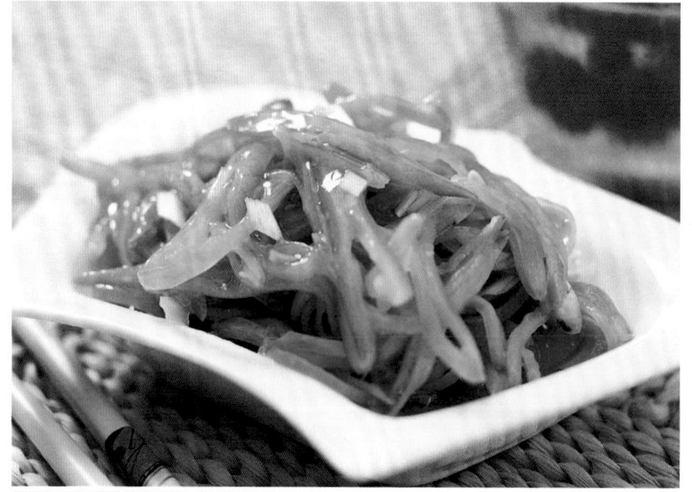

时间：10分钟 口味：椒麻味浓

椒麻扁豆

原料 扁豆250克。

调料 大葱10克，精盐1/2小匙，味精1小匙，花椒粒少许，鲜汤3大匙，香油2小匙。

制作步骤 **壹** 将扁豆撕去豆筋、洗净，放入沸水锅中煮至熟透，捞出，用冷水过凉，沥干水分，然后切成细丝，装入盘中。

制作步骤 **贰** 花椒粒放入锅内炒出香味，出锅晾凉，放在案板上压成碎末；大葱去根和老叶，洗净，切成细丝。

制作步骤 **叁** 坐锅点火，加入香油烧热，先下入葱丝炒出香味，再加入精盐、味精、花椒粉、鲜汤煮沸，出锅浇在扁豆丝上即可。

时间：25分钟 口味：酱香浓郁

酱焖茄子

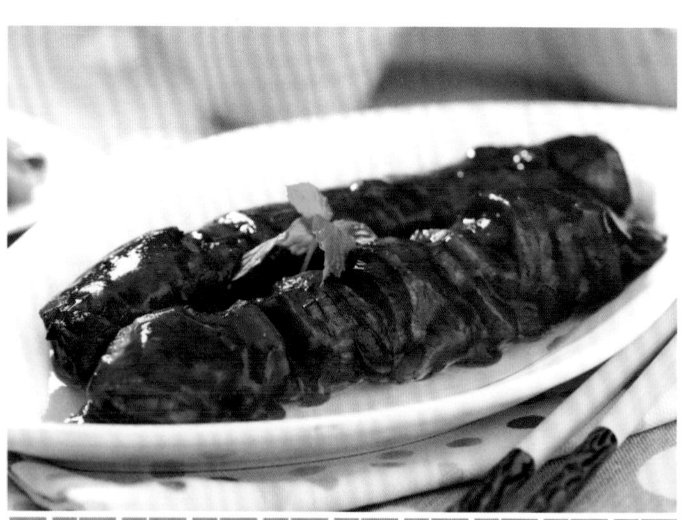

原料 长茄子500克。

调料 葱花15克，姜末5克，蒜片10克，精盐、白糖各1小匙，酱油、味精各2小匙，黄酱2大匙，水淀粉1大匙，清汤150克，植物油800克(约耗150克)。

制作步骤 **壹** 将长茄子去蒂、洗净，在表面剞上斜纹花刀，放入烧至六成热的油锅内炸至金黄色，捞出、沥油。

制作步骤 **贰** 锅中留少许底油，复置火上烧热，先下入葱花、姜末、蒜片炒香，再放入黄酱炒匀，然后添入清汤烧沸。

制作步骤 **叁** 下入茄子，加入白糖、精盐、酱油、酱油，转小火焖至软烂，再用水淀粉勾芡，调入味精，淋上少许明油，即可出锅装盘。

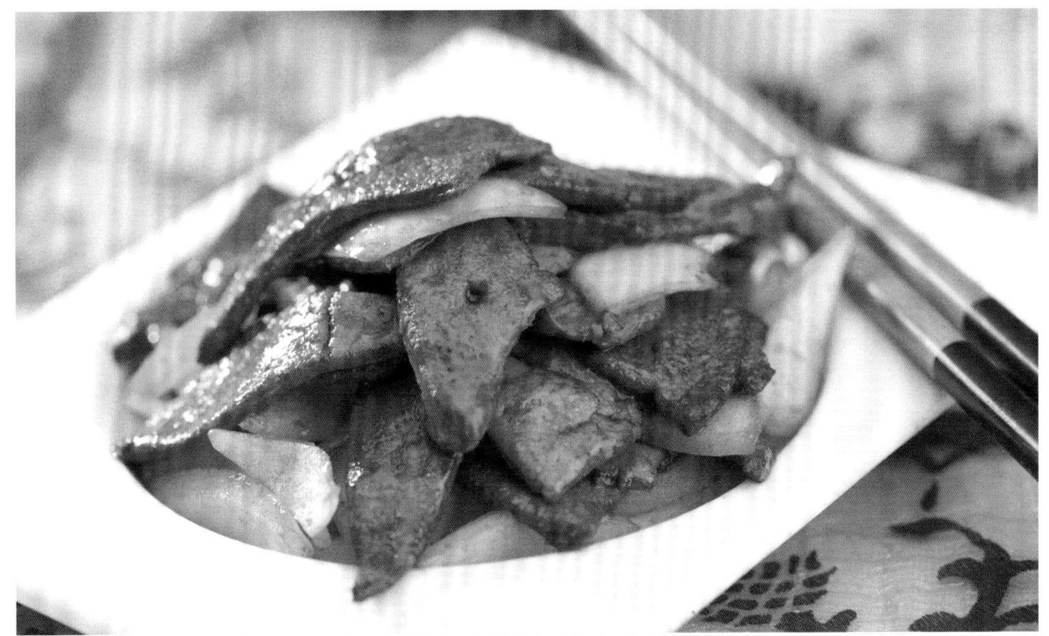

时间：25分钟 口味：软糯鲜香

洋葱炒猪肝

原料 猪肝300克，洋葱200克，泡辣椒10克。

调料 精盐1小匙，味精1/2小匙，酱油1大匙，白糖、白醋各1/2大匙，淀粉2大匙，水淀粉2小匙，清汤100克，植物油500克(约耗50克)。

制作步骤 壹 洋葱剥去老皮，洗净，切成小块；猪肝去掉筋膜，洗净，切成片，加入少许精盐、味精拌匀，稍腌。

制作步骤 贰 把猪肝片拍上一层淀粉，下入烧至六成热的油锅中炸透，见外表酥脆时，捞出、沥油。

制作步骤 叁 锅中留底油烧热，先下入洋葱块、泡辣椒炒香，再烹入白醋，加入酱油、白糖、精盐、味精炒匀。

制作步骤 肆 然后添入清汤烧沸，用水淀粉勾芡，放入炸好的猪肝片翻炒均匀，即可出锅装盘。

时间：20分钟 口味：清香味美

杭椒牛柳

原料 牛里脊肉350克，杭椒200克，鸡蛋1个。

调料 精盐、味精各1/2小匙，鸡精少许，料酒2大匙，淀粉、水淀粉各1大匙，嫩肉粉、香油各1小匙，植物油750克（约耗50克）。

制作步骤 **壹** 牛里脊肉切成小条，放入碗中，加入味精、鸡精、料酒、鸡蛋液、嫩肉粉、淀粉抓匀；杭椒洗净，切去两端。

制作步骤 **贰** 锅中加油烧至六成热，下入牛肉条滑散、滑熟，捞出、沥油；再放入杭椒滑至翠绿，捞出、沥干。

制作步骤 **叁** 锅中留少许底油烧热，放入杭椒、牛肉、精盐、味精、鸡精、料酒炒匀，用水淀粉勾芡，淋入香油即可。

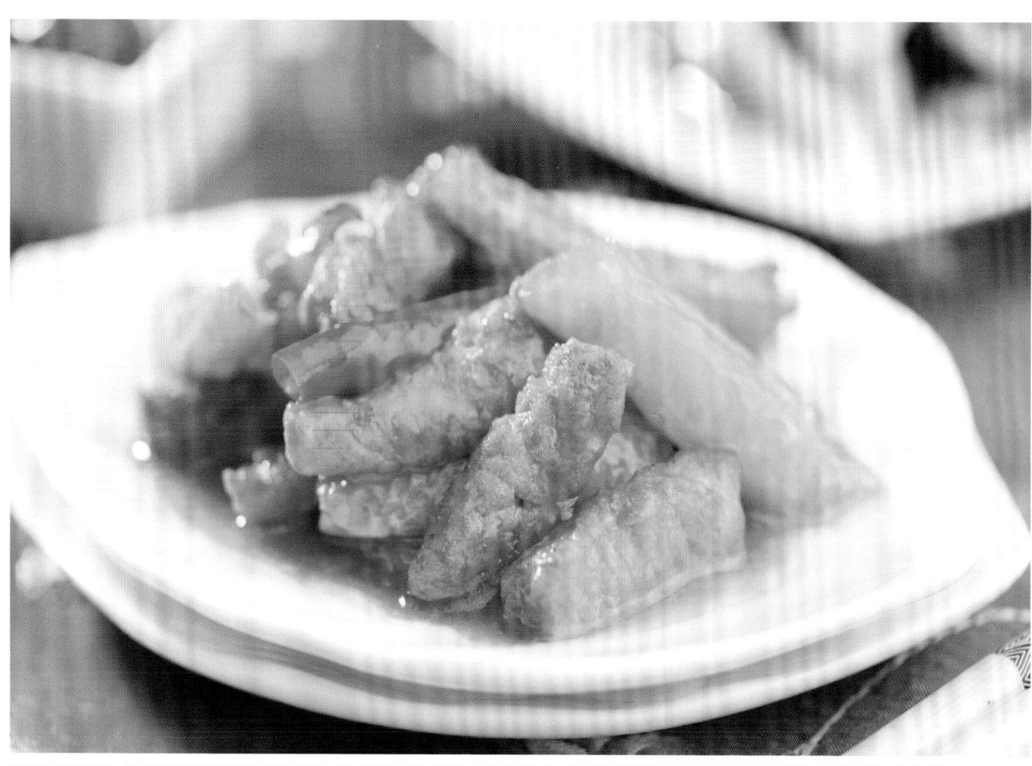

时间：80分钟 口味：软嫩酒香

酒卤东坡肉

原料 带皮猪五花肉1大块（约600克），红枣25克。

调料 草果40克，陈皮、川贝、甘草、香叶、桂皮、红枣各5克，酱油5大匙，味精1大匙，冰糖80克，料酒100克，蚝油3大匙。

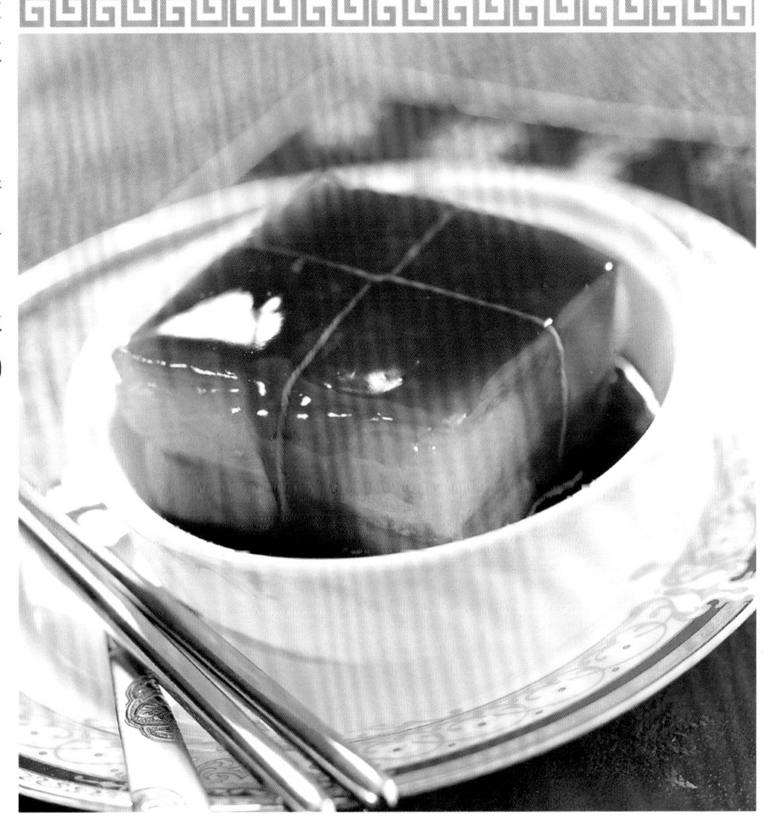

制作步骤 壹 带皮猪五花肉刮洗干净，放入冰箱中速冻片刻，取出后切成正方形，用棉绳绑好。

制作步骤 贰 坐锅点火，加入适量清水，先放入草果、陈皮、川贝、甘草、香叶、桂皮调匀。

制作步骤 叁 再加入红枣、酱油、味精、冰糖、料酒、蚝油，用旺火烧沸，再转小火熬煮至出味成卤汁。

制作步骤 肆 砂锅上火，倒入煮好的卤汁，放入五花肉块，小火慢卤至熟烂，出锅装碗即成。

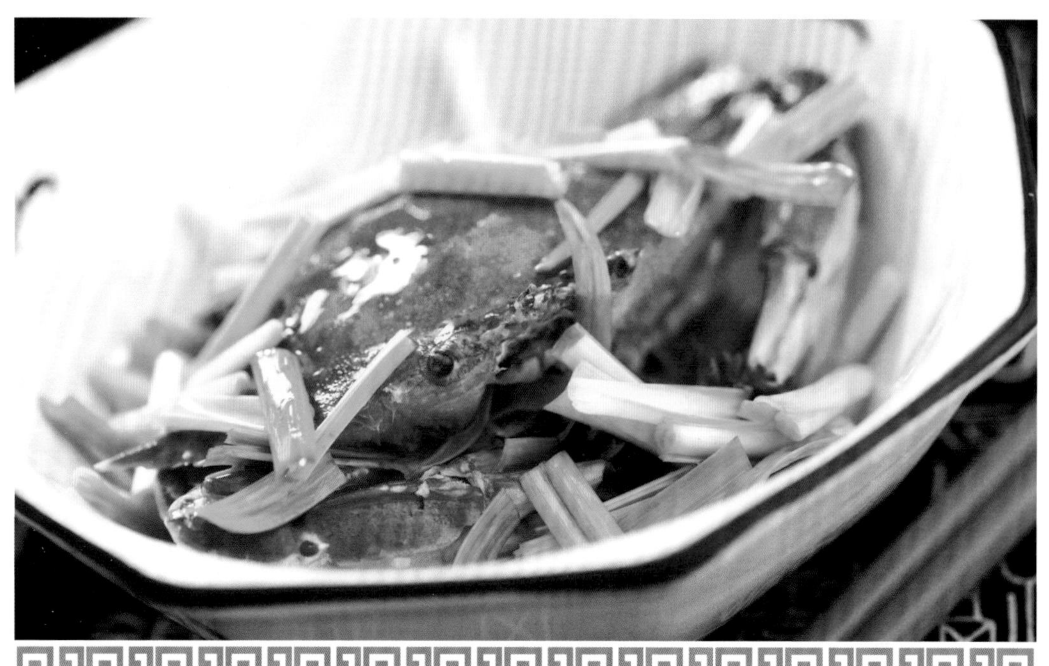

时间：20分钟 口味：鲜香味美

鲜香炒蟹

原料 活海蟹3只(约750克)，蒜苗50克。

调料 姜末5克，精盐1小匙，味精、米醋各1/2小匙，淀粉1大匙，料酒2小匙，高汤100克，水淀粉、香油各少许，植物油、水淀粉各适量。

制作步骤 壹 海蟹揭开蟹盖，去除内脏，刷洗干净，沥水，再剁成两半；蒜苗择洗干净，切成小段。

制作步骤 贰 净锅置火上，放入植物油烧至六成热，把海蟹块拍上淀粉，放入油锅中炸至金红色，捞出。

制作步骤 叁 锅中留少许底油，复置火上烧热，先下入姜末炒香，再放入蟹块略炒，然后添入高汤烧沸。

制作步骤 肆 加入精盐、味精、料酒炒至入味，放入蒜苗段炒匀，用水淀粉勾芡，淋入香油、米醋即可。

Part 4 冬季

WINTER

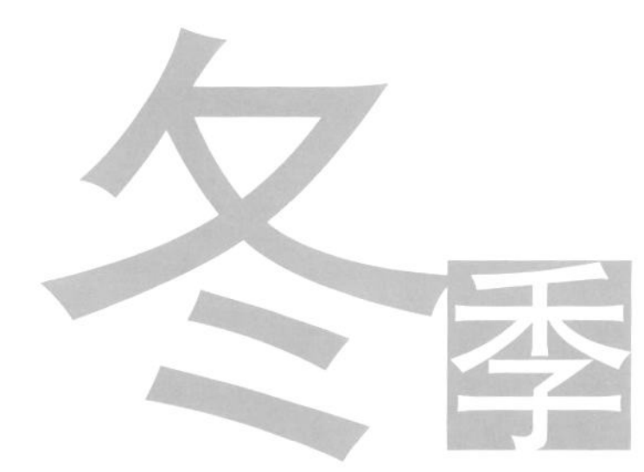

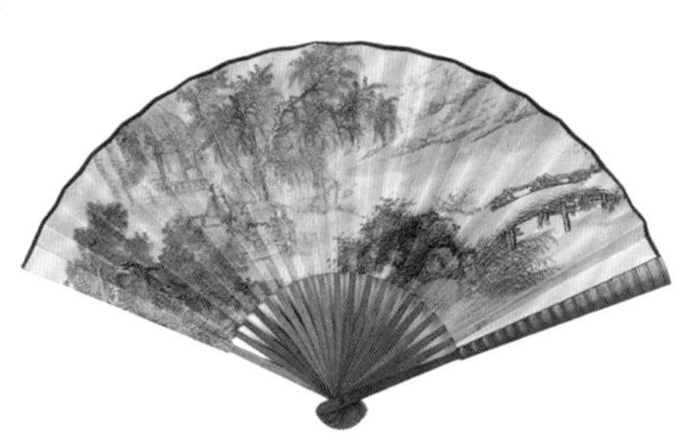

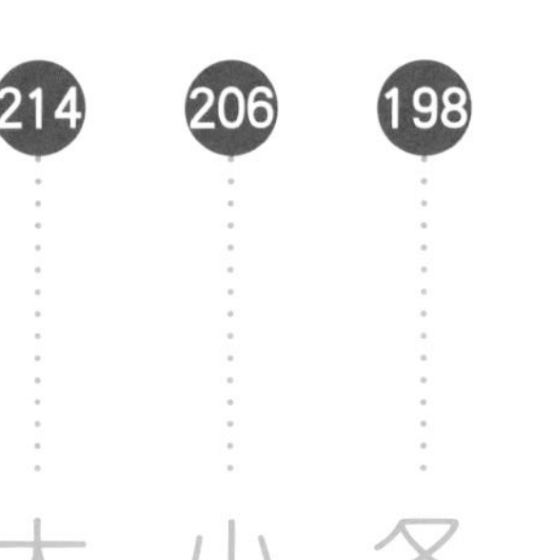

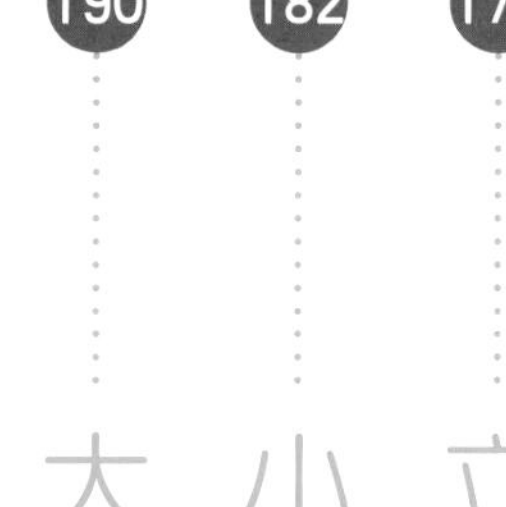

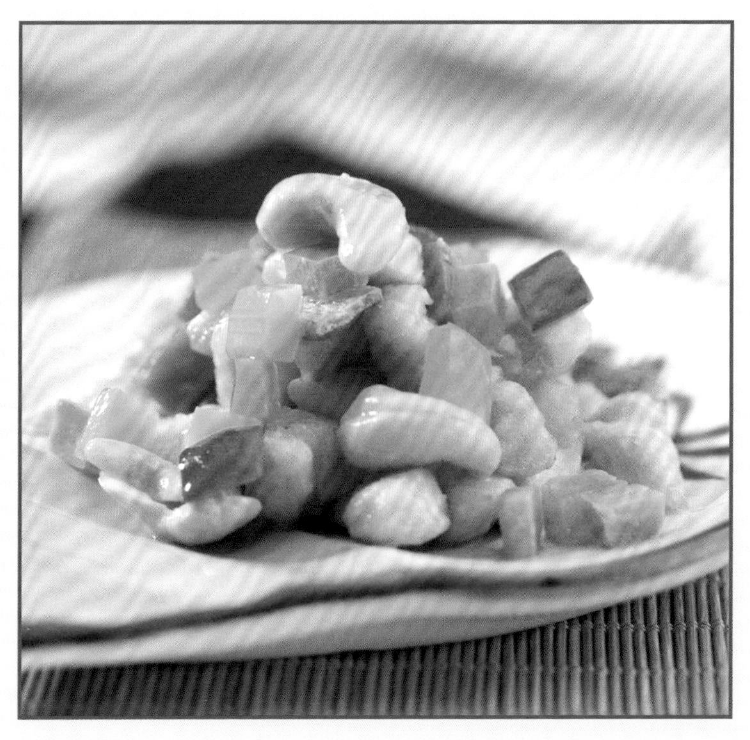

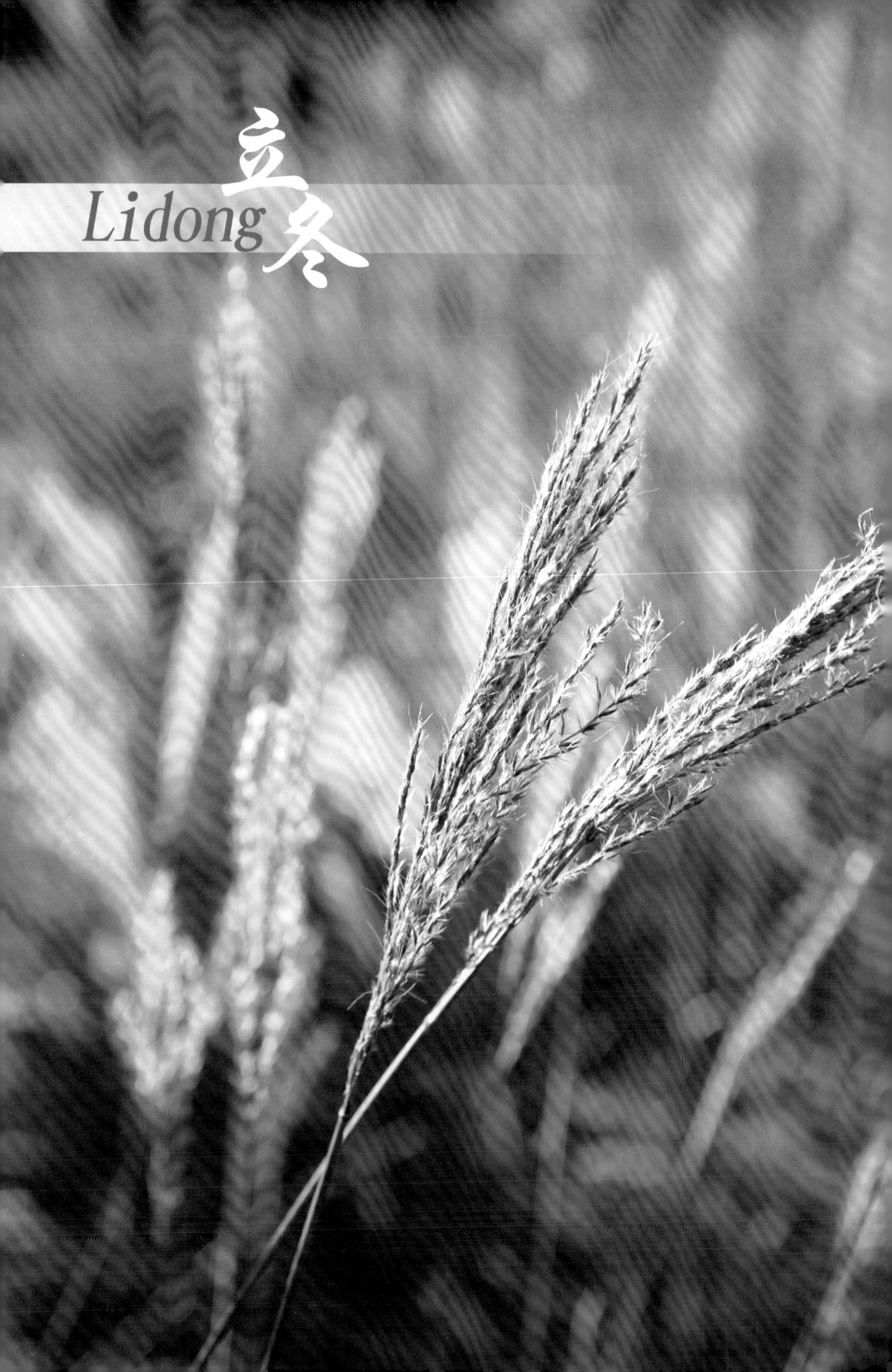
立
Lidong 冬

时间	每年11月7日或8日	黄经	太阳位于黄经225°
意义	表示寒冷冬季的开始	属性	二十四节气之第十九节气

对“立冬”的理解，我们还不能仅仅停留在冬天开始的意思上。追根溯源，古人对“立”的理解与现代人一样，是建立、开始的意思。但“冬字就不那么简单了，《月令七十二候集解》中对“冬”的解释是：“冬，终也，万物收藏也”，意思是说秋季作物全部收晒完毕，收藏入库，动物也已准备冬眠。看来，“立冬”是表示冬季开始，万物收藏，归避寒冷的意思。

《立冬日作》

【宋】陆游

室小财容膝，

墙低仅及肩。

方过授衣月，

又遇始裘天。

寸积篝炉炭，

铢称布被绵。

平生师陋巷，

随处一欣然。

饮食养生

元代忽思慧《饮膳正要》曰：“冬气寒，宜食黍，以热性治其寒。”就是说少食生冷，但也不宜躁热。冬至要食用一些滋阴潜阳，热量较高的膳食，同时也要多吃新鲜蔬菜以避免维生素的缺乏。这里须要注意的是，我国幅员辽阔，地理环境各异，人们的生活方式不同，同属冬令，西北地区与东南沿海的气候条件迥然有别；冬季的西北地区天气寒冷，进补宜大温大热之品，如牛羊、狗肉等；长江以南地区虽已入冬，但气温较西北地区要温和，进补应以清补甘温之味，如鸡鸭、鱼类；地处高原山区地带，则应以甘润生津之品的果蔬为宜。除此之外，还要因人而异，因为食有谷肉果菜之分，人有男女老幼之别，体有虚实寒热之辩，故冬令养生应根据实际情况选择。

气候特点

立冬分为三候：“一候水始冰；二候地始冻；三候雉入大水为蜃。”此节气水已经能结成冰；土地开始冻结；三候中的雉指野鸡，蜃为大蛤，立冬后野鸡不多见了，海边却可以看到大蛤，古人认为雉到立冬后便变成大蛤了。

民俗风情

在我国北方，特别是北京、天津的人们爱吃饺子。为什么立冬吃饺子？因为饺子是来源于“交子之时”的说法。大年三十是旧年和新年之交，“立冬”是秋冬季节之交，故交子之时的饺子不能不吃。现在人们已经逐渐恢复了这一古老民俗，立冬之日，各样的饺子卖得很火。

时间：15分钟 口味：酥香适口

酥炸芝麻大虾

原料 大虾500克，白芝麻100克，鸡蛋1个。

调料 精盐、料酒各2小匙，味精1/2小匙，面粉2大匙，植物油1000克（约耗75克）。

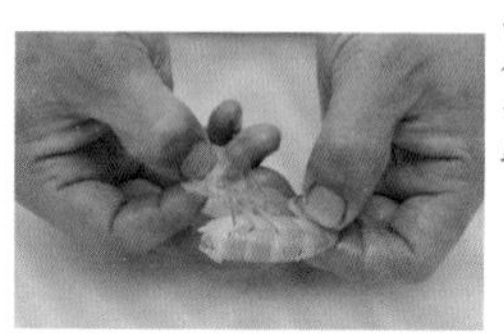

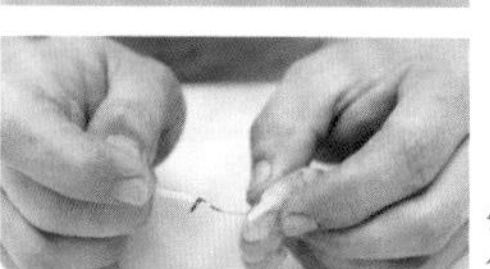

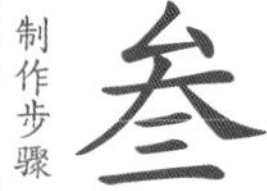

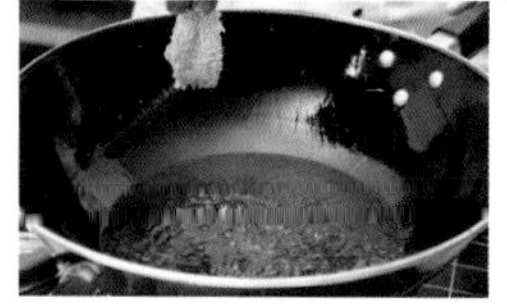

制作步骤 壹 大虾去壳、去沙线，留下头、尾，洗净、沥干，再从背部片开（腹部相连）；鸡蛋磕入碗中搅匀成鸡蛋液。

制作步骤 贰 把大虾放在案板上，用擀面杖捶成虾片，然后加入精盐、料酒、味精拌匀，腌渍入味。

制作步骤 叁 将腌渍好的大虾片拍匀少许面粉，挂匀一层鸡蛋液，最后裹匀一层白芝麻成芝麻大虾生坯。

制作步骤 肆 炒锅置火上，加上植物油烧至五成热，放入芝麻大虾生坯炸至金红色，捞出沥油，装盘即可。

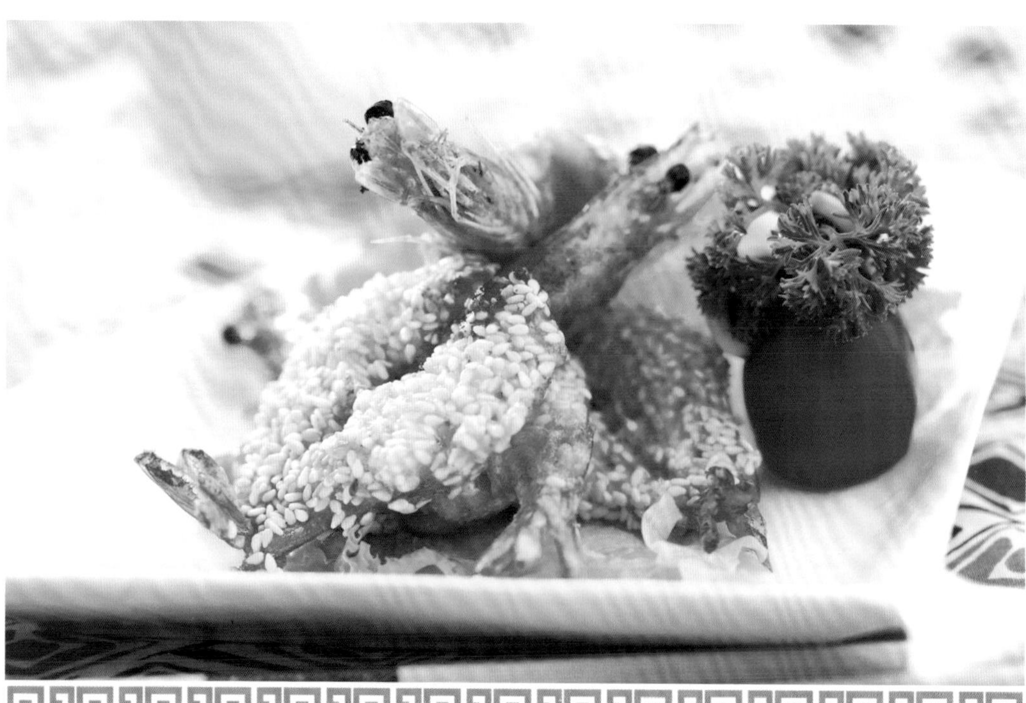

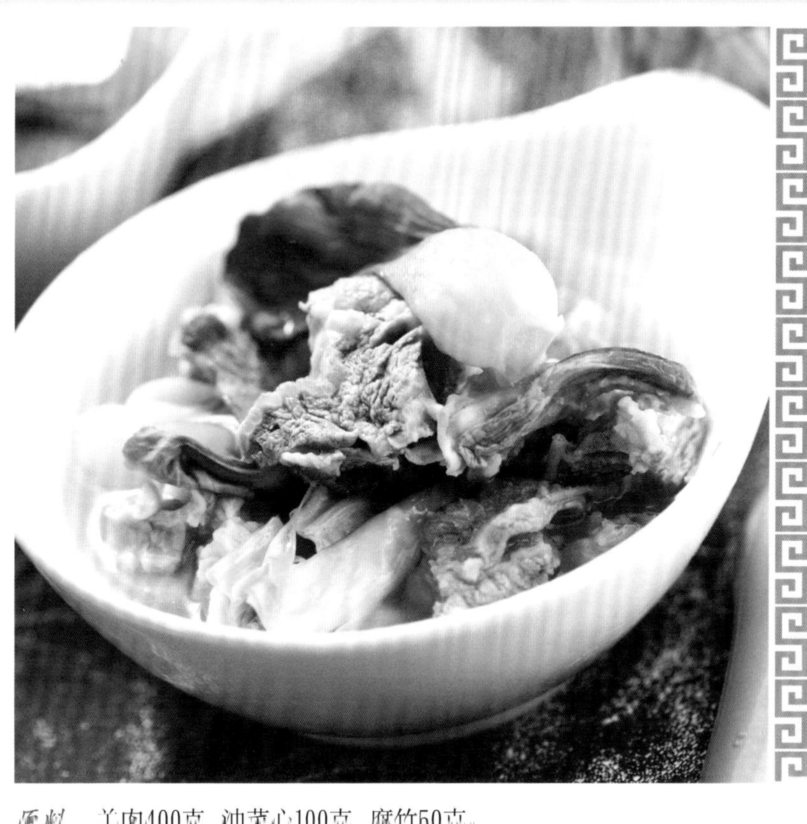

腐竹羊肉煲

时间：60分钟

口味：鲜嫩香浓

原料 羊肉400克，油菜心100克，腐竹50克。

调料 葱花、姜末、红干椒各5克，精盐2小匙，味精、胡椒粉、酱油、香油各1小匙，鲜汤750克，植物油3大匙。

制作步骤 **壹** 羊肉洗净、切块，放入清水锅中煮至八分熟，捞出冲净；腐竹用清水泡发，切成小段；油菜心洗净。

制作步骤 **贰** 净锅置火上，加上植物油烧热，先下入红干椒炸香，再放入羊肉块、葱花、姜末炒匀。

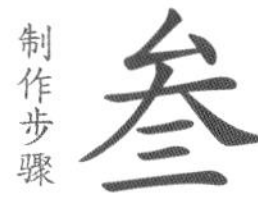

制作步骤 **叁** 倒入鲜汤煮至沸，然后加入酱油、精盐、味精、胡椒粉调匀，转小火炖煮25分钟至熟。

制作步骤 **肆** 再放入腐竹段、油菜心略煮几分钟，倒入烧热的砂煲中，淋入香油，即可上桌食用。

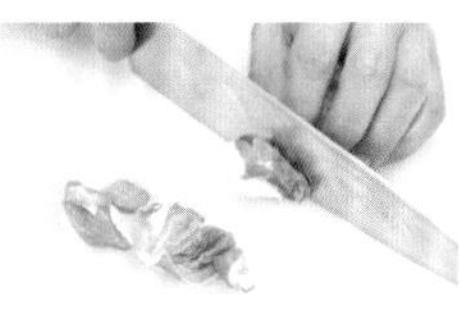

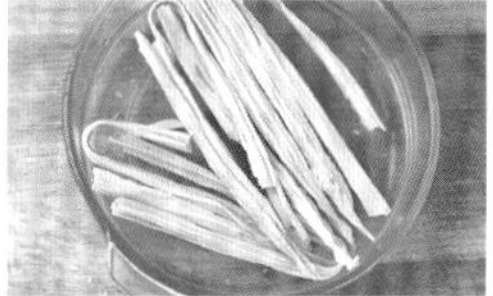

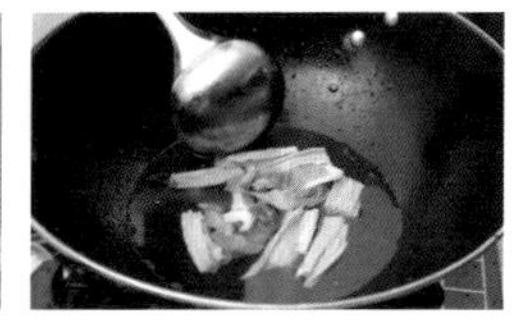

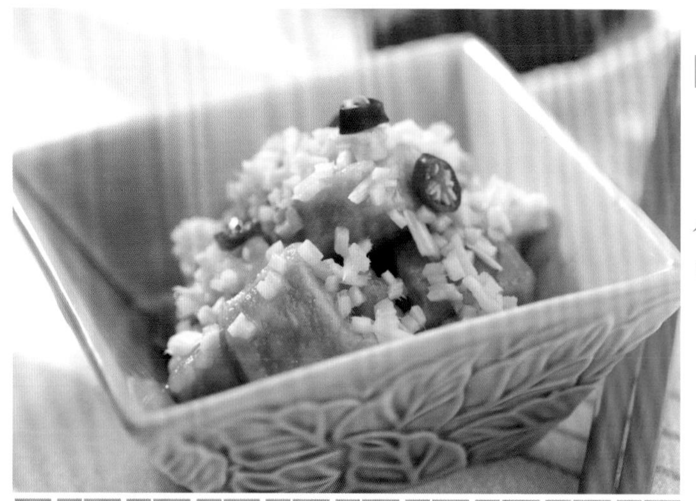

时间：30分钟 口味：软嫩清香

姜汁热窝鸡

原料 净仔鸡1只(约1000克)。

调料 葱花15克，姜末25克，精盐1/2小匙，味精、米醋各1小匙，酱油2小匙，水淀粉1大匙，鲜汤250克，植物油2大匙。

制作步骤 **壹** 仔鸡洗净，放入清水锅中煮至熟嫩，捞出仔鸡、晾凉，再去除仔鸡的背骨、腿骨，切成3厘米见方的小块。

制作步骤 **贰** 净锅置火上，加上植物油烧至八成热，先下入姜末炒出香味，再放入鸡块翻炒均匀，然后添入鲜汤烧沸。

制作步骤 **叁** 加入精盐、酱油、味精调匀，转小火烧约5分钟，再用水淀粉勾芡，淋上米醋，撒上葱花，即可出锅上桌。

时间：20分钟 口味：清香味美

姜汁空心菜

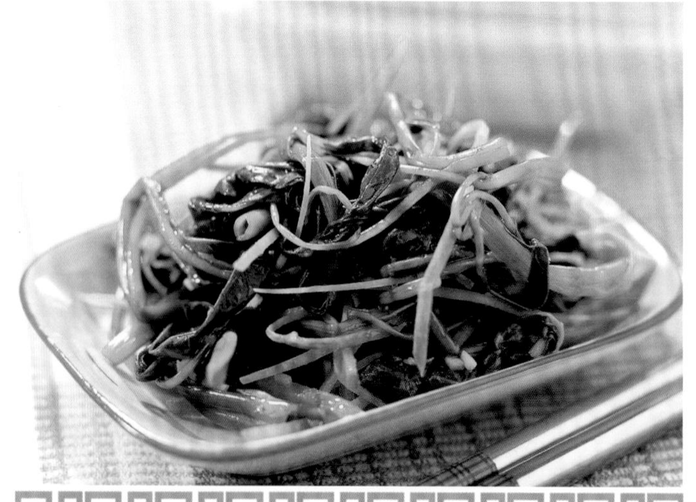

原料 空心菜750克，胡萝卜半根(约100克)。

调料 精盐1小匙，姜汁2小匙，米醋、香油各1/2小匙，植物油1大匙。

制作步骤 **壹** 空心菜择取嫩尖，用手将茎管掐破，用清水洗净、沥水；胡萝卜去根，削去外皮、洗净，切成细丝。

制作步骤 **贰** 锅中加入适量清水，先放入植物油和少许精盐烧沸，再下入胡萝卜丝、空心菜焯烫至熟，捞出、沥干。

制作步骤 **叁** 将胡萝卜丝、空心菜放入容器中晾凉，加入精盐、姜汁、香油翻拌均匀，然后装入盘中，淋上米醋拌匀即可。

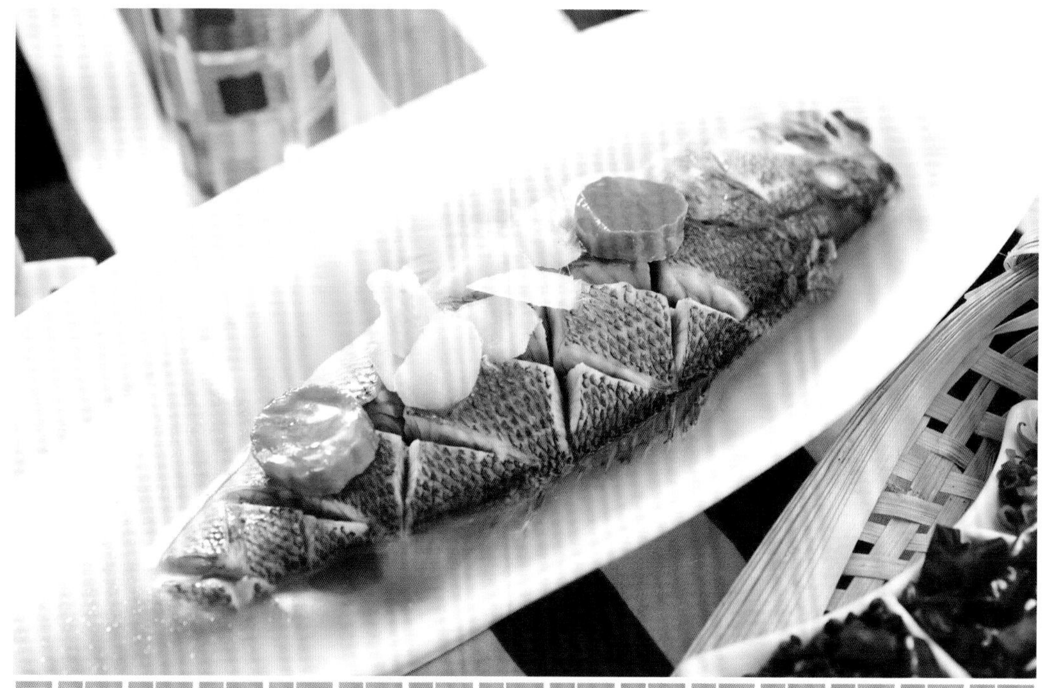

时间：40分钟 口味：鲜嫩爽滑

老姜鲈鱼汤

原料 活鲈鱼1条(约750克)。

调料 姜片20克，精盐1小匙，料酒1大匙，香油3大匙，猪骨汤1500克。

制作步骤 壹 鲈鱼宰杀，去鳞、去鳃、除内脏，洗净、沥干，再在鱼身两侧剞上交叉花刀。

制作步骤 贰 坐锅点火，加入香油烧至六成热，放入鲈鱼煎至两面呈金黄色，捞出、沥油。

制作步骤 叁 锅中留少许香油烧热，先下入姜片炒出香味，再放入鲈鱼略烧，然后烹入料酒，添入猪骨汤。

制作步骤 肆 用旺火烧沸，撇去浮沫，转小火煲约30分钟，加入精盐调匀，即可出锅装碗。

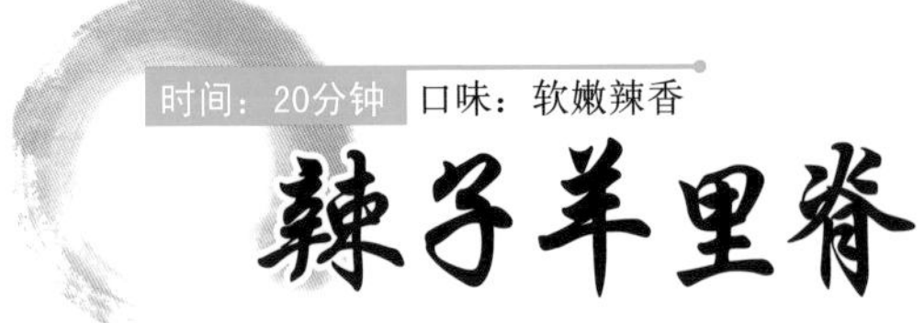

时间：20分钟 口味：软嫩辣香

辣子羊里脊

原料 羊里脊肉300克，青椒、冬笋各50克，鸡蛋清1个。

调料 葱花10克，姜末、蒜末各5克，精盐、白糖各1小匙，味精1/2小匙，酱油、料酒、香油各1大匙，辣椒酱、淀粉、水淀粉各3大匙，清汤、植物油各2大匙。

制作步骤 壹 羊里脊肉去掉筋膜，洗净，沥水，切成丁，加入鸡蛋清、淀粉、精盐、辣椒酱抓匀。

制作步骤 贰 冬笋去根、去皮，放入沸水锅内焯烫一下，捞出、过凉，切成丁；青椒洗净，切成小丁。

制作步骤 叁 锅中加上植物油烧热，先下入葱花、姜末、蒜末炒香，再放入羊肉丁、青椒丁、冬笋丁炒匀。

制作步骤 肆 然后加入料酒、酱油、白糖、味精、清汤炒至入味，用水淀粉勾芡，淋入香油，出锅装盘即可。

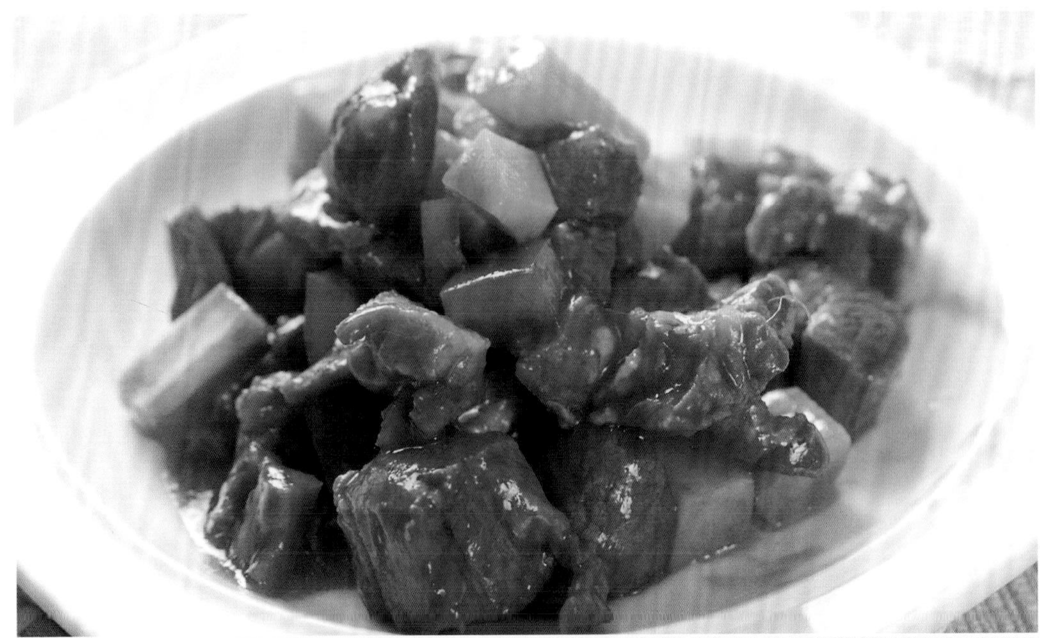

时间：90分钟 口味：滑嫩香浓

大鹅焖土豆

原料 鹅肉500克，土豆300克。

调料 葱花15克，姜片5克，八角1粒，精盐1小匙，味精1/2小匙，酱油1大匙，料酒4小匙，葱油3大匙。

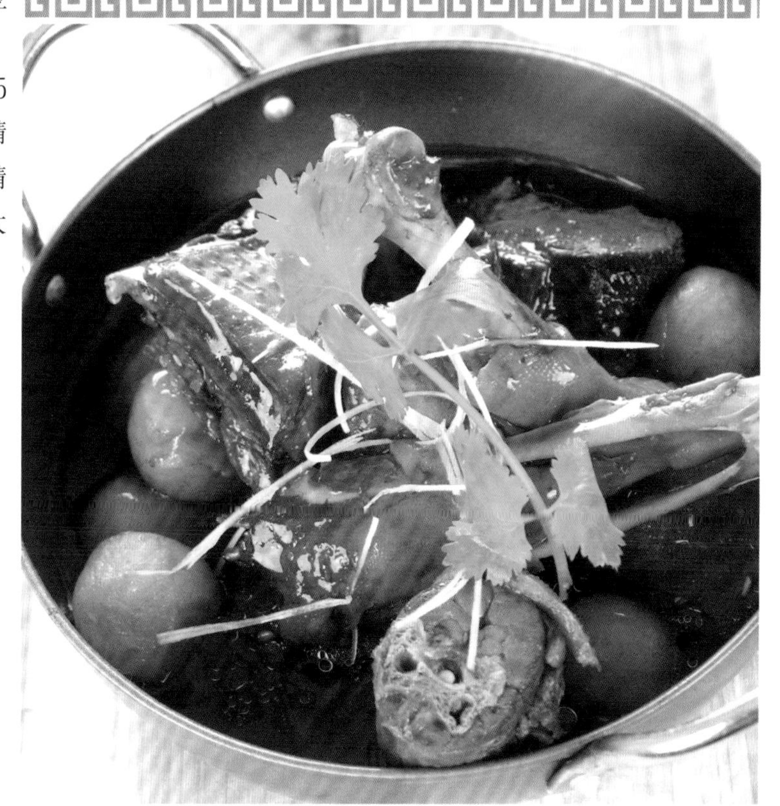

制作步骤 壹 鹅肉洗净，剁成大块，放入沸水锅中焯烫一下，捞出、沥干；土豆去皮、洗净，切成滚刀块。

制作步骤 贰 坐锅点火，加入葱油烧热，先下入葱花、姜片、八角炒香，再放入鹅肉块煸干水分。

制作步骤 叁 然后烹入料酒，添入适量清水，加入酱油调匀，用中火焖煮至鹅肉块将熟。

制作步骤 肆 再放入精盐、土豆块续焖至土豆熟软，最后用味精调好口味，出锅装入盘中，撒上葱花即可。

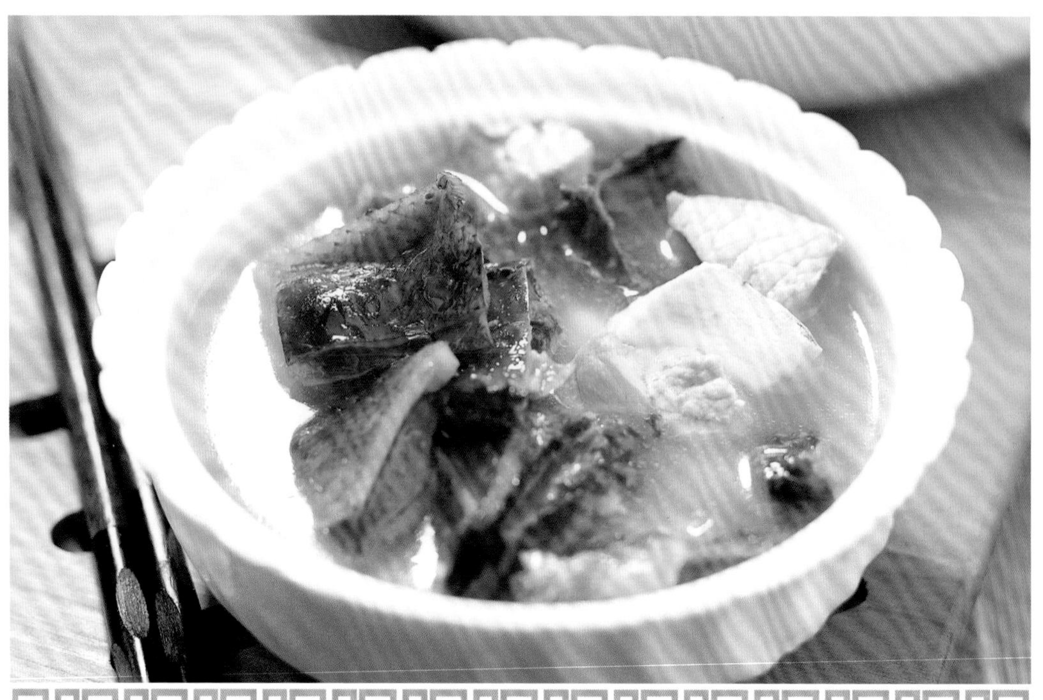

时间：60分钟 口味：清香软嫩

瘦肉焖乳鸽

原料 净乳鸽2只(约500克)，猪瘦肉150克，淮山药100克，莲子、白扁豆各20克。

调料 葱段15克，姜片10克，精盐1小匙，胡椒粉1/2小匙，植物油2大匙。

制作步骤 壹 乳鸽洗净，剁成大块，放入清水锅中烧沸，焯煮5分钟，捞出，换清水冲净，沥净水分。

制作步骤 贰 淮山药去皮、洗净，切成小块；莲子用温水涨发；猪瘦肉洗净，切成小块；白扁豆洗净。

制作步骤 叁 净锅置火上，加上植物油烧热，先下入葱段、姜片炒香，放入乳鸽块煸炒几分钟。

制作步骤 肆 加入适量清水、淮山药、莲子、白扁豆焖至熟，然后加入精盐、胡椒粉煮至入味，即可出锅。

时间：15分钟 口味：咸辣甜香

甜辣豆腐

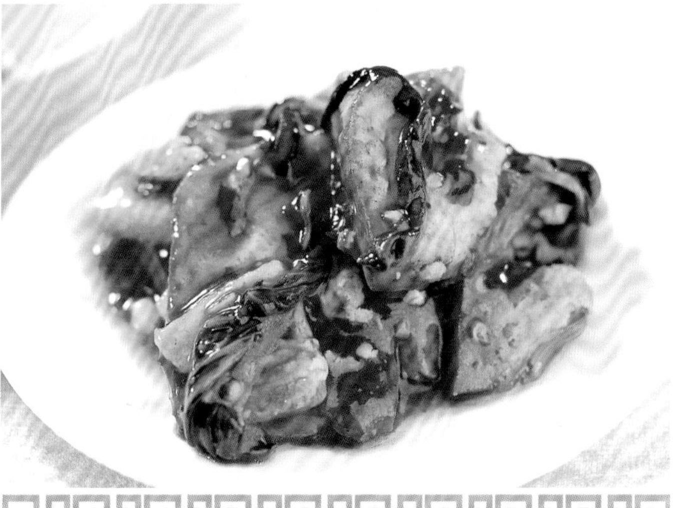

原料 豆腐1块(约500克)，猪五花肉片150克，青菜100克，水发香菇60克。

调料 葱段、姜片、蒜末各10克，精盐、胡椒粉、酱油、豆瓣酱、甜面酱、料酒、淀粉、高汤、植物油各适量。

制作步骤 **壹** 豆腐、切大块，放入热油锅中炸至金黄色，捞出、沥油；水发香菇去蒂、洗净，切成薄片；青菜洗净，切成小段。

制作步骤 **贰** 净锅置火上，加入少许植物油烧至六成热，先下入五花肉片、葱段、姜片、蒜末、豆瓣酱、甜面酱炒香。

制作步骤 **叁** 再加入高汤、豆腐、香菇、精盐、胡椒粉、料酒、酱油，转小火煮至入味，放入青菜略煮，用水淀粉勾芡，即可出锅。

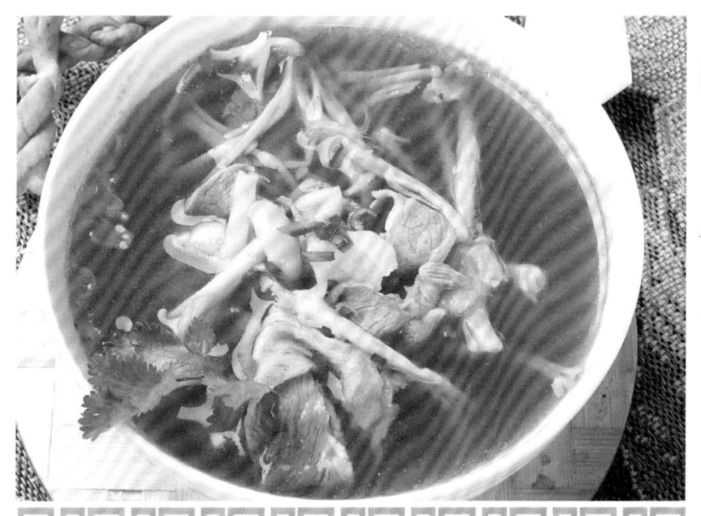

时间：10分钟 口味：软嫩辣鲜

金菇煲肥牛

原料 鲜金针菇350克，肥牛肉片300克。

调料 精盐、味精、鸡精、蒜蓉辣酱、香油各1小匙，豆瓣酱2大匙，高汤1000克，植物油1大匙。

制作步骤 **壹** 把鲜金针菇去掉根，用清水洗净，沥净水分，分成小朵，再放入沸水锅中焯至透，捞出、过凉，沥干水分。

制作步骤 **贰** 坐锅点火，加上植物油烧热，先下入豆瓣酱、蒜蓉辣酱炒出香味，再添入高汤，放入精盐、味精、鸡精烧沸。

制作步骤 **叁** 然后下入金针菇、肥牛肉片煮约2分钟，待汤汁再次烧沸时，撇去表面浮沫，盛入汤碗中，淋入香油即可。

Xiaoxue 小雪

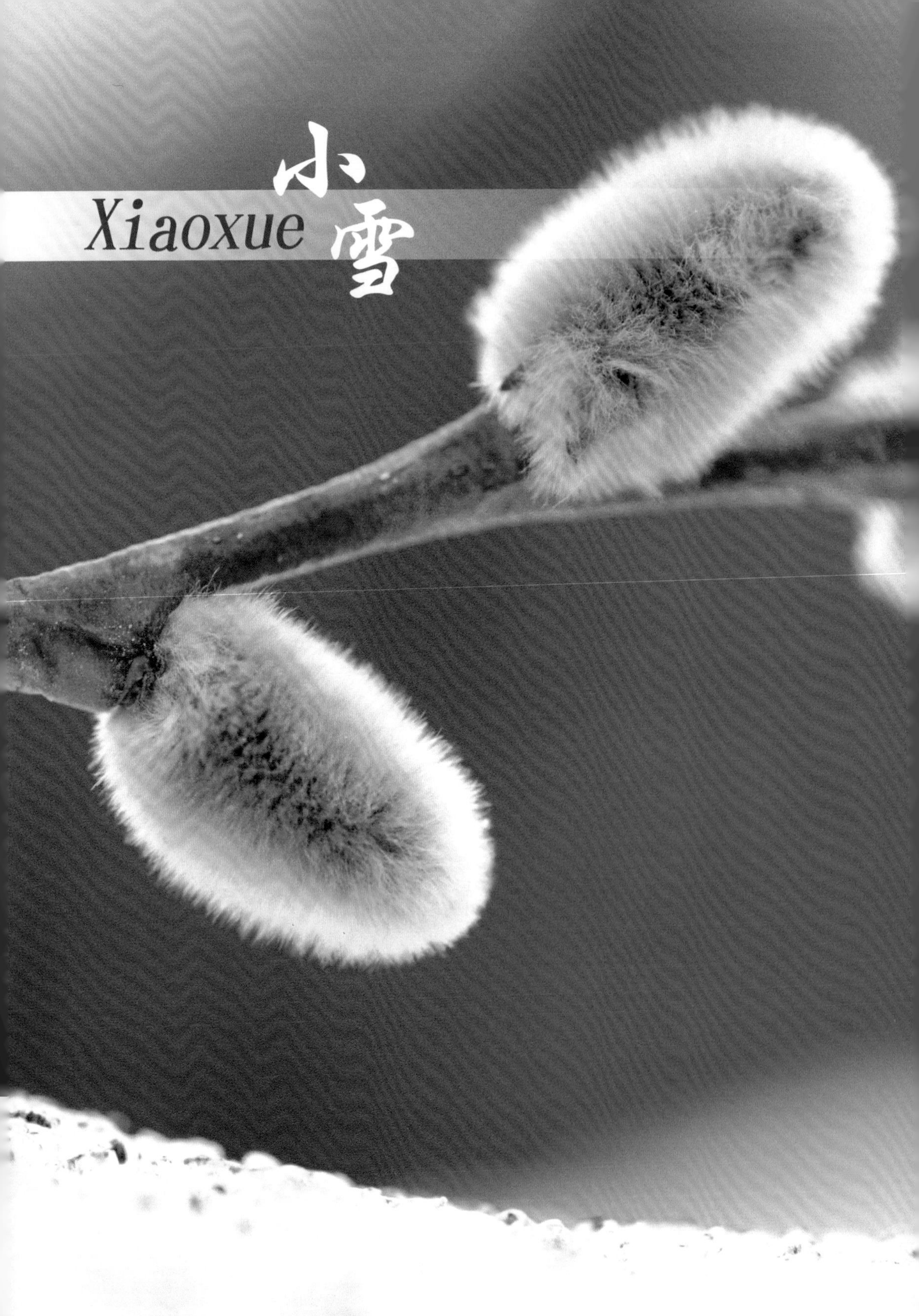

时间	每年11月22日或23日	黄经	太阳到达黄经240°
意义	表示北方地区开始下雪	属性	二十四节气之第二十节气

“小雪”是反映天气现象的节令。《群芳谱》中说：“小雪气寒而将雪矣，地寒未甚而雪未大也。”《月令七十二候集解》曰：“10月中，雨下而为寒气所薄，故凝而为雪，小者未盛之辞。”这个时期天气逐渐变冷，黄河中下游平均初雪期。虽然开始下雪，一般雪量较小，并且夜冻昼化，但是如果冷空气势力较强，暖湿气流又比较活跃的话，也有可能下大雪。

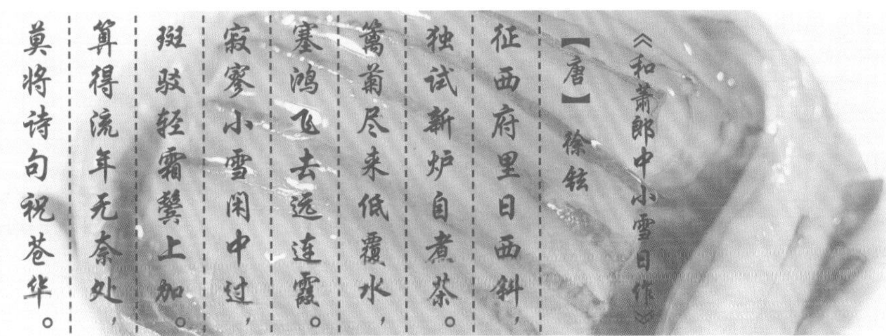

《和萧郎中小雪日作》

【唐】徐铉

征西府里日西斜，
独试新炉自煮茶。
篱菊尽来低覆水，
塞鸿飞去远连霞。
寂寥小雪闲中过，
斑驳轻霜鬓上加。
算得流年无奈处，
莫将诗句祝苍华。

饮食养生

孙思邈云：“安身之本，必资于食……不知食宜结，不足以生存也。”合理的饮食，可以使人身体强健、益寿延年，而饮食不当则是导致疾病和早衰的重要原因之一。一般小雪节气里，天气阴冷晦暗光照较少，此时容易引发或加重抑郁症。这个季节宜吃的温补食品有羊肉、牛肉、鸡肉等；宜吃的益肾食品有腰果、芡实、山药、栗子、白果、核桃等。小雪时候适当进补可平衡阴阳，但进食过多高热量的补品，会导致胃、肺火盛，表现为上呼吸道、扁桃腺、口腔黏膜炎症或便秘、痔疮等。因此。进补的时候尤其要注意是否符合进补的条件，虚则补，同时应当分清补品的性能和适用范围，还应再吃些性冷的食物，如萝卜、松花蛋等。

气候特点

我国古代将小雪分为三候：“一候虹藏不见；二候天气上升地气下降；三候闭塞而成冬。”由于天空中的阳气上升，地中的阴气下降，导致天地不通，阴阳不交，所以万物失去生机，天地闭塞而转入严寒的冬天。

民俗风情

民间有：“冬腊风腌，蓄以御冬”的习俗。小雪后气温急剧下降，天气变得干燥，是加工腊肉的好时候，因此小雪节气后，一些农家开始动手做香肠、腊肉，等到春节时正好享受美食。

时间：60分钟 口味：香辣鲜浓

豆瓣烧牛肉

原料 牛肉750克，白萝卜、胡萝卜各100克。

调料 香料包1个（桂皮、花椒各5克，八角2粒），葱段10克，姜丝5克，郫县豆瓣3大匙，精盐1小匙，白糖2小匙，料酒1大匙，植物油150克。

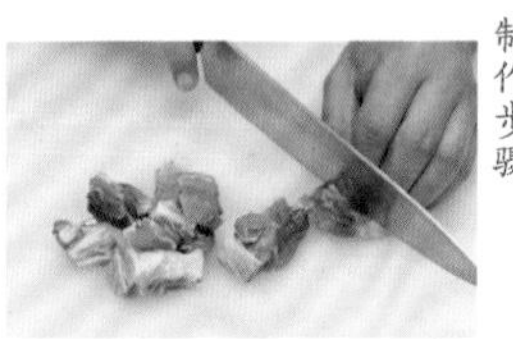

制作步骤 壹 牛肉洗净，切成小块，用沸水略焯，捞出、冲净；胡萝卜、白萝卜分别去皮、洗净，切成花片。

制作步骤 贰 净锅置火上，加上少许植物油烧热，下入白糖炒至熔化，加入适量清水烧煮片刻，出锅成糖色。

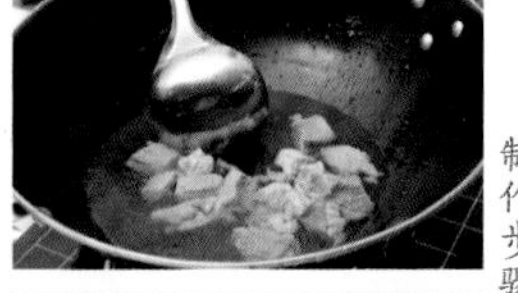

制作步骤 叁 锅中加油烧热，先下入豆瓣炒香，再加入少许清水煮3分钟，然后捞去豆渣，放入糖色和牛肉块炒上颜色。

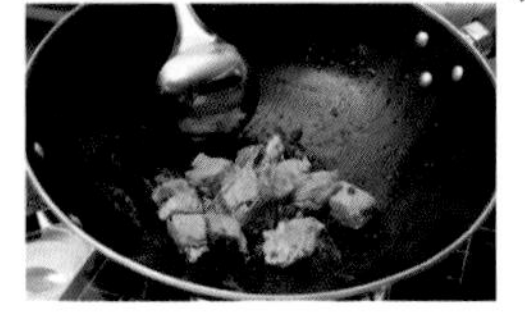

制作步骤 肆 加入葱段、姜丝、料酒、精盐、香料包，小火烧至熟烂，再加入胡萝卜片、白萝卜片烧熟即可。

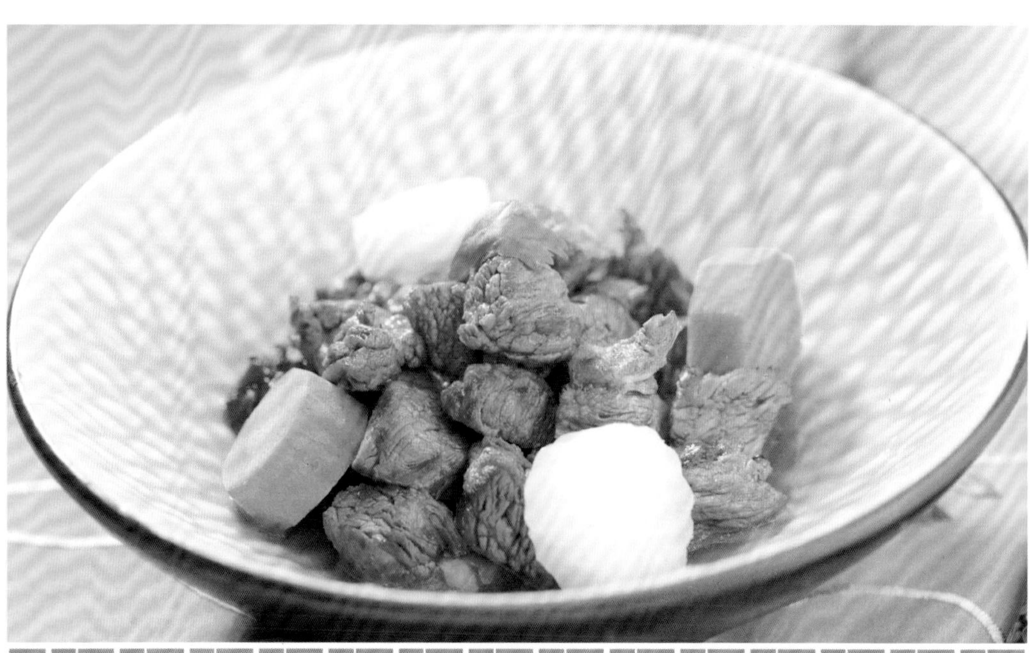

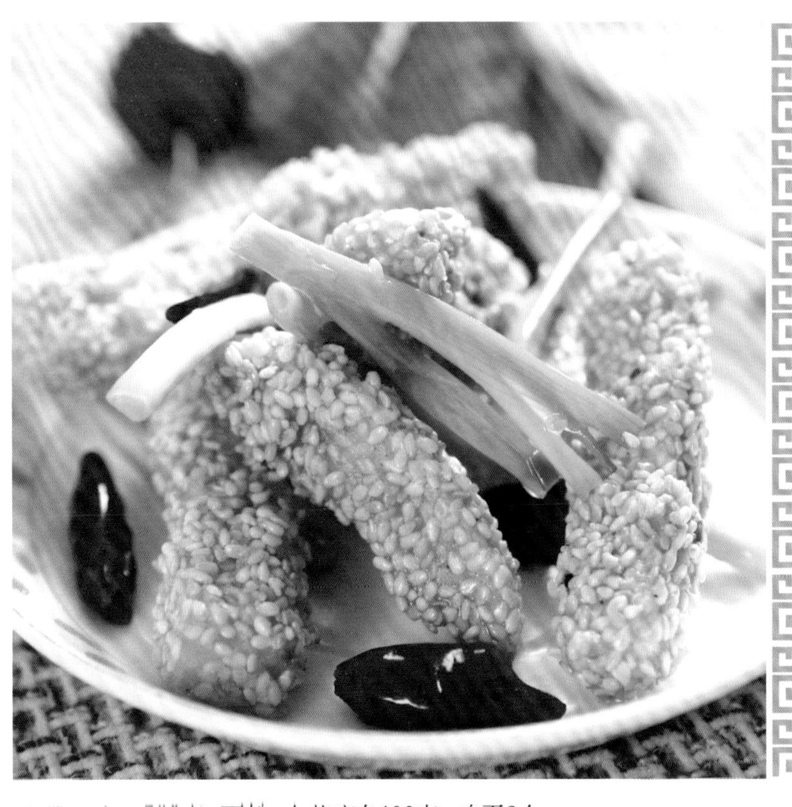

麻香土豆条

时间：25分钟
口味：香辣浓鲜

原料 土豆500克，面粉、白芝麻各100克，鸡蛋2个。

调料 香葱段25克，红干椒10克，精盐、味精各1/2小匙，淀粉3大匙，吉士粉、香油各1小匙，植物油1000克(约耗100克)。

制作步骤 壹 鸡蛋磕入碗中，加入吉士粉、面粉、淀粉和少许清水调成面糊；红干椒洗净，去蒂及籽，切成小段。

制作步骤 贰 土豆去皮、洗净，切成5厘米长的小条，再放入沸水锅中焯至熟透，捞出、沥干。

制作步骤 叁 将土豆条裹上面糊，均匀地粘上一层白芝麻，放入热油锅内炸至金黄色，捞出、沥油，装入大盘中。

制作步骤 肆 锅中留底油烧热，下入红干椒段、香葱段、精盐、味精炒匀，淋上香油，出锅倒在土豆条上即可。

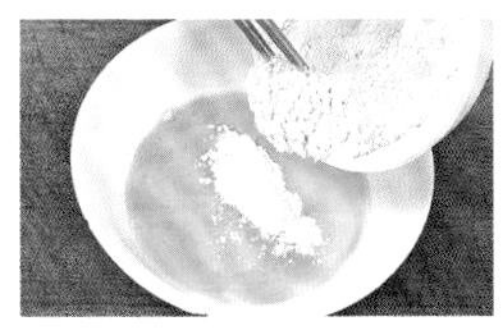

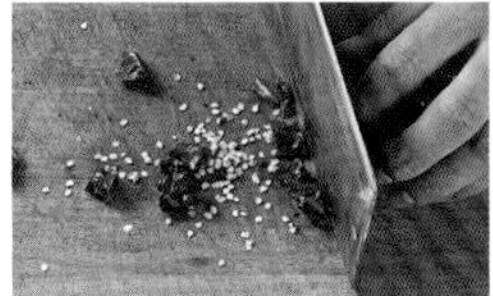

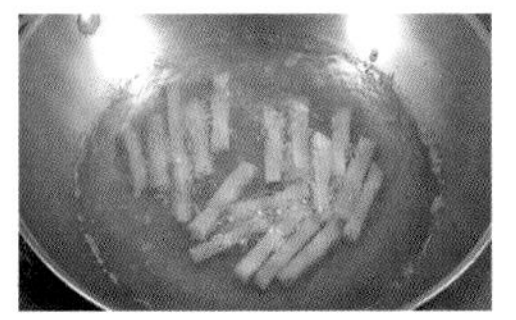

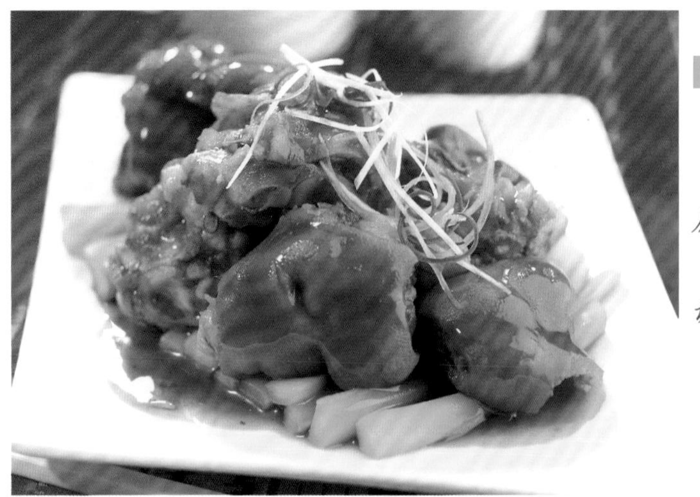

时间：90分钟　口味：鲜咸香辣

鱼香猪手

原料　猪蹄（猪手）2只（约500克），芥蓝150克。

调料　葱段15克，姜片5克，精盐1小匙，白糖、米醋各1/2大匙，酱油、辣豆瓣酱、料酒各2大匙，植物油4大匙。

制作步骤 **壹**　把猪蹄刮洗干净，剁成大块，先放入沸水锅内略焯，再捞入清水锅中，加入葱段、姜片煮40分钟至熟。

制作步骤 **贰**　芥蓝择洗干净，切成长段，放入热油锅中，加入少许精盐和料酒翻炒至熟并且入味，出锅，盛入盘中垫底。

制作步骤 **叁**　净锅加油烧热，下入姜片、辣豆瓣酱炒香，再放入清水、猪蹄、白糖、米醋、酱油，小火烧至收汁，盛在芥蓝段上即可。

时间：60分钟　口味：软嫩清香

腐乳扣肉

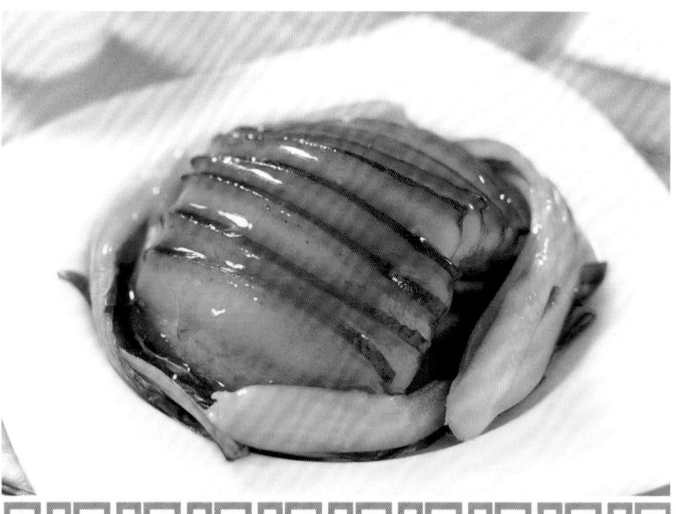

原料　猪五花肉600克，青菜心150克。

调料　葱末10克，姜末5克，腐乳2小块，酱油2大匙，鸡精1小匙，白糖、料酒各1大匙，水淀粉2小匙，植物油750克（约耗75克）。

制作步骤 **壹**　五花肉放入清水锅中煮至八分熟，捞出、擦干，抹匀酱油，然后下入热油锅中炸至肉皮起泡，捞出、晾凉，切成大片。

制作步骤 **贰**　将肉片码入大碗中，加入葱末、姜末、酱油、料酒、鸡精、白糖、腐乳，上屉旺火蒸至熟烂，取出，扣入大盘中。

制作步骤 **叁**　将蒸肉的原汤滗去杂质，放入锅内烧沸，用水淀粉勾芡，淋在肉片上；青菜心洗净、炒熟，围在盘边即可。

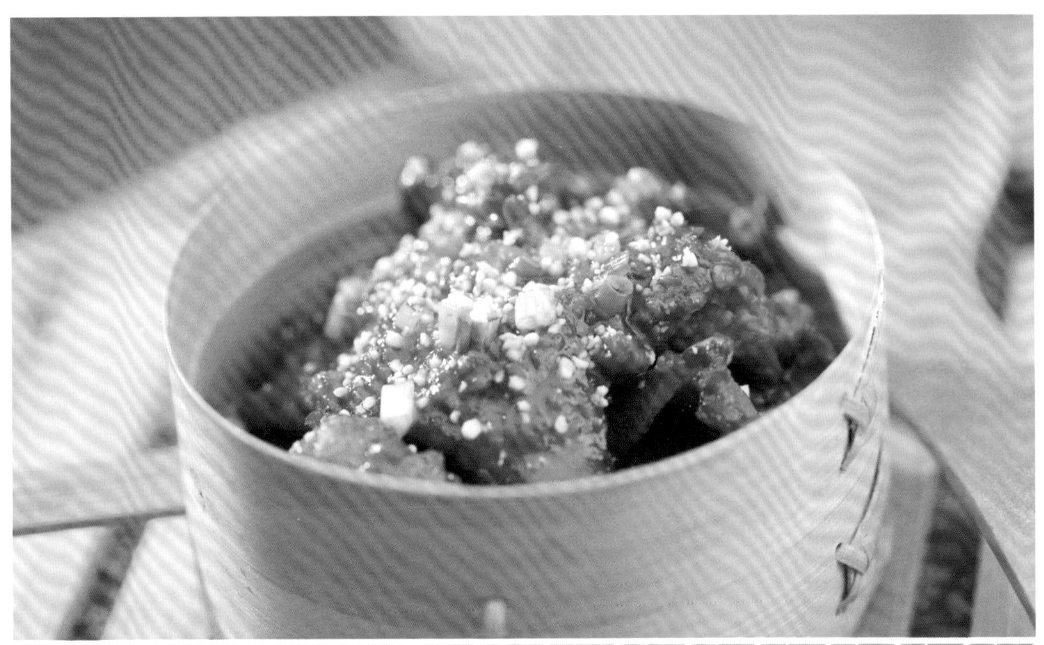

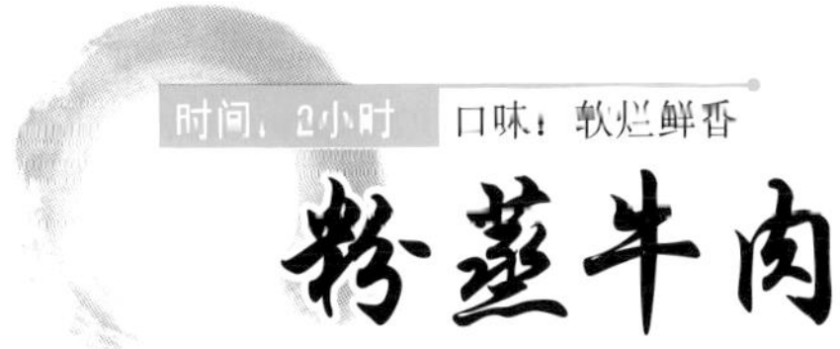

粉蒸牛肉

原料 牛肉500克，五香米粉100克，香菜30克。

调料 姜末、蒜末各10克，精盐1小匙，味精、辣椒粉各少许，花椒粉、料酒各2小匙，酱油、豆瓣酱各1大匙，腐乳汁2大匙，清汤100克，植物油3大匙。

制作步骤 壹 牛肉去掉筋膜，洗净血污，沥净水分，切成大薄片；香菜择洗干净，切成碎末。

制作步骤 贰 牛肉片加上姜末、精盐、腐乳汁、花椒粉、豆瓣酱、酱油、料酒、清汤、味精拌匀，腌渍入味。

制作步骤 叁 将腌渍好的牛肉片放入蒸笼中，加入五香米粉、植物油拌匀，再放入蒸锅中蒸至熟烂，取出。

制作步骤 肆 把蒸好的牛肉片用筷子搅松，撒上辣椒粉、蒜末、香菜末，拌匀即可。

时间：3小时 口味：软嫩香甜

茄汁烹鸡腿

原料 净鸡腿2只(约500克)，洋葱粒50克，鸡蛋清2个，香菜末少许。

调料 葱段、姜片各10克，花椒5粒，精盐、味精各1/2小匙，白糖、料酒、淀粉各2大匙，香油2小匙，高汤3大匙，番茄酱、植物油各100克。

制作步骤 壹 番茄酱、白糖、高汤、淀粉调匀成味汁；净鸡腿加入葱段、姜片、料酒、精盐、味精、白糖、花椒拌匀，腌渍2小时。

制作步骤 贰 把腌渍好的鸡腿放入锅中蒸至八分熟，取出晾凉，然后用鸡蛋清、淀粉抓匀上浆。

制作步骤 叁 炒锅置火上，加上植物油烧至七成热，放入鸡腿炸至金黄色、熟透，捞出、沥油。

制作步骤 肆 锅中留底油烧热，下入洋葱粒炒香，放入鸡腿，烹入味汁略炒，淋入香油，撒上香菜末即可。

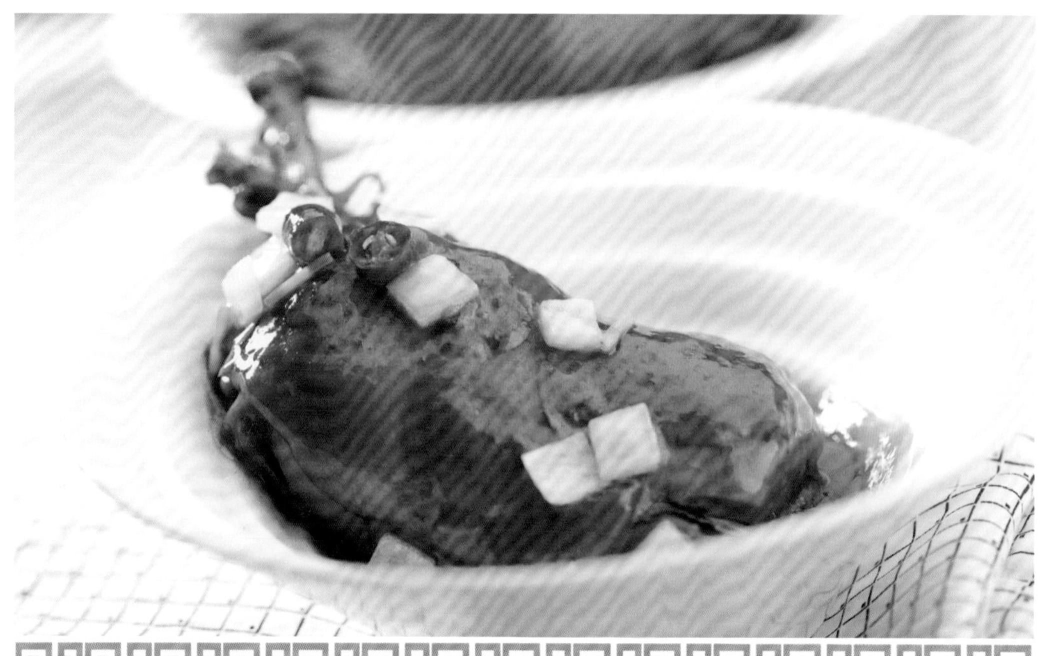

时间：20分钟 口味：鲜咸酸香

串烧大虾

原料 大虾500克，洋葱150克，净香菜段50克。

调料 精盐、味精各1/2小匙，酱油、白糖、香油各1大匙，陈醋3大匙，料酒、水淀粉、植物油各适量。

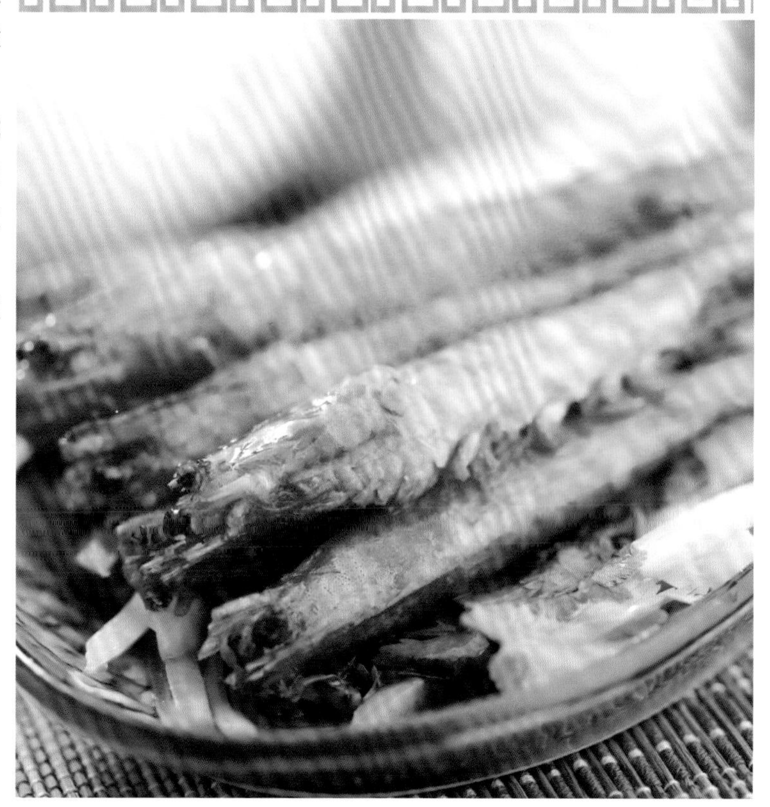

制作步骤 **壹** 大虾去掉虾线，洗净、沥干，加上少许精盐、料酒拌匀，再用竹扦串好；洋葱去皮、洗净，切成细丝。

制作步骤 **贰** 净锅置火上，放入植物油烧至七成热，下入大虾串炸至金红色，捞出、沥油。

制作步骤 **叁** 锅中留底油烧热，先放入陈醋、酱油、白糖、味精炒匀，再用水淀粉勾芡，淋入香油，出锅放在碗内成味汁。

制作步骤 **肆** 铁板置火上烧热，放入洋葱丝、香菜段垫底，摆上大虾串，浇匀味汁即可。

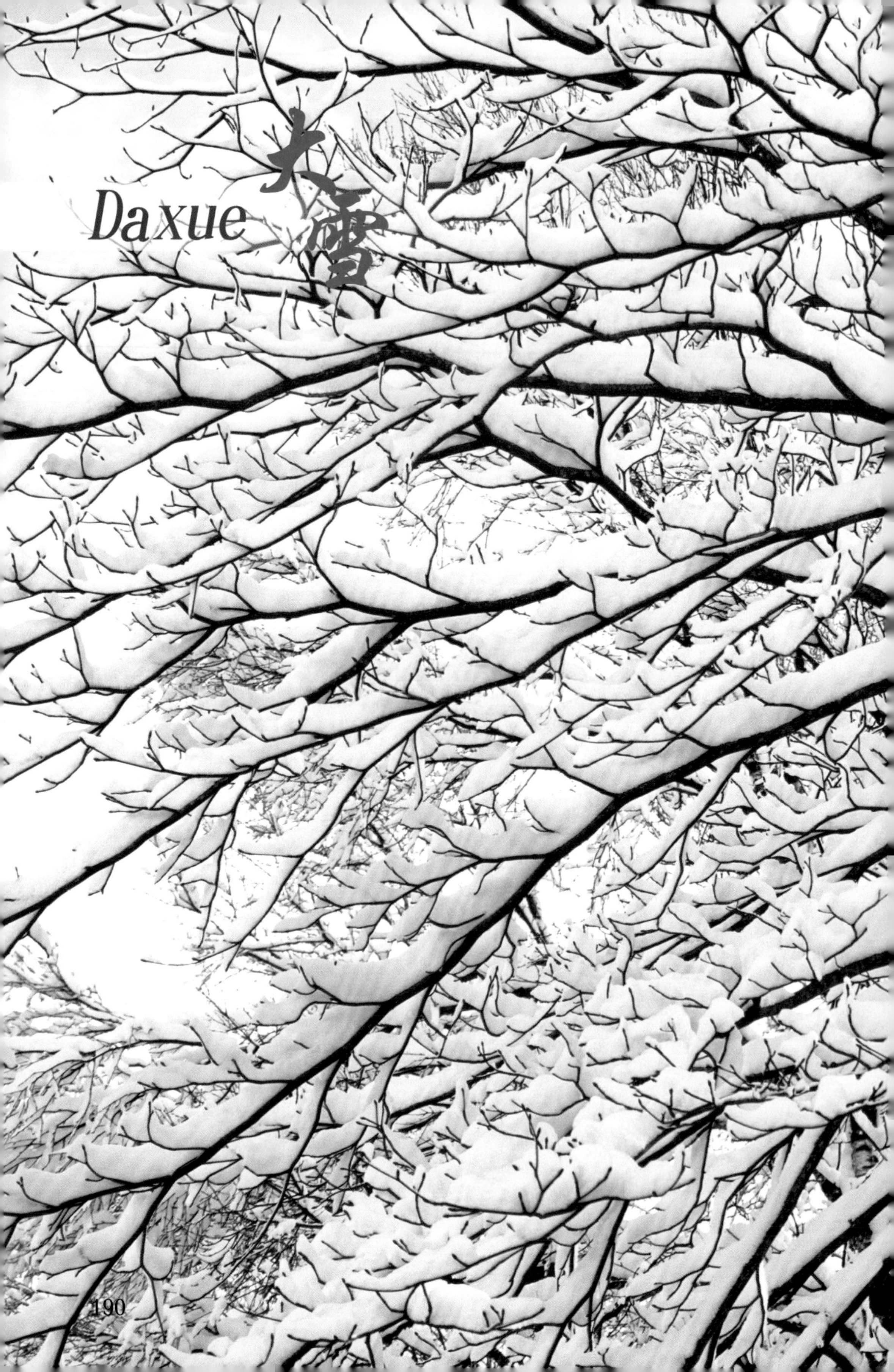

Daxue 大雪

时间	每年12月7日或8日	黄经	太阳到达黄经255°
意义	表示天气更冷，雪量加大	属性	二十四节气之第二十一节气

《月令七十二候集解》说："十一月节，大者盛也。至此雪盛矣。"大雪的意思是天气更冷，降雪的可能性比小雪时更大了，并不指降雪量一定很大。有时候大雪后各地降水量均进一步减少，东北、华北地区12月平均降水量一般只有几毫米，西北地区则不到1毫米；雪的大小按降雪量分类时，大雪一般降雪量5～10毫米。

《大雪》
【宋】陆游
大雪江南见未曾，
今年方始是严凝。
巧穿帘罅如相觅，
重压林梢欲不胜。
毡幄掷卢忘夜睡，
金羁立马怯晨兴。
此生自笑功名晚，
空想黄河彻底冰。

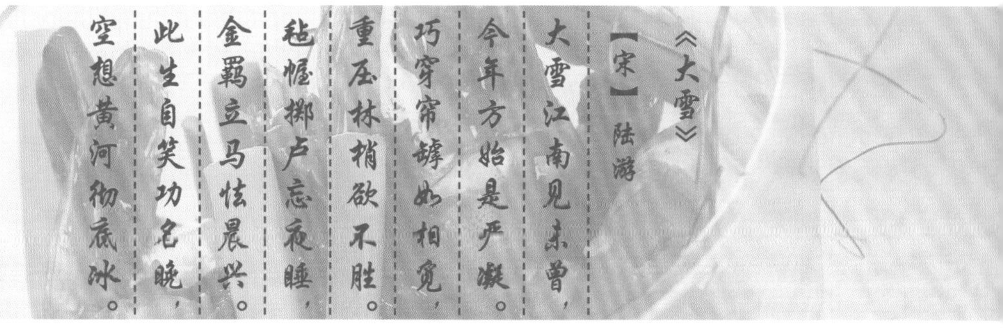

饮食养生

从中医养生学的角度看，"大雪"已到了"进补"的大好时节，但是"进补"也有一定的原则，比如"进补"要适量，不可盲目，以免过于燥热而有损健康。另外"进补"过程中也要注意五味调和，不可过于偏嗜某一味，而导致体质偏颇，并且要在平衡膳食的基础上适当"进补"。

另外大雪时节，地冷天寒，人们由于天气寒冷，人体为了保存一定的热量，就必须增加体内碳水化合物、脂肪和蛋白质的分解，以便产生更多的能量满足机体的需要。所以，"大雪"可以适当多吃富含脂肪、蛋白质和维生素的食物，以补充因天寒而消耗的能量，可以益气补血，滋养身体。

气候特点

大雪分为三候："一候鹖鴠不鸣；二候虎始交；三候荔挺出。"是说天气寒冷，寒号鸟不再鸣叫了；此时是阴气最盛时期，老虎开始有求偶行为；"荔挺"为兰草的一种，感到阳气的萌动而抽出新芽。

民俗风情

鲁北民间有"碌碡顶了门，光喝红黏粥"的说法；而老南京则有句俗语叫"小雪腌菜，大雪腌肉"，大雪节气一到，家家户户忙着腌制咸货，以迎接新年。大雪也是"进补"的好时节，在民间也有"冬天进补，开春打虎"的说法。

时间：15分钟 口味：软嫩香辣

鱼香白菜卷

原料 白菜心300克，青椒、红椒各25克。

调料 葱花15克，姜末5克，蒜片10克，精盐、酱油各1小匙，白糖、米醋各2小匙，辣椒油2大匙，植物油适量。

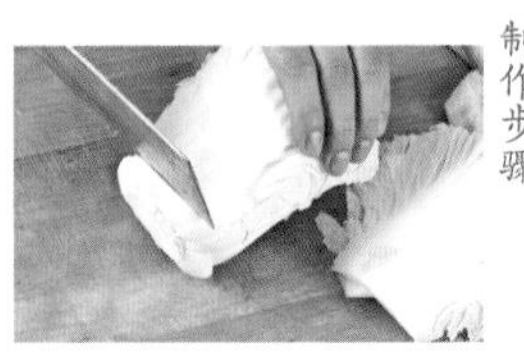

制作步骤 壹 将白菜心切除根部，洗净沥干，再用牙签串在一起，放入漏勺中；青椒、红椒分别去蒂、去籽，洗净，切成末。

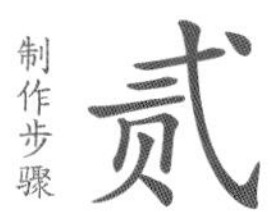

制作步骤 贰 锅内加油烧热，淋在白菜心上浸烫至熟，取下牙签，摆在盘中呈塔形，再撒上青椒末、红椒末。

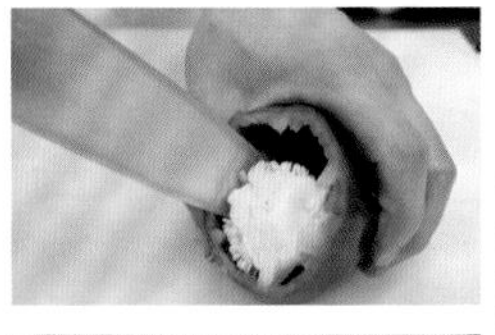

制作步骤 叁 锅中留少许底油烧热，先下入葱花、姜末、蒜片炒出香味，再添入少许清水烧沸。

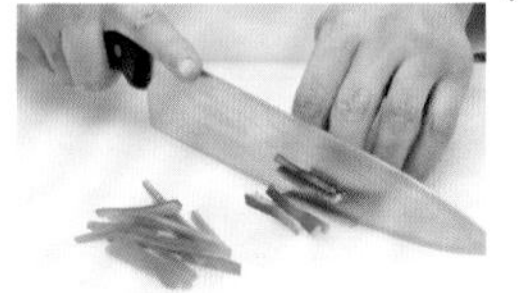

制作步骤 肆 加入精盐、酱油、白糖、米醋、辣椒油炒匀成味汁，出锅浇在白菜心上即可。

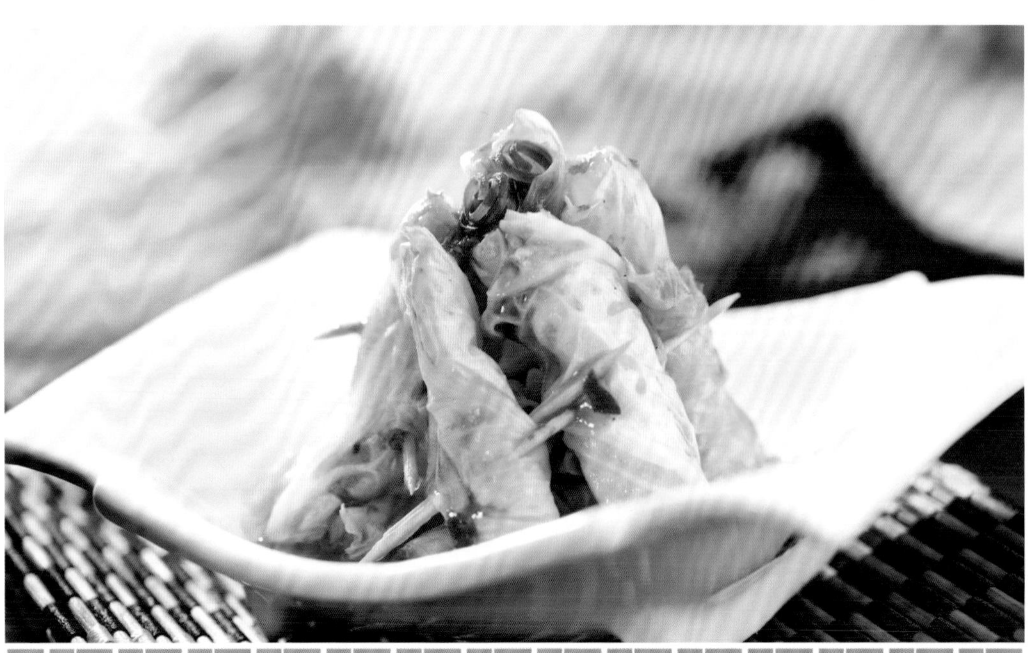

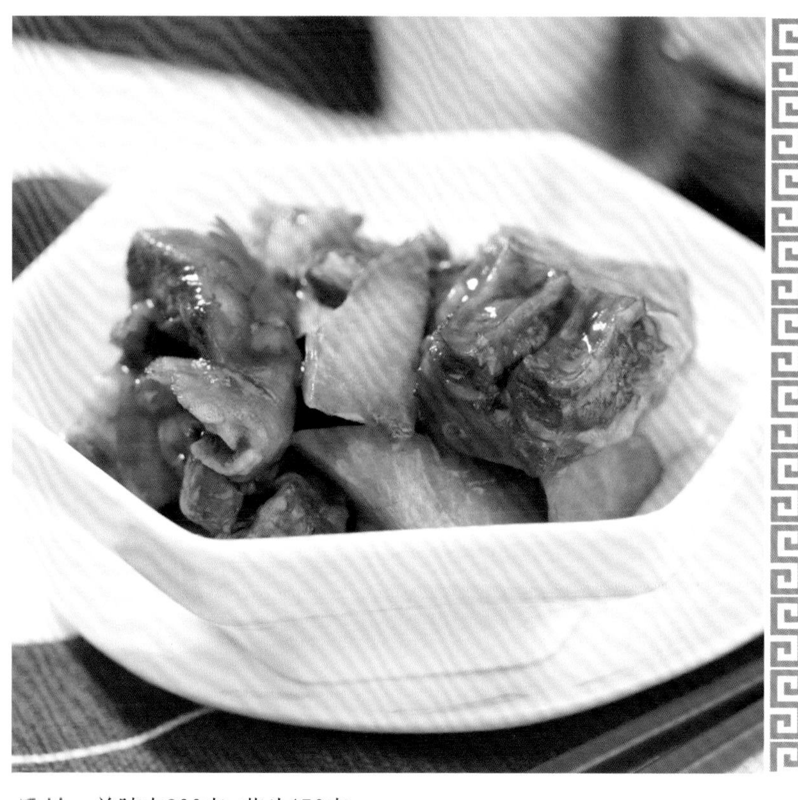

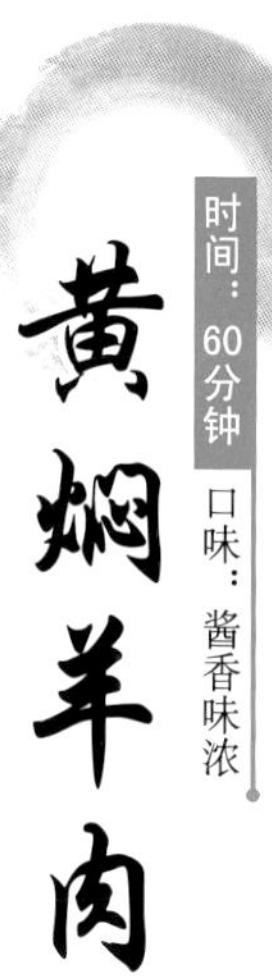

黄焖羊肉

时间：60分钟

口味：酱香味浓

原料 羊腩肉300克，芋头150克。

调料 葱花、姜末、八角各少许，精盐、味精各1/2小匙，白糖1大匙，酱油2大匙，甜面酱、香油各1小匙，花椒粉、水淀粉、清汤、植物油各适量。

制作步骤 **壹** 羊腩肉洗净血污，切成大块，放入清水锅中，用中小火煮至熟，捞出、冲净。

制作步骤 **贰** 芋头去皮、洗净，切成滚刀块，再放入热油锅中炸至金黄色，捞出、沥油。

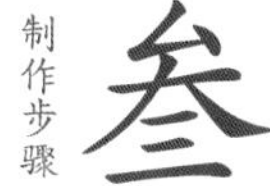

制作步骤 **叁** 锅中留少许底油烧热，下入葱花、姜末、八角炒香，再放入甜面酱、酱油、精盐、白糖、花椒粉、味精炒匀。

制作步骤 **肆** 添入清汤烧沸，加入羊肉块、芋头块，小火焖至熟烂，用水淀粉勾芡，淋入香油，出锅即成。

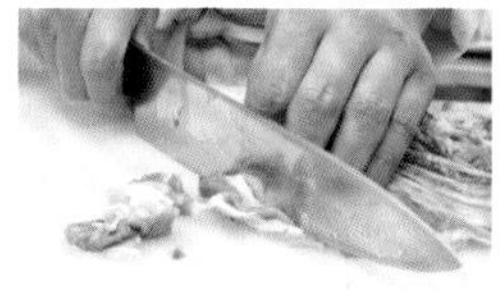

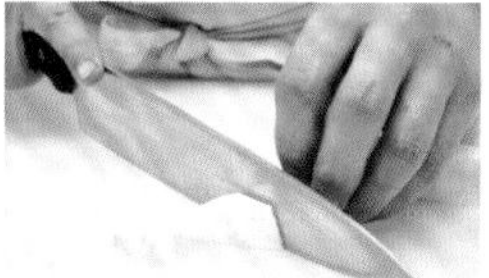

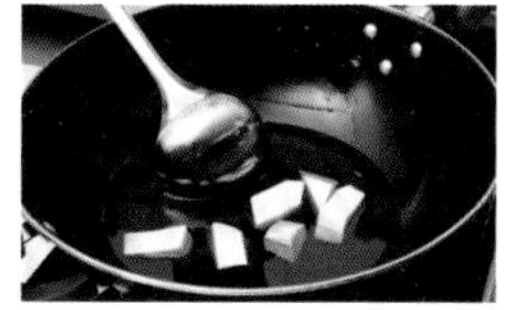

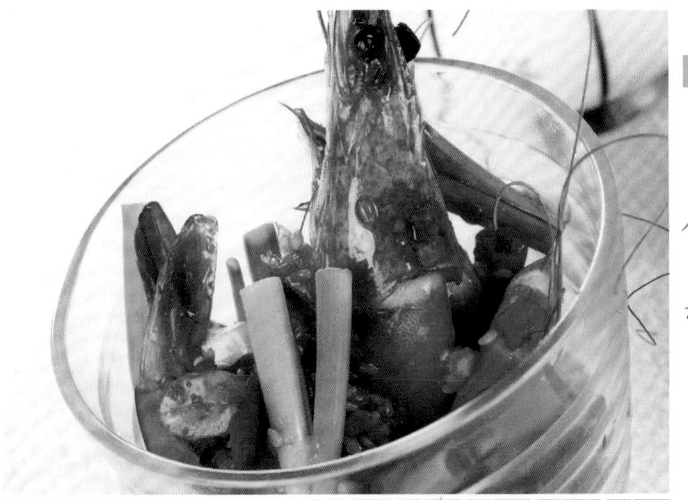

时间：20分钟 口味：鲜辣嫩滑

葱辣大虾

原料 大虾500克，红干椒50克，香葱段25克。

调料 姜末10克，精盐1小匙，味精1/2小匙，料酒、糖色各2小匙，高汤、植物油各适量。

制作步骤 壹 大虾洗净，在背部划一刀，挑除虾线，再用淡盐水洗净，取出，沥干水分；红干椒洗净，去蒂及籽，切成小段。

制作步骤 贰 净锅置火上，加上植物油烧至八成热，把大虾加上少许精盐、味精拌匀，放入油锅内冲炸一下，捞出、沥油。

制作步骤 叁 锅内放入红干椒段炒香，放入大虾、高汤、香葱段、姜末、料酒、精盐、味精和糖色，旺火炒至收汁，出锅装盘即可。

时间：75分钟 口味：软嫩葱香

葱烧大肠

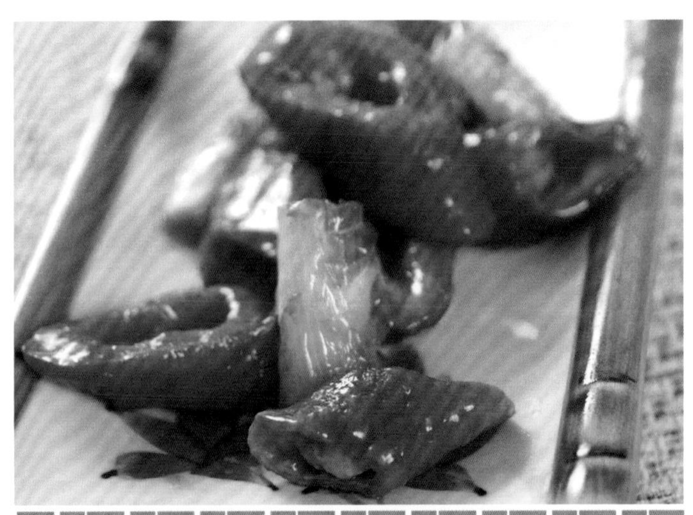

原料 猪大肠1根（约500克），大葱100克。

调料 精盐1小匙，味精少许，料酒、水淀粉各1大匙，酱油、花椒油各2大匙，清汤、植物油各适量。

制作步骤 壹 把猪大肠去除脂油及污物，反复冲洗干净，再放入沸水锅中焯烫一下，捞出、冲净；大葱取葱白部分，切成小段。

制作步骤 贰 锅中加入清水、酱油、精盐、大肠烧沸，捞出晾凉，用味精、料酒略腌，然后下入九成热油中炸至枣红色，捞出、切段。

制作步骤 叁 锅中留底油烧热，下入葱白段炒香，添入清汤，加入精盐、味精、大肠烧至入味，用水淀粉勾芡，淋入花椒油，出锅即可。

时间：45分钟　口味：鲜爽清香

白菜叶汤

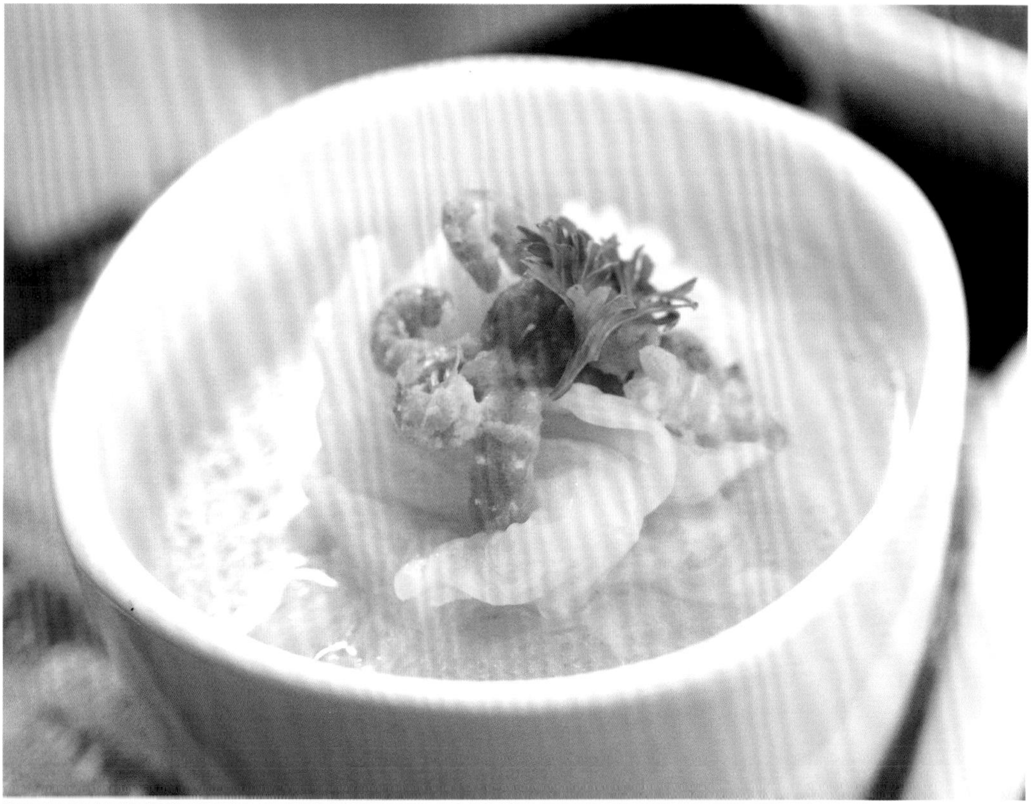

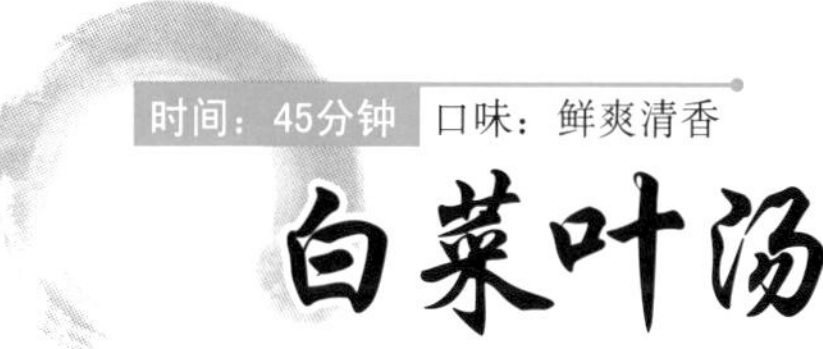

原料　大白菜叶250克，海米15克。

调料　葱末10克，精盐1小匙，味精1/2小匙，牛奶3大匙，高汤1000克，熟猪油2小匙。

制作步骤 壹　大白菜叶洗净，沥干水分，切成2厘米宽、4厘米长的条；海米去除杂质，放入温水中浸泡30分钟，捞出、沥干。

制作步骤 贰　坐锅点火，加入熟猪油烧热，先下入海米煸炒片刻，再放入葱末炒出香味。

制作步骤 叁　然后添入高汤，加入白菜叶、精盐、味精烧沸，再放入牛奶煮沸，撇去浮沫，盛入汤碗中即可。

时间：2小时　口味：咸鲜香浓

陈皮狗肉

原料　带皮狗肉300克，陈皮15克，青蒜10克。

调料　葱段15克，姜片5克，精盐1小匙，味精、白糖各1/2小匙，酱油、料酒各1大匙，胡椒粉、香油各少许，鲜汤300克，植物油2大匙。

制作步骤 壹　带皮狗肉放入清水中浸泡并且洗净，沥水，切成大块，下入清水锅中焯煮片刻，捞出、冲净。

制作步骤 贰　陈皮用温水浸泡至软，去掉杂质，攥净水分，切成小块；青蒜去根，洗净，切成小段。

制作步骤 叁　锅中加植物油烧热，下入葱段、姜片、陈皮、狗肉块略炒，再加入酱油、白糖、料酒、鲜汤煮沸，盖上锅盖。

制作步骤 肆　转小火焖1小时至熟烂，加入精盐、味精烧几分钟，撒上胡椒粉、青蒜段，淋入香油，出锅装碗。

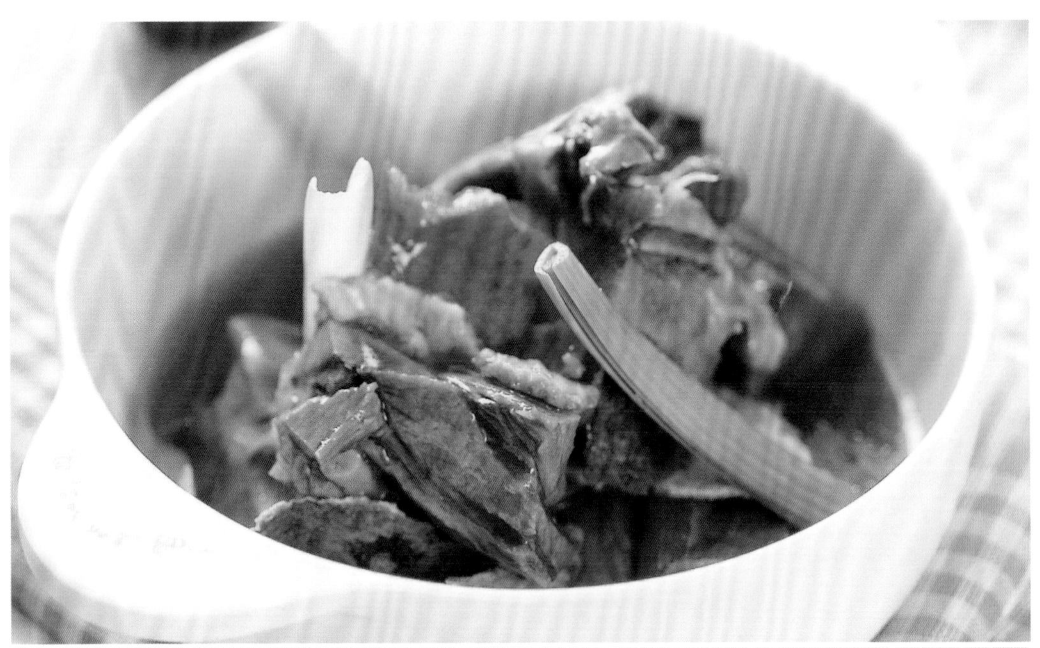

时间：2小时　口味：鲜咸甜辣

咸烧白

原料　带皮猪五花肉1块（约750克），四川芽菜段200克，青蒜段少许。

调料　葱段、姜片、八角、花椒粒、酱油、蜂蜜、白糖、味精、豆瓣酱、植物油各适量。

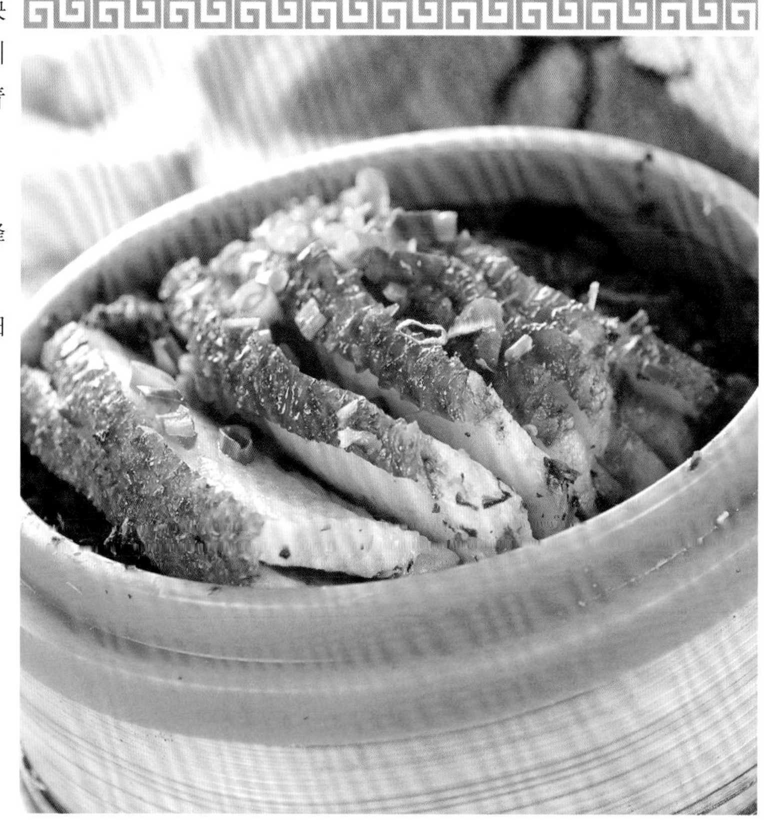

制作步骤 壹　把带皮猪五花肉洗净，放入沸水锅中煮至八分熟，捞出五花猪肉，趁热在肉皮处抹上酱油、蜂蜜。

制作步骤 贰　锅置火上，放入植物油烧热，下入五花猪肉炸至金黄色，捞出晾凉，切成大片，码入大碗中。

制作步骤 叁　锅中留少许底油，复置火上烧热，先下入四川芽菜段、豆瓣酱、青蒜段略炒，出锅倒入盛有猪肉片的大碗中。

制作步骤 肆　再加入酱油、白糖、味精、葱段、姜片、八角、花椒粒，入锅蒸1.5小时至熟烂，扣入盘中即可。

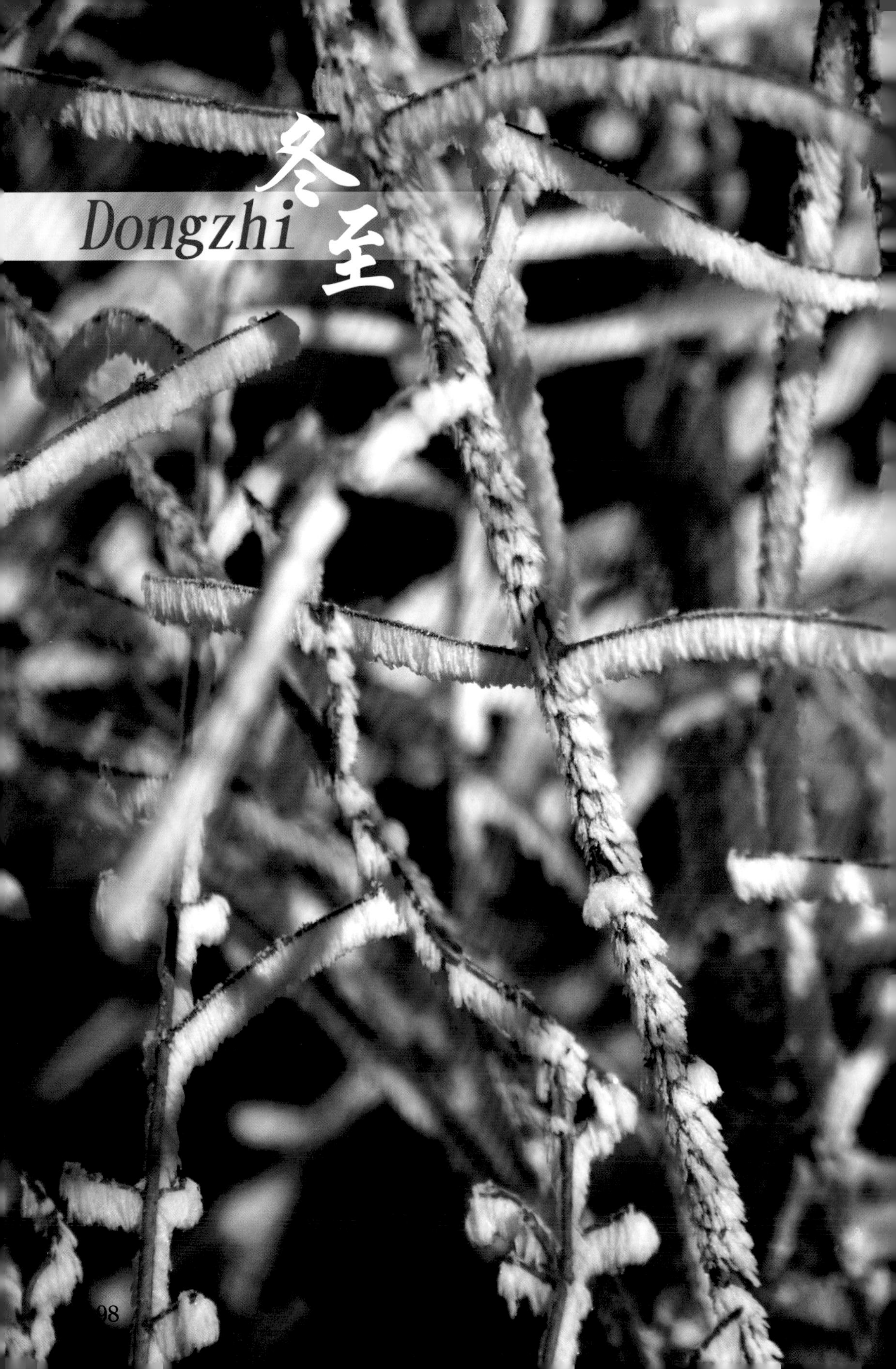

Dongzhi 冬至

时间	每年12月22日前后	黄经	太阳到达黄经270°
意义	寒冬到来，昼最短、夜最长	属性	二十四节气之第二十二节气

在我国古代对冬至很重视，冬至被当作一个较大节日，曾有“冬至大如年”的说法，而且有庆贺冬至的习俗。《汉书》中说：“冬至阳气起，君道长，故贺。”人们认为过了冬至，白昼一天比一天长，阳气回升，是一个节气循环的开始，也是一个吉日，应该庆贺。《晋书》上记载有“魏晋冬至日受万国及百僚称贺……其仪亚于正旦。”说明古代对冬至日的重视。

《冬至》

【唐】杜甫

年年至日长为客，
忽忽穷愁泥杀人！
江上形容吾独老，
天边风俗自相亲。
杖藜雪后临丹壑，
鸣玉朝来散紫宸。
心折此时无一寸，
路迷何处望三秦？

饮食养生

冬至是养生的大好时机。因为从冬季开始，生命活动开始由盛转衰，由动转静。此时科学养生有助于保证旺盛的精力而防早衰，达到延年益寿的目的。冬至时节饮食宜多样，谷、果、肉、蔬合理搭配，适当选用高钙食品。

冬令进补有三种说法：一是在立冬后至立春前；二是冬至前后；三是三九天。专家认为，冬令进补时间的选择因人而异。患有慢性疾病又属于阳虚体质的人需长时间进补，可从立冬开始直至立春；体质一般而不需大补的人，可在三九天集中进补。正如民间早就有“夏补三伏、冬补三九”的说法。冬至是数九的开始，因此民间认为，在冬至前后进补为最佳。

气候特点

冬至日太阳高度最低，日照时间最短，地面吸收的热量比散失的热量少，冬至后便开始“数九”，每九天为一个“九”。到“三九”前后，地面积蓄的热量最少，天气也最冷。

民俗风情

冬至吃狗肉的习俗据说是从汉代开始的。相传，汉高祖刘邦在冬至这一天吃了樊哙煮的狗肉，觉得味道特别鲜美，赞不绝口，从此在民间形成了冬至吃狗肉的习俗。现在的人们在冬至这一天吃狗肉、羊肉，以求来年有一个好兆头。

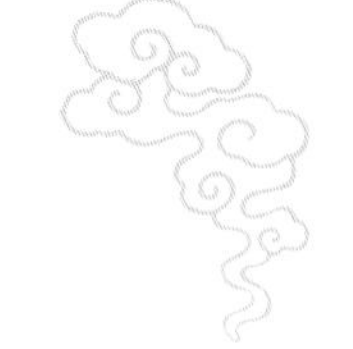

时间：90分钟 口味：软嫩清香

胡萝卜炖羊腩

原料 羊腩肉350克，胡萝卜150克。

调料 大葱15克，姜块10克，精盐1小匙，味精、胡椒粉各1/2小匙，料酒2大匙，清汤750克，植物油3大匙。

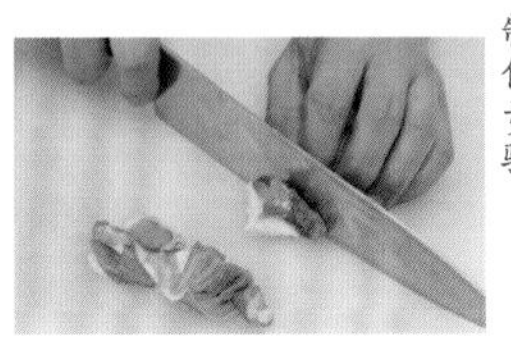

制作步骤 壹 将羊腩肉去筋膜、洗净，切成小块，放入沸水锅中焯透，捞出、冲净。

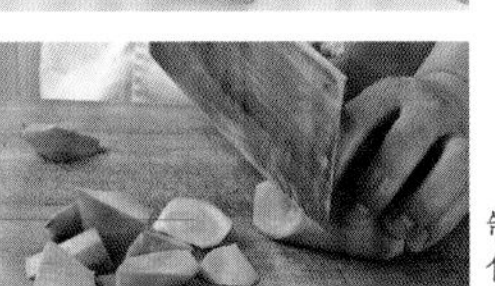

制作步骤 贰 胡萝卜去皮、洗净，切成菱形大块；大葱去根和老叶，洗净，切成段；姜块去皮，切成片。

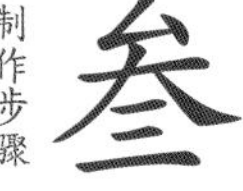

制作步骤 叁 坐锅点火，加上植物油烧至四成热，先下入葱段、姜片炒出香味，再添入清汤，放入羊腩肉炖至八分熟。

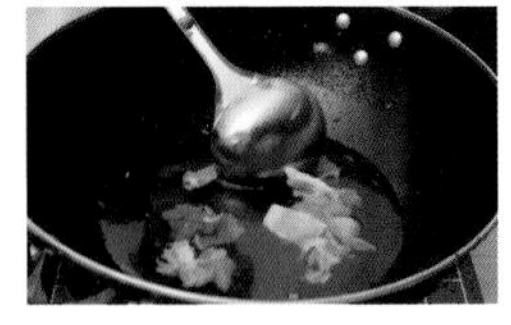

制作步骤 肆 然后加入胡萝卜块、料酒、精盐、味精，小火炖至熟烂，再撒入胡椒粉调匀，即可出锅装碗。

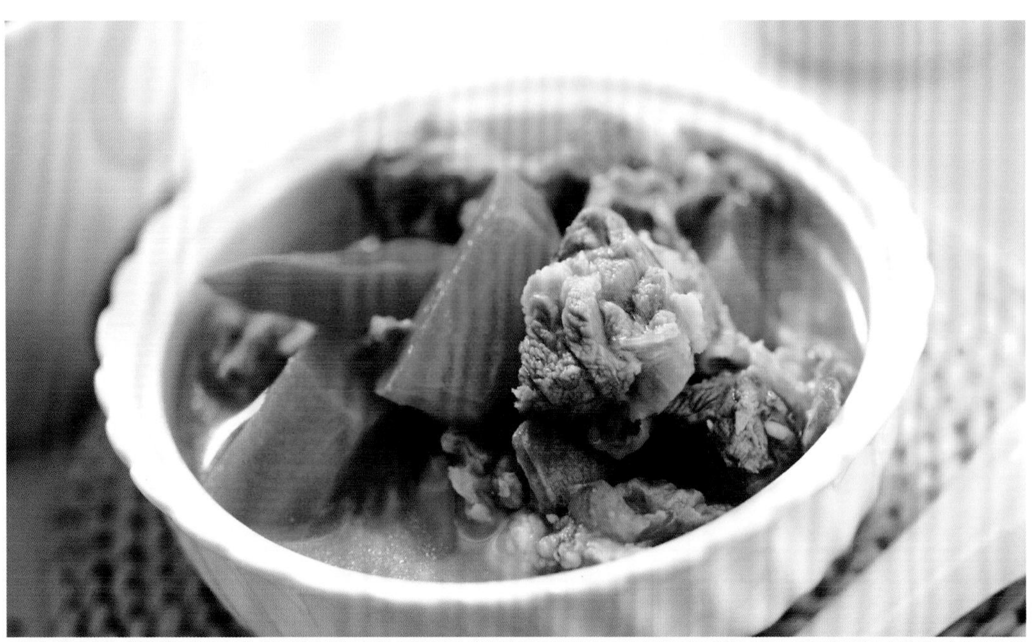

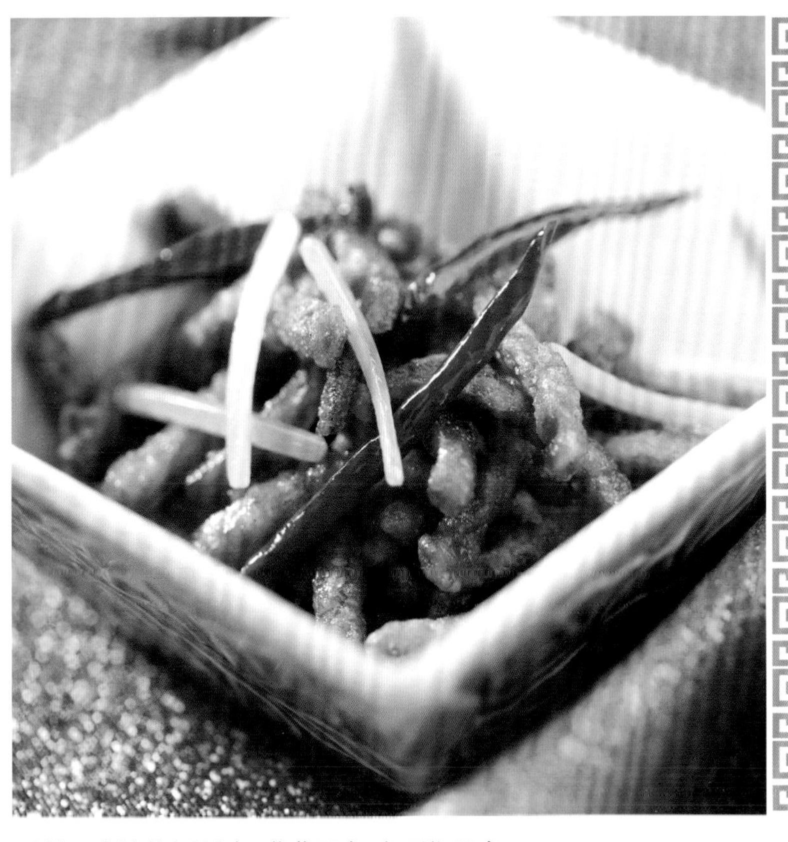

干煸牛肉丝

时间：20分钟　口味：脆嫩辣香

原料　牛里脊肉300克，芹菜75克，红干椒25克。

调料　精盐、味精、白糖、酱油各1/2小匙，淀粉5大匙，花椒油2小匙，植物油适量。

制作步骤 **壹** 牛里脊肉去筋膜、洗净，切成细丝，再拍匀淀粉，下入七成热油中冲炸一下，捞出、沥油。

制作步骤 **贰** 芹菜择洗干净，切成小段；红干椒洗净，去蒂及籽，切成细丝。

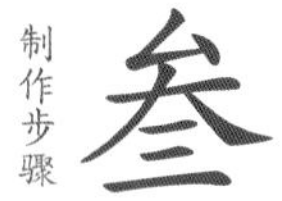

制作步骤 **叁** 锅中留少许底油烧热，先下入红干椒丝、芹菜段炒香，再加入牛肉丝煸炒至酥香。

制作步骤 **肆** 再加入精盐、白糖、酱油炒匀，然后放入味精，淋入花椒油翻炒均匀，出锅装盘即可。

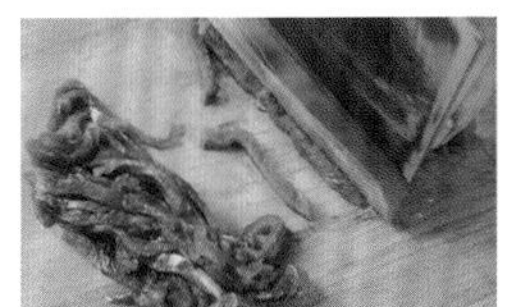

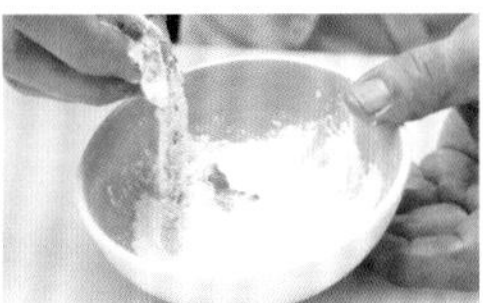

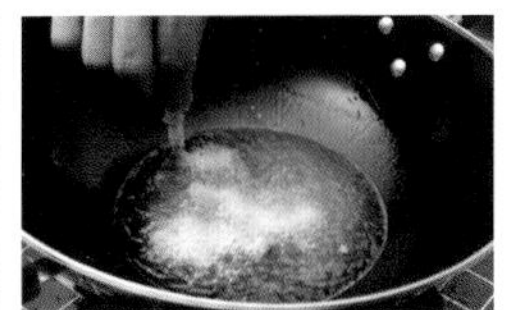

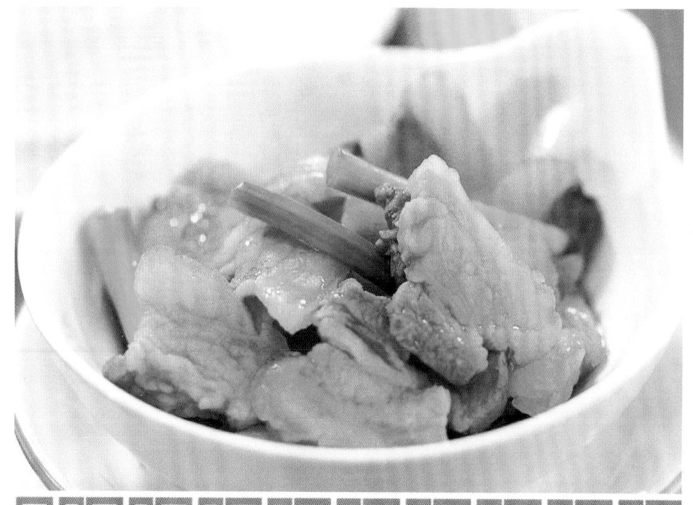

时间：60分钟 口味：软嫩香浓

红糟五花肉

原料 猪五花肉500克。

调料 葱段30克，精盐1/2小匙，红糟酱2大匙，冰糖1小匙，植物油1大匙。

制作步骤 **壹** 猪五花肉去掉筋膜和杂质，洗净，放入清水锅中煮至五分熟，再捞出、冲净，沥干水分，切成大薄片。

制作步骤 **贰** 净锅置火上，加入植物油烧至六成热，先放入红糟酱炒出香味，再加入猪肉片，旺火翻炒均匀。

制作步骤 **叁** 然后添入精盐、适量清水，放入冰糖，转中小火焖煮至五花肉熟烂，再加入葱段、精盐炒匀，旺火收汁，出锅装盘即可。

时间：25分钟 口味：香辣鲜咸

豆瓣南瓜

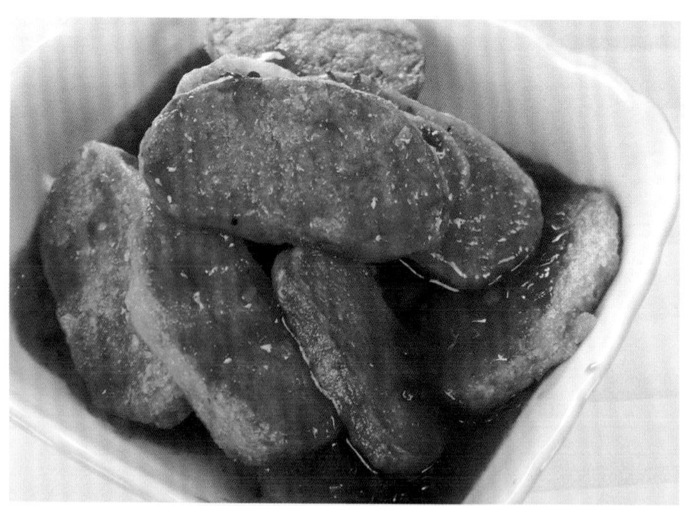

原料 南瓜600克。

调料 葱花5克，酱油、味精各1小匙，白糖1/2小匙，水淀粉2小匙，鲜汤300克，豆瓣酱2大匙，植物油5大匙。

制作步骤 **壹** 将南瓜去蒂，削去外皮，切开后去掉瓜瓤，用清水浸泡并洗净，沥水，切成菱形小块。

制作步骤 **贰** 坐锅点火，加上植物油烧热，放入葱花、豆瓣酱炒香，添入鲜汤，加入南瓜块翻炒均匀。

制作步骤 **叁** 然后放入酱油、白糖、味精，用旺火烧约20分钟，再用水淀粉勾芡，即可出锅装盘。

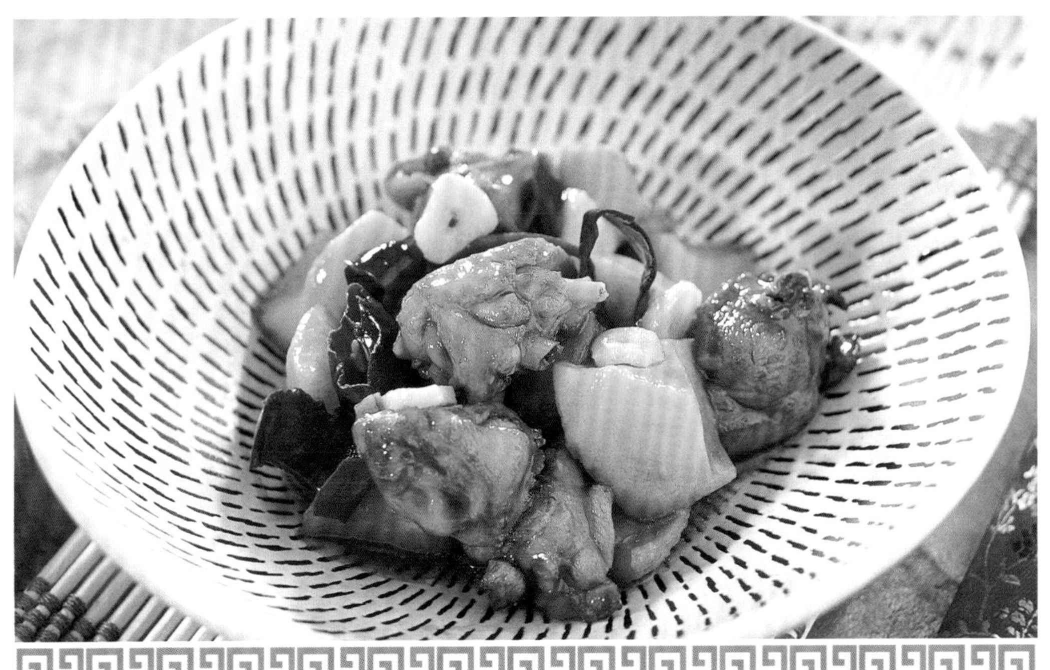

时间：40分钟 口味：麻辣鲜香

麻辣土豆鸡

原料 净仔鸡1/2只，土豆200克，红辣椒段25克。

调料 红干椒段40克，姜末、蒜末、花椒粒、精盐、香油各少许，鸡精、白醋、水淀粉各1小匙，酱油2大匙，白糖、蚝油、熟猪油各1大匙，植物油适量。

制作步骤 壹 仔鸡剁块，用酱油、精盐、香油、白糖、鸡精、白醋拌匀，腌渍15分钟，下入热油锅中炸至金黄色，捞出、沥油。

制作步骤 贰 土豆洗净，削去外皮，切成滚刀块，再放入热油中炸至金黄色，捞出、沥油。

制作步骤 叁 锅中留少许底油，复置火上烧热，先下入姜末、蒜末、花椒粒、红干椒段、红辣椒段炒香，放入鸡块、土豆稍炒。

制作步骤 肆 加入酱油、蚝油、熟猪油和适量清水煮沸，转中火炖煮10分钟，用水淀粉勾芡，出锅装盘即可。

时间：40分钟 口味：滑嫩浓香

冻豆腐炖鱼头

原料 净鳙鱼头1个(约1500克)，冻豆腐300克，笋干100克，薏米少许。

调料 姜片20克，精盐、白糖、胡椒粉各1/2小匙，料酒1小匙，植物油2大匙。

制作步骤 壹 冻豆腐用清水化开，挤去水分，切成大块；薏米、笋干分别放入清水中泡透，洗净、沥干。

制作步骤 贰 鳙鱼头去鳃，洗净，沥净水分，放入热油锅中煎至金黄色，捞出、沥油。

制作步骤 叁 净锅复置火上，加入适量清水，先下入鳙鱼头、冻豆腐块、薏米、笋干、姜片，用旺火烧沸。

制作步骤 肆 撇去浮沫，加入料酒、精盐、白糖、胡椒粉炖煮20分钟至熟香，出锅装碗即成。

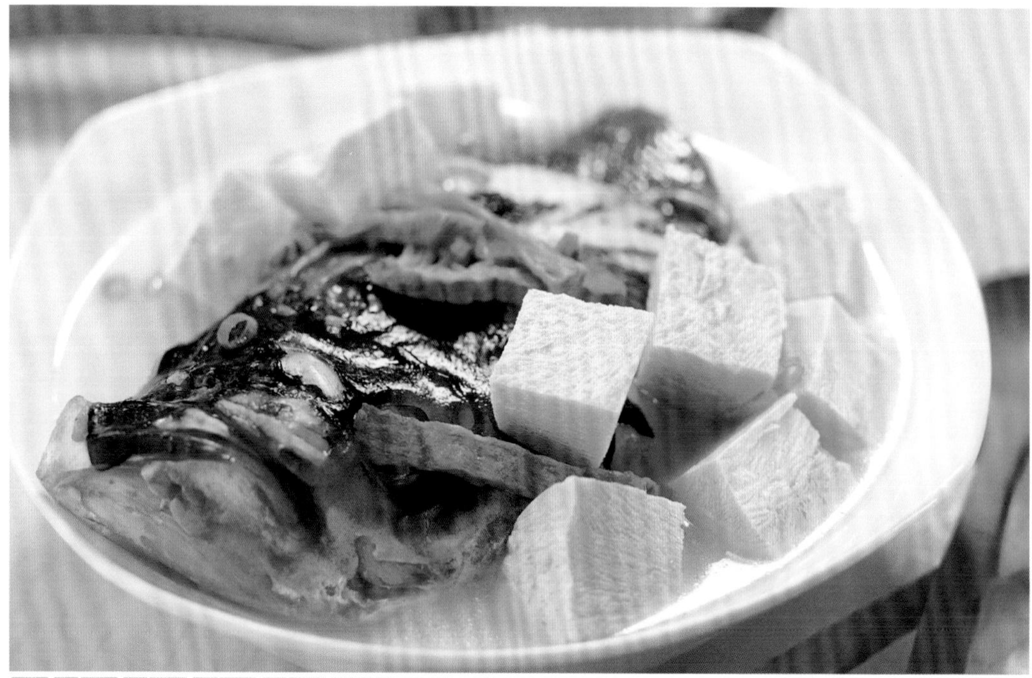

时间：3小时 口味：香浓味美

红枣甲鱼汤

原料 净甲鱼1/2只（约200克），猪瘦肉150克，红枣12枚，鲜百合20克，麦冬15克。

调料 姜片5克，精盐、料酒各2小匙。

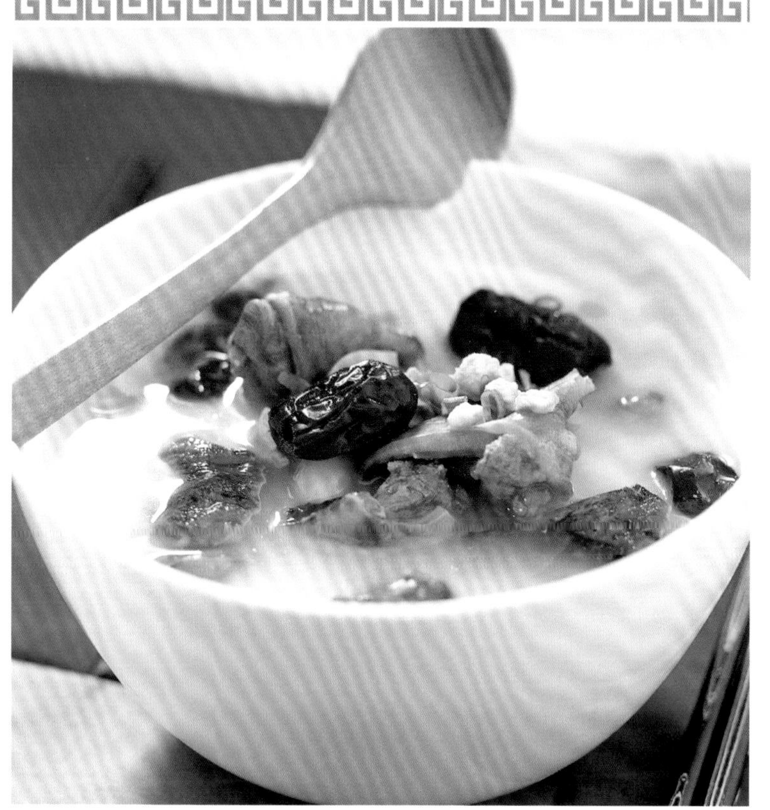

制作步骤 壹 甲鱼择洗干净，剁成大块，放入沸水锅中焯烫一下，捞出，用冷水冲净、沥水。

制作步骤 贰 红枣、百合、麦冬用清水浸泡，洗净；猪瘦肉切成小丁，放入沸水锅中焯烫一下，捞出。

制作步骤 叁 把甲鱼块、猪肉丁、红枣、百合、麦冬、姜片放入炖盅内，加入料酒和适量清水。

制作步骤 肆 再盖上盅盖，放入烧热的蒸锅中，隔水炖煮3小时，然后加入精盐调好口味，即可出锅上桌。

Xiaohan 小寒

时间	每年1月5日或6日	黄经	太阳位于黄经285°
意义	表示天气开始越来越寒冷	属性	二十四节气之第二十三节气

“小寒”、“大寒”、“小暑”、“大暑”及“处暑”一样，都是表示气温冷暖变化的节气。《月令七十二候集解》：“十二月节，月初寒尚小，故云。月半则大矣。”小寒的意思是天气已经很冷，对于中国而言，“小寒”标志着开始进入一年中最寒冷的日子。根据中国的气象资料，“小寒”气温最低的的节气，只有少数年份的“大寒”气温低于“小寒”的。

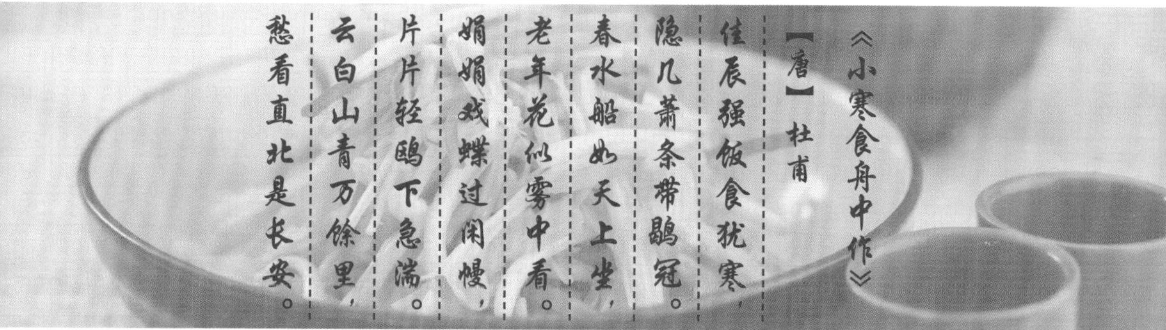

饮食养生

作为冬季的特征，寒属极阴之气，主收藏凝滞，而小寒与小暑恰成阴阳两极，气运彼此相反。故《黄帝内经》早有“春夏养阳，秋冬养阴”的格言，以指导人顺其自然变化而进行保健。人们在经历了春寒、夏暑、秋燥的消耗，脏腑的阴阳气血会有所偏衰，合理进补既可及时补充气血津液抵御严寒侵袭，又能使来年少生病，身体更强壮，达到事半功倍的养生目的。小寒之时可多吃羊肉、鸡肉、核桃仁、大枣、淮山、莲子、百合、栗子等有补脾胃、健脾化痰、止咳补肺功效的食品。当然对于体质偏热、偏寒，易上火者应注意缓补的原则。平时生活上要加强锻炼，注意保暖，特别是寒流来临时，要防止呼吸道疾病的发生。

气候特点

小寒分为三候：“一候雁北乡，二候鹊始巢，三候雉始鸲。”古人认为候鸟中大雁此时阳气已动，大雁开始向北迁移；北方可见喜鹊，并且感觉到阳气而开始筑巢；三候雉在接近四九时会感阳气的生长而鸣叫。

民俗风情

到了小寒，老南京一般会煮菜饭吃，菜饭的内容并不相同，有用矮脚黄与咸肉片、香肠片或是板鸭丁，与糯米一起煮，香鲜可口。其中矮脚黄、香肠、板鸭都是南京的著名特产，可谓是真正的“南京菜饭”，甚至可与腊八粥相媲美。

时间：2小时 口味：鲜香软嫩

清炖狮子头

原料 五花猪肉600克，猪排骨100克，猪肉皮80克，油菜心50克，鸡蛋清2个。

调料 精盐1小匙，味精1/2小匙，葱姜汁、料酒各2大匙。

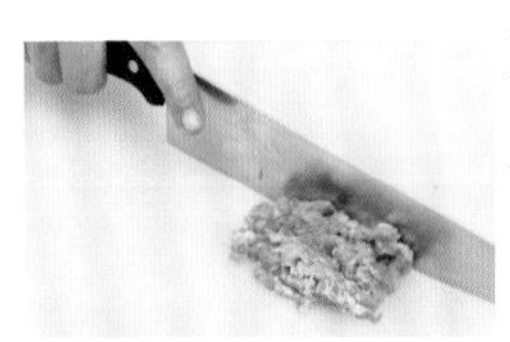

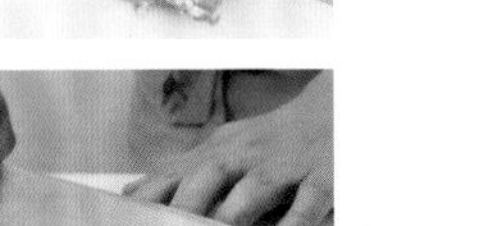

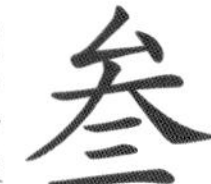

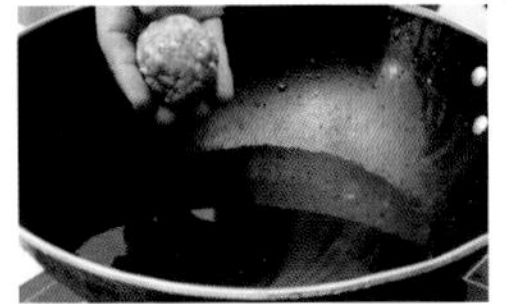

制作步骤 壹 五花猪肉剁成肉蓉，加入葱姜汁、料酒、精盐、味精、鸡蛋清和适量清水搅匀上劲，再用手团成10个肉圆。

制作步骤 贰 猪肉皮刮洗干净，切成小块，放入沸水锅中略焯，捞出、冲净。

制作步骤 叁 排骨洗净，剁成小段，放入沸水锅内焯烫出血水，捞出、沥净；油菜心洗净，切成小段。

制作步骤 肆 砂锅中放入肉圆、排骨、肉皮和清水烧沸，转小火炖约2小时，再放入菜心、精盐略煮即可。

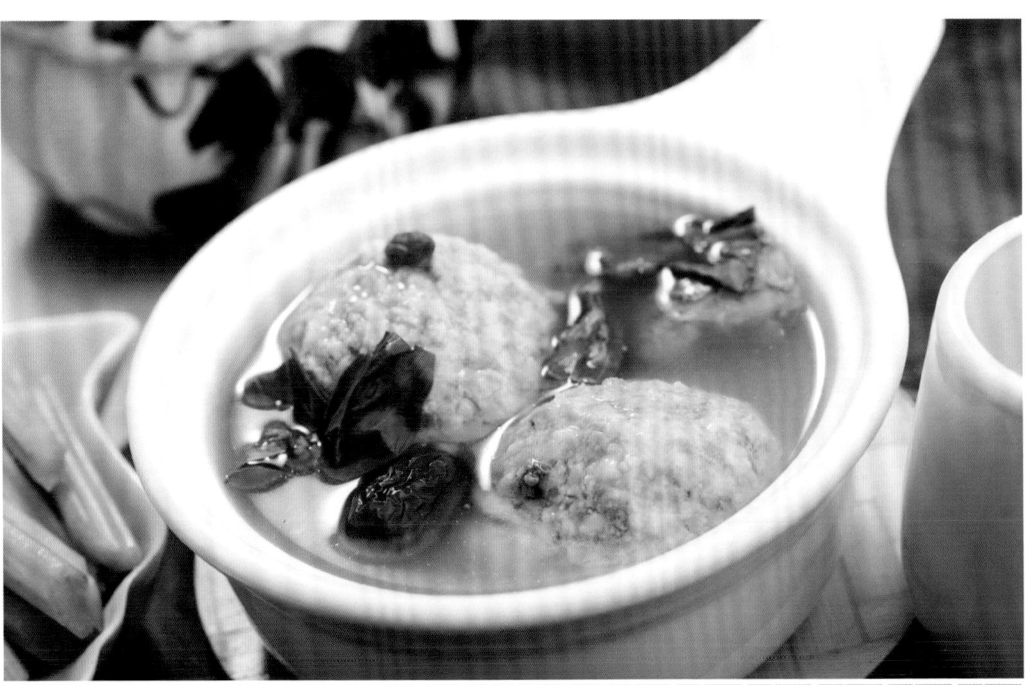

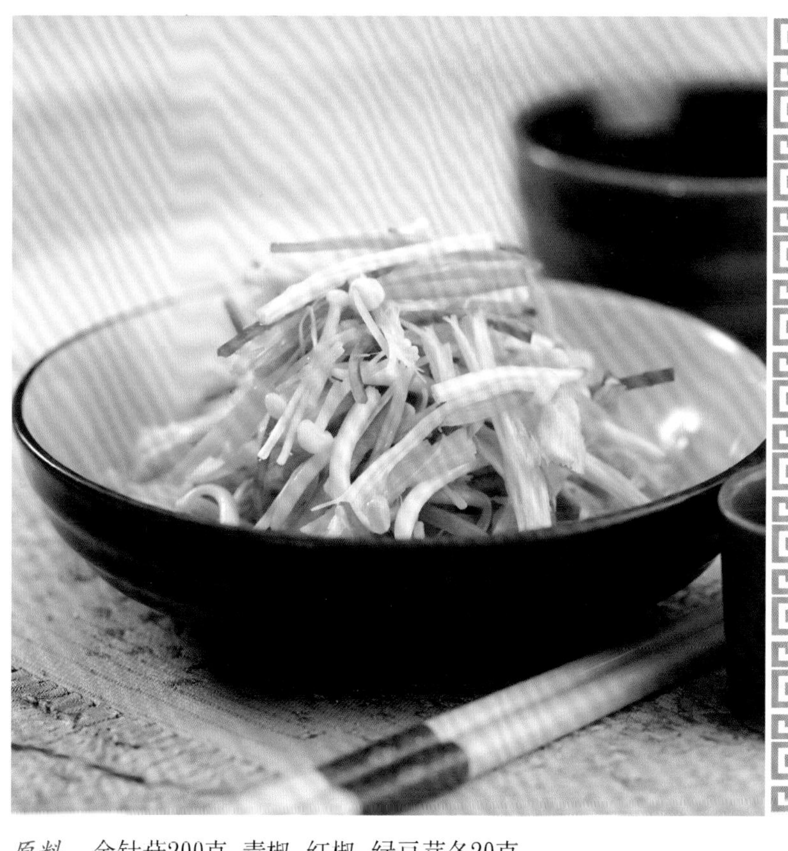

五彩金针菇

时间：10分钟
口味：清香适口

原料 金针菇200克，青椒、红椒、绿豆芽各20克。

调料 精盐、味精各1小匙，香油1/2小匙，植物油2小匙。

制作步骤 壹 金针菇去掉菌根，洗净，切成两段，放入沸水锅内，加上少许精盐焯烫一下，捞出、沥水。

制作步骤 贰 青椒、红椒分别洗净，去蒂及籽，切成6厘米长的丝；绿豆芽掐去两端，洗净、沥干。

制作步骤 叁 锅中加入清水烧沸，分别下入青椒丝、红椒丝、绿豆芽焯至熟，捞出，用冷水过凉，沥干水分。

制作步骤 肆 金针菇、青椒、红椒、绿豆芽放入容器中，加入精盐、味精、香油、植物油拌匀，装盘上桌即可。

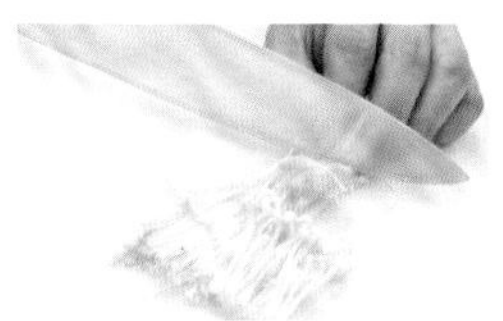

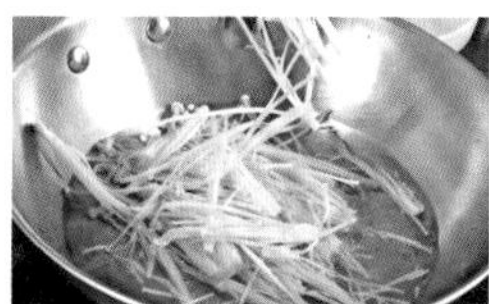

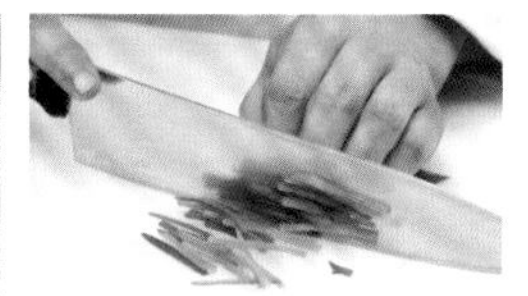

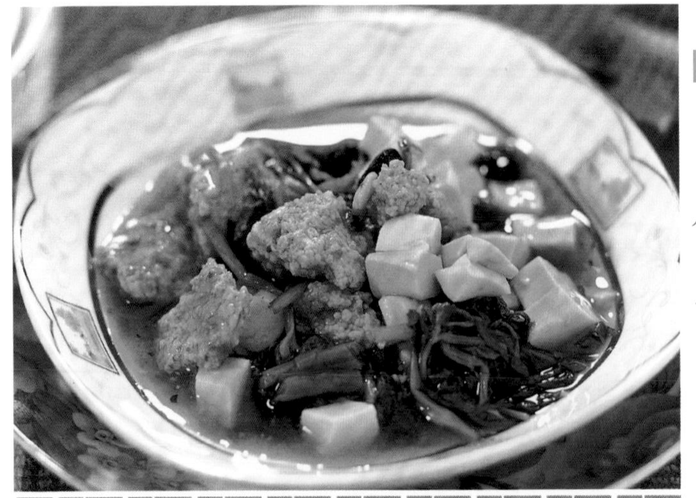

时间：40分钟 口味：香辣鲜麻

鱼籽豆腐

原料 豆腐500克，鱼籽150克，红辣椒15克。

调料 葱末、姜末各5克，花椒8粒，精盐、白糖、酱油、豆豉酱、米醋、料酒各1小匙，水淀粉2小匙，植物油2大匙。

制作步骤 **壹** 豆腐切丁，用淡盐水浸泡10分钟；红辣椒去蒂及籽，切成碎末；鱼籽用清水浸泡，放入沸水锅内略焯，捞出、沥干。

制作步骤 **贰** 锅中加上植物油烧热，先下入花椒、红辣椒、豆豉酱炒香，再放入葱末、姜末略炒，然后烹入料酒，添入清水烧沸。

制作步骤 **叁** 加入豆腐丁、鱼籽调匀，放入精盐、白糖和酱油，用中小火烧至入味，再用水淀粉勾芡，即可出锅装盘。

时间：25分钟 口味：清香软嫩

南煎豆腐丸

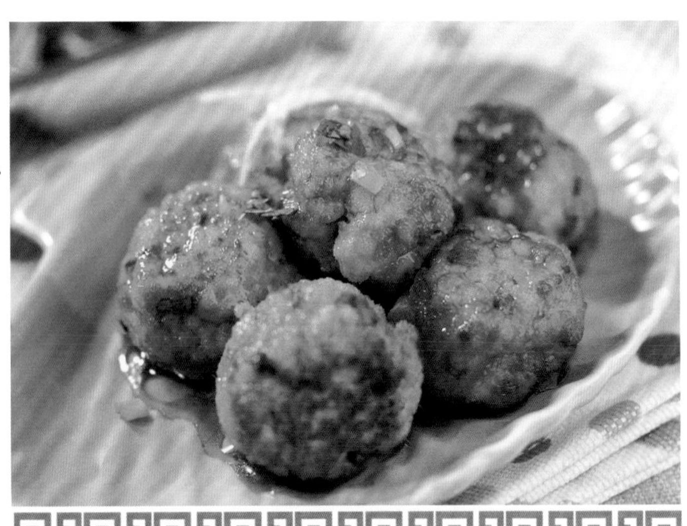

原料 豆腐1块(约500克)，猪肉馅50克，荸荠25克，水发香菇15克。

调料 葱末、姜末各5克，精盐、鸡精、酱油、料酒、淀粉、香油各1小匙，植物油3大匙。

制作步骤 **壹** 豆腐，放入沸水锅中焯烫一下，捞出晾凉，碾成泥状；荸荠去皮、洗净，切成碎末；水发香菇去蒂、洗净，切成小粒。

制作步骤 **贰** 把猪肉馅放在容器内，加上豆腐泥、荸荠碎、香菇粒、葱末、姜末、精盐、酱油、料酒、鸡精调匀成馅料，团成丸子。

制作步骤 **叁** 锅中加油烧热，放入丸子煎至黄色，烹入料酒，加入精盐、鸡精、酱油及少许清水焖熟，用水淀粉勾芡，淋入香油即可。

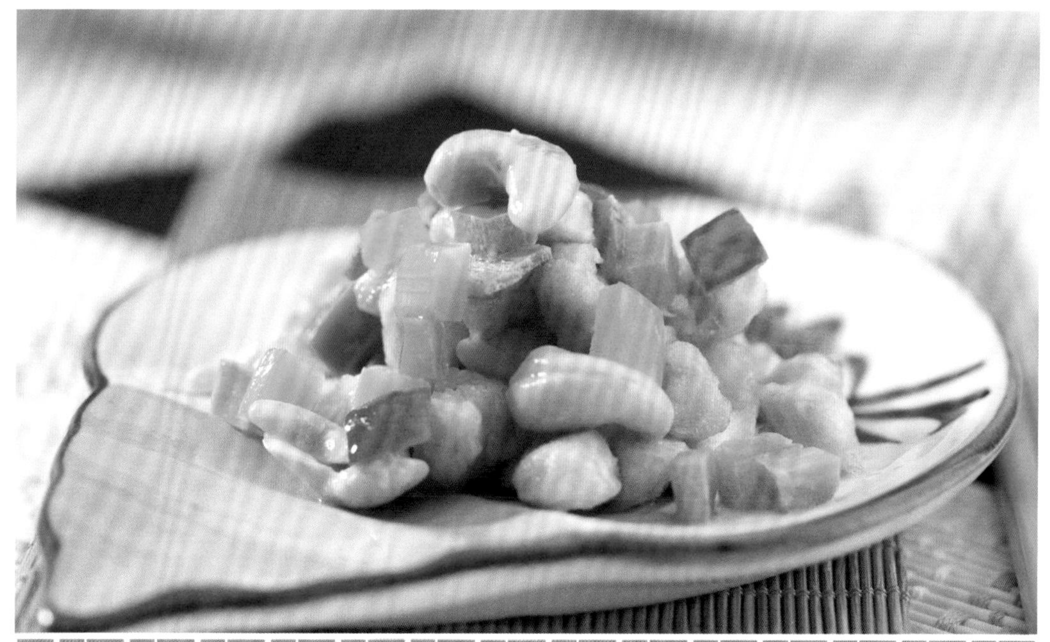

时间：20分钟 口味：鲜咸清香

腰果鸡丁

原料 鸡腿1只(约300克)，酥腰果30克，西芹丁、胡萝卜丁、红椒丁、黄椒丁各15克，鸡蛋1个。

调料 葱花、姜末、蒜片各少许，精盐、味精、白糖、胡椒粉、料酒、淀粉、水淀粉、清汤、香油、植物油各适量。

制作步骤 壹 鸡腿去骨、洗净，切成小丁，用料酒、精盐、胡椒粉、鸡蛋、淀粉拌匀，下入热油中炸透，捞出、沥油。

制作步骤 贰 精盐、白糖、味精、料酒、葱花、水淀粉、香油放入小碗中调匀，制成味汁。

制作步骤 叁 净锅置火上，放入少许植物油烧热，先下入姜末、蒜片炒香，再放入鸡肉丁炒匀。

制作步骤 肆 加入红椒、黄椒、西芹、胡萝卜略炒，然后烹入味汁，加入酥腰果翻炒至入味，出锅装盘即成。

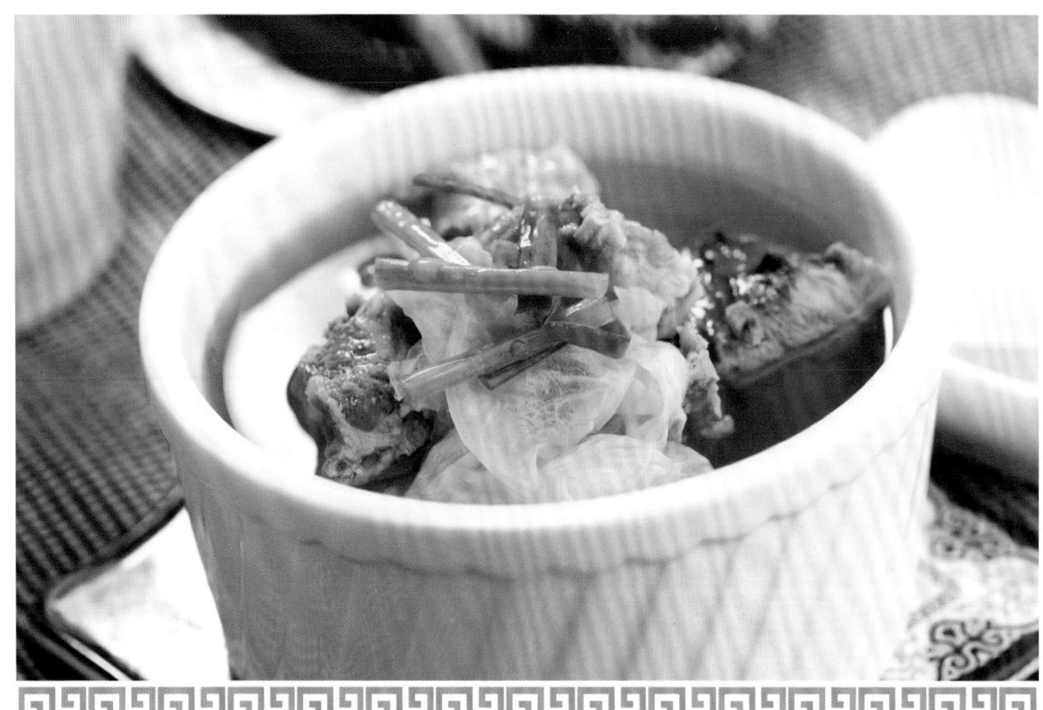

时间：90分钟 口味：鲜香可口

骨头白菜煲

原料 猪脊骨500克，白菜叶350克。

调料 精盐2小匙，味精1小匙，胡椒粉1/2小匙，清汤1000克。

制作步骤 壹 白菜叶洗净，撕成大块，放入沸水锅中焯烫一下，捞出，用冷水过凉，沥干水分。

制作步骤 贰 猪脊骨洗净，剁成大块，放入清水锅中烧沸，焯煮5分钟，然后捞出冲净，沥干水分。

制作步骤 叁 净锅置火上，加入清汤，放入脊骨块烧沸，撇去表面浮沫和杂质，再转小火煮约1小时。

制作步骤 肆 然后下入白菜叶，加入精盐、味精、胡椒粉煮约5分钟，即可出锅装碗。

时间：30分钟 口味：鲜香嫩滑

蛤蜊海带汤

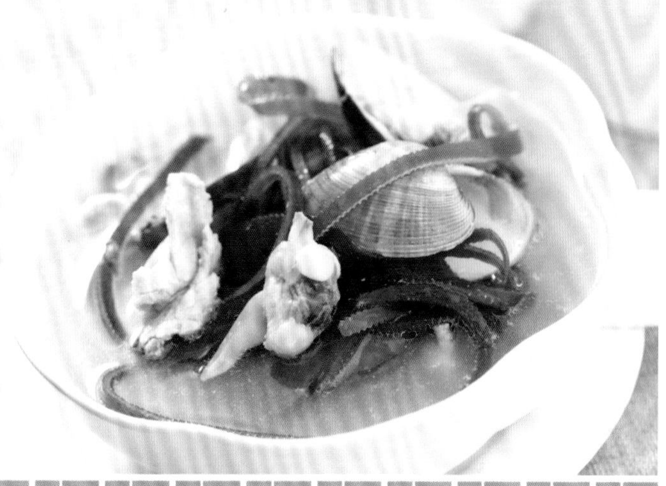

原料 活蛤蜊300克，猪瘦肉、水发海带各100克。

调料 精盐1/2小匙，鸡精1小匙，胡椒粉少许，猪骨汤700克。

制作步骤 壹 把水发海带放入清水中泡透，换清水洗净，沥净水分，切成细丝，再把海带丝下入沸水锅中焯烫一下，捞出。

制作步骤 贰 猪瘦肉洗净，切成薄片，用沸水略焯，捞出、沥干；蛤蜊放入淡盐水中浸泡，使蛤蜊吐净泥沙，再刷洗干净。

制作步骤 叁 锅中加入猪骨汤烧沸，放入海带、肉片煮15分钟，再下入蛤蜊煮5分钟，加入精盐、鸡精、胡椒粉调味，出锅即成。

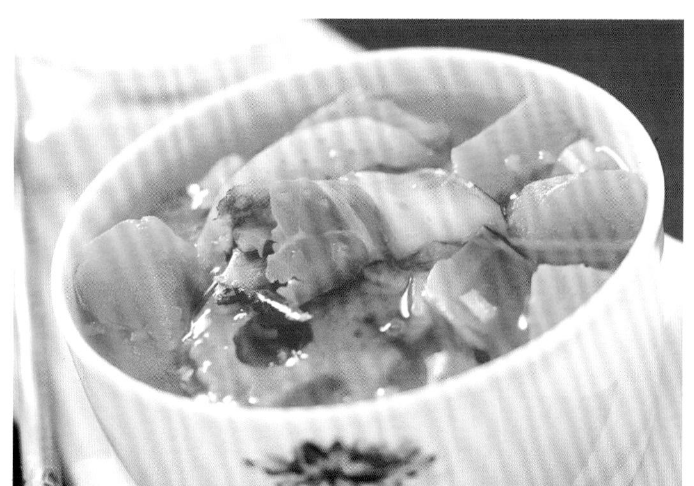

时间：25分钟 口味：软嫩香浓

腊肉南瓜汤

原料 南瓜1块（约400克），腊肉200克，莲藕100克，洋葱末少许。

调料 精盐1小匙，味精1/2小匙，料酒2小匙，植物油2大匙。

制作步骤 壹 南瓜去瓤及籽，切成小块；腊肉洗净，切成薄片，用沸水焯去多余盐分，捞出、冲净；莲藕去皮、洗净，切成薄片。

制作步骤 贰 净锅置火上，加入植物油烧热，先下入洋葱末炒出香味，烹入料酒，再放入腊肉片，旺火翻炒均匀。

制作步骤 叁 添入适量清水煮沸，撇去浮沫和杂质，加入南瓜块、莲藕片煮至熟烂，放入精盐、味精调好口味，出锅装碗即成。

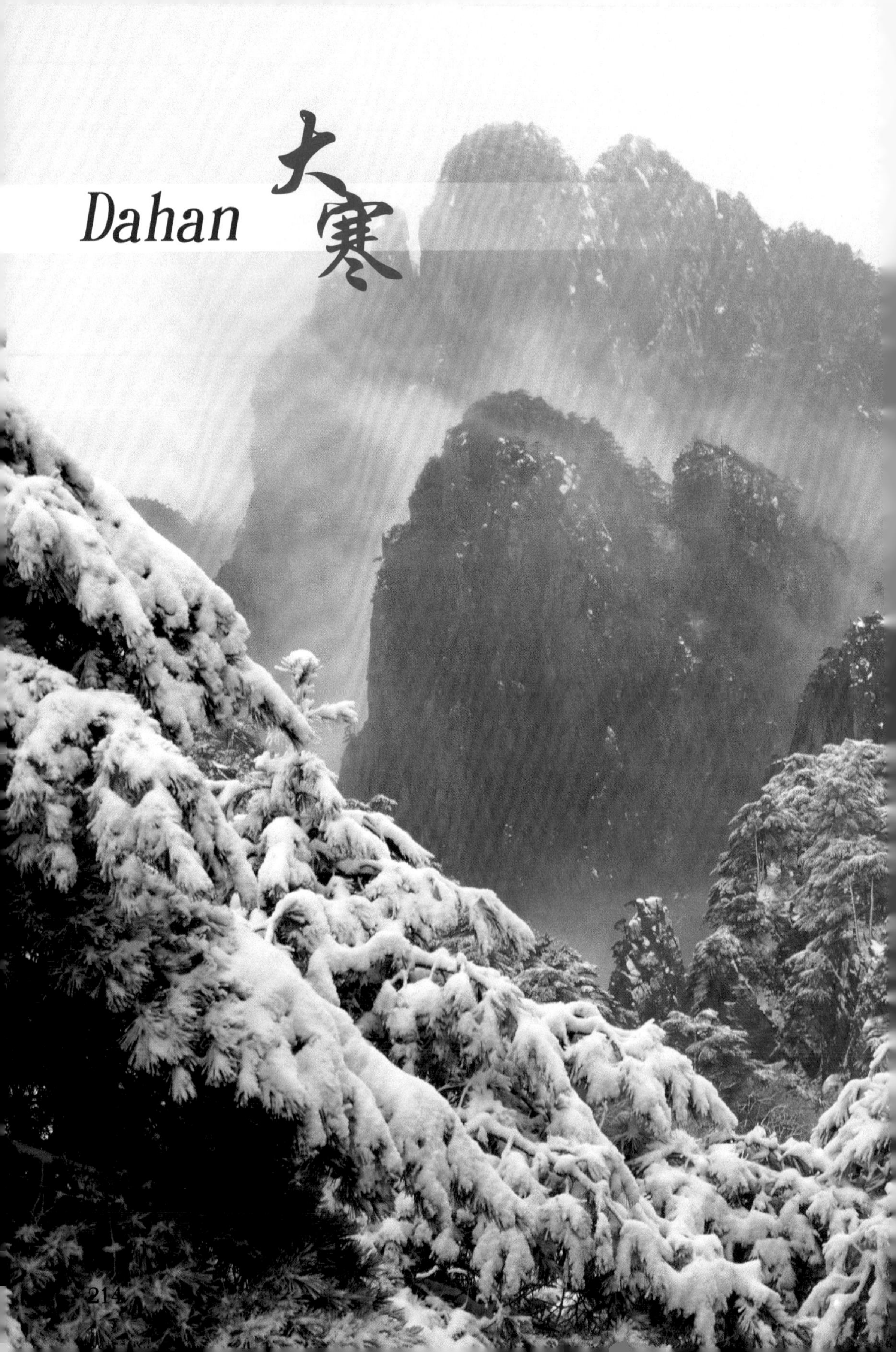

Dahan 大寒

时间	每年1月20日或21日	黄经	太阳到达黄经300°
意义	表示最寒冷时期的到来	属性	二十四节气之第二十四节气

《授时通考·天时》引《三礼义宗》：“大寒为中者，上形于小寒，故谓之大……寒气之逆极，故谓大寒。”这时寒潮南下频繁，是我国大部地区一年中的寒冷时期，风大，低温，地面积雪不化，呈现出冰天雪地、天寒地冻的严寒景象。大寒是中国二十四节气最后一个节气，过了大寒，又迎来新一年的节气轮回。

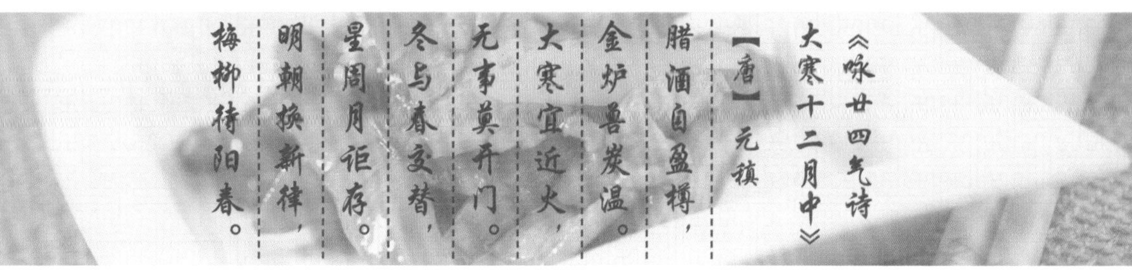

饮食养生

俗话说：“药补不如食补。”在冬季，如果能恰当地选择既美味，又具有补益身体的食物，无疑更易被接受。中医认为，“大寒”养生在饮食上首选温补类食物，比如鸡肉、羊肉、牛肉等，其次可选一些平补类的食物，比如莲子、芡实、苡仁、大枣、银耳、胡萝卜、油菜、菠菜等。由于“大寒”一般又适逢春节，一般家庭都会准备丰富的节日食物，此时还要注意避免饥饱失调，同时也可多吃点具有健脾消滞功效的食物，如淮山、山楂、柚子等。

“大寒”节气是感冒等呼吸道疾病的高发期，适当多吃点温散风寒的食物，可防御风寒的侵扰。比如生姜、大葱、辣椒、花椒等都具有发散风寒的功效。如果因外感风寒感冒时，还可选用“生姜红糖水”来治疗，具有较好疗效。

气候特点

大寒分为三候：“一候鸡乳；二候征鸟厉疾；三候水泽腹坚。”就是说到大寒节气便可以孵小鸡了；而鹰隼之类的征鸟，却正处于捕食能力极强的状态中；三候腹坚表示水域中的冰一直冻到水中央，且最结实、最厚。

民俗风情

大寒时节，人们开始忙着除旧饰新，腌制年肴，准备年货，以备春节，其间还有一个对中国人非常重要的日子——“腊八节”。在这一天，人们用五谷杂粮加上花生、栗子、红枣、莲子等熬成一锅香甜美味的“腊八粥”，是人们过年中不可或缺的一道主食。

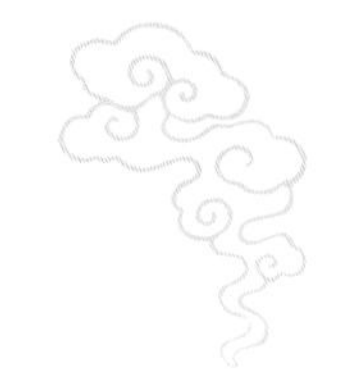

时间：60分钟 口味：香滑浓鲜

大蒜烧蹄筋

原料 鲜牛蹄筋300克，大蒜50克，青椒、红椒各20克。

调料 葱花15克，精盐1小匙，白糖2小匙，海鲜酱油1大匙，料酒、水淀粉各2大匙，植物油适量。

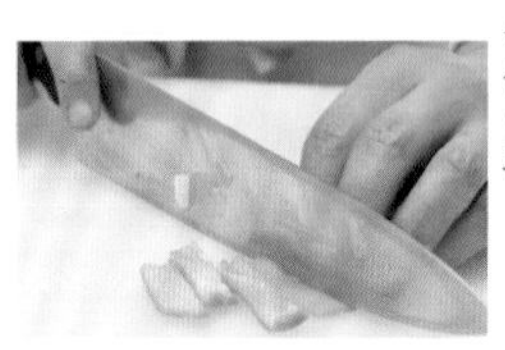

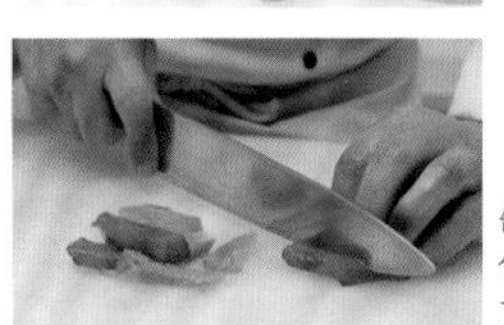

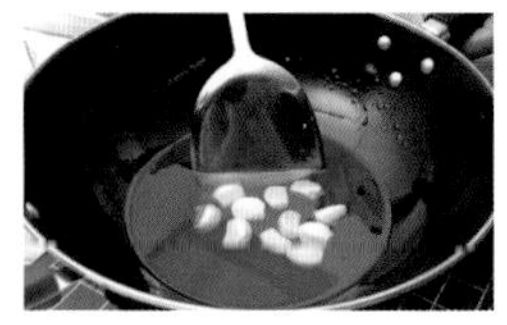

制作步骤 **壹** 鲜牛蹄筋洗净，切成小段，放入清水锅中，用中火煮至熟，捞出牛蹄筋，用冷水冲净。

制作步骤 **贰** 青椒、红椒洗净，去蒂及籽，切成小条；大蒜去皮、洗净，用热油炸成金黄色，捞出、晾凉。

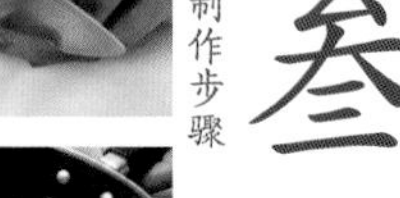

制作步骤 **叁** 锅中放入植物油烧热，下入葱花、蒜瓣炒香，放入熟牛蹄筋、海鲜酱油、料酒、白糖、精盐烧沸。

制作步骤 **肆** 转小火烧至汁浓，再放入青椒条、红椒条翻炒均匀，用水淀粉勾芡，即可出锅装盘。

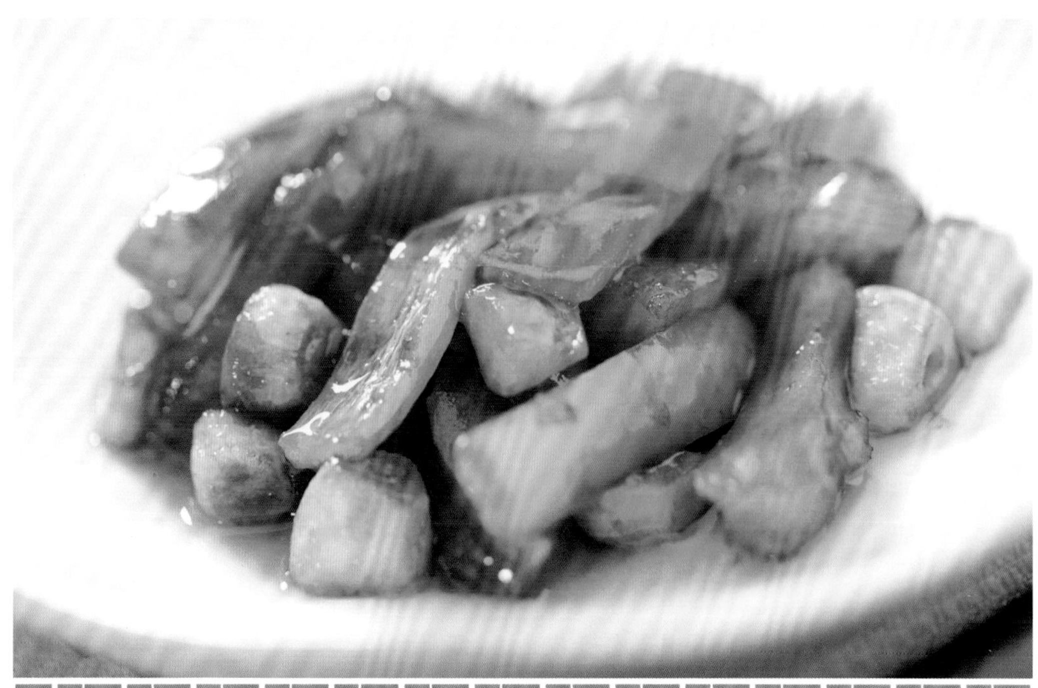

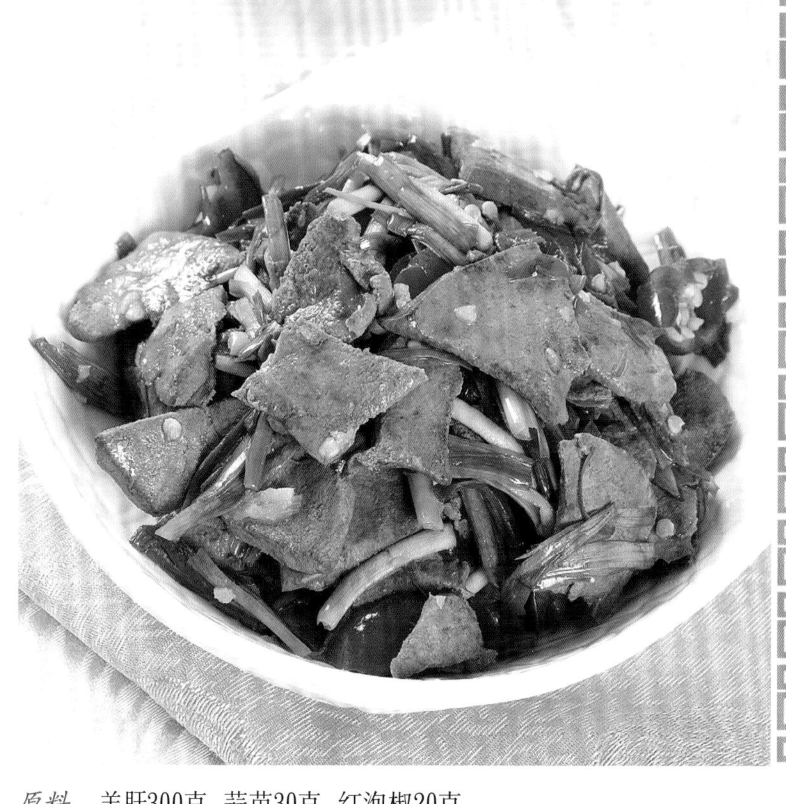

泡椒炒羊肝

时间：30分钟

口味：香辣咸鲜

原料 羊肝300克，蒜苗30克，红泡椒20克。

调料 姜末5克，精盐1小匙，味精、胡椒粉各1/2小匙，料酒、水淀粉、香油、植物油各适量。

制作步骤 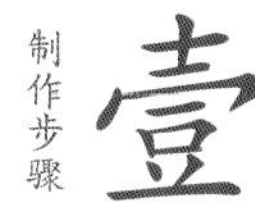 红泡椒洗净，切成两半；蒜苗洗净，切成小段；羊肝洗净，剔去筋膜，切成大小均匀的薄片。

制作步骤 贰 锅中加入适量清水，放入料酒烧沸，再下入羊肝片焯至变色，捞出、沥水。

制作步骤 叁 坐锅点火，加上植物油烧至五成热，先下入姜末、红泡椒炒出香辣味，再放入羊肝片、蒜苗段翻炒至刚熟。

制作步骤 肆 然后加入精盐、味精、胡椒粉炒至入味，再用水淀粉勾薄芡，淋入香油，出锅装盘即可。

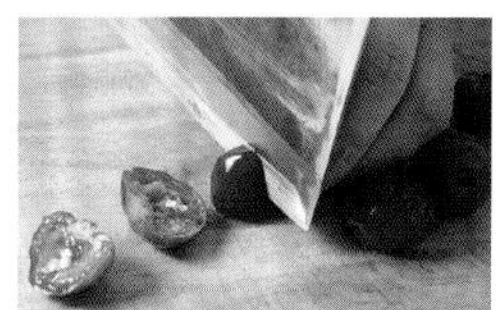

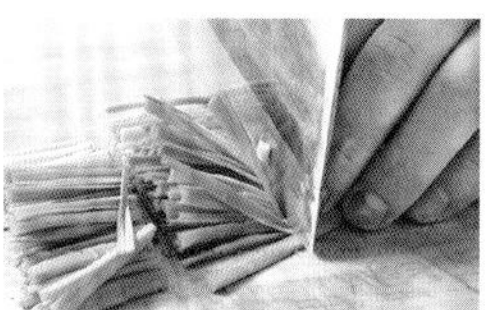

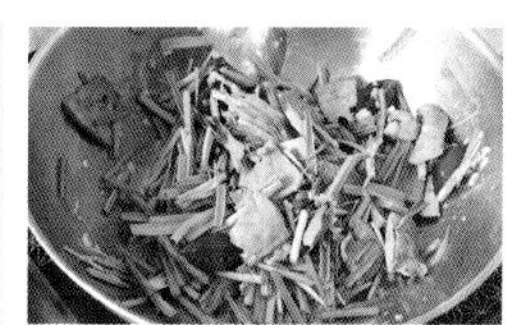

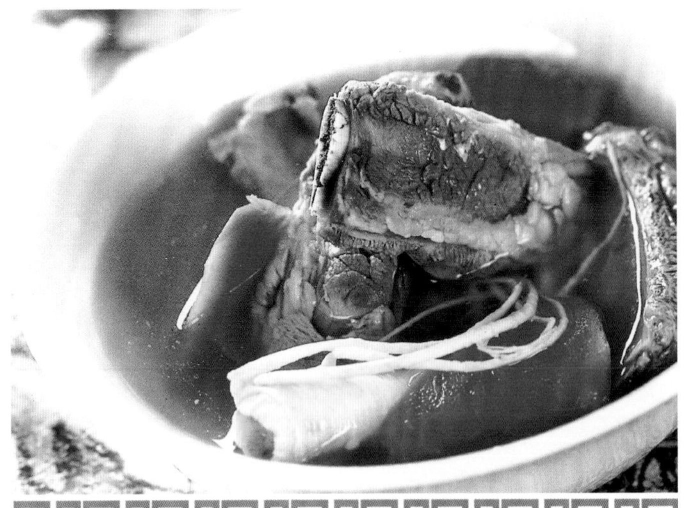

时间：2小时 口味：鲜嫩香浓

木瓜炖猪排

原料 猪排骨750克，木瓜1个（约500克），人参1根（约50克）。

调料 精盐1/2大匙，味精1小匙，鸡精1大匙。

制作步骤 **壹** 猪排骨洗净，剁成大小均匀的段，再放入清水锅中烧沸，焯煮10分钟，捞出冲净，沥干水分。

制作步骤 **贰** 把木瓜洗净，削去外皮，去掉瓜瓤，切成大块；人参刷洗干净，用温水泡软。

制作步骤 **叁** 锅内加入清水、排骨段、人参、木瓜块烧沸，转小火炖1小时至熟，加入精盐、味精、鸡精炖至入味，即可装碗上桌。

时间：30分钟 口味：鲜香嫩滑

铁板鸡心

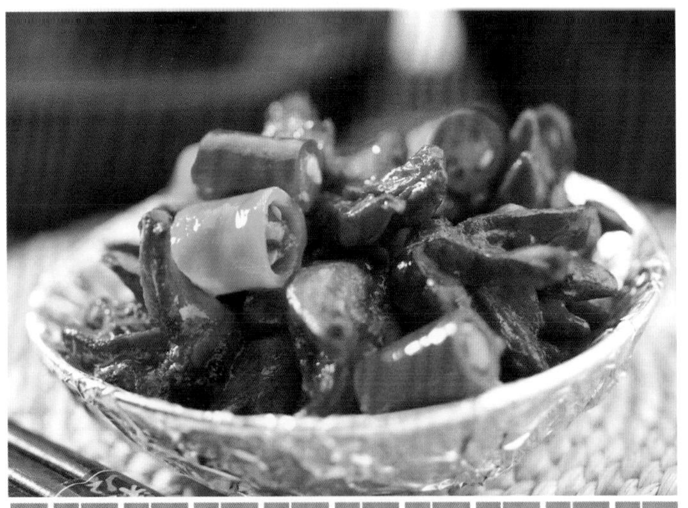

原料 鸡心200克，蒜苗段、香菜叶各少许。

调料 红干椒段、姜末、精盐、味精、葱姜汁、郫县豆瓣、料酒、香油、鸡汤、植物油各适量。

制作步骤 **壹** 鸡心洗净，在心尖上剞上菊花刀，用少许精盐、葱姜汁、料酒腌渍入味，然后下入沸水锅中焯烫一下，捞出、冲净。

制作步骤 **贰** 净锅置火上，加上植物油烧热，先下入姜末、蒜苗段、红干椒段、郫县豆瓣炒香，再添入鸡汤，放入精盐烧沸。

制作步骤 **叁** 然后下入鸡心，用旺火烧焖至收汁，再加入味精调匀，出锅；把铁板烧热，淋上香油，放入鸡心，撒上香菜叶，上桌即可。

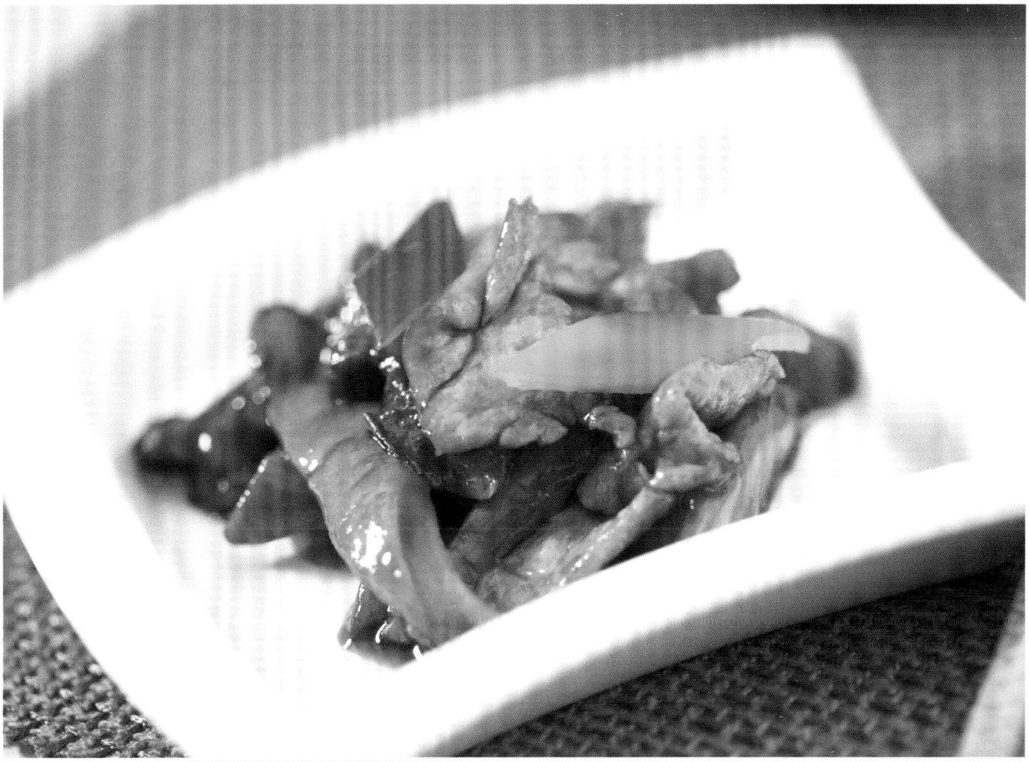

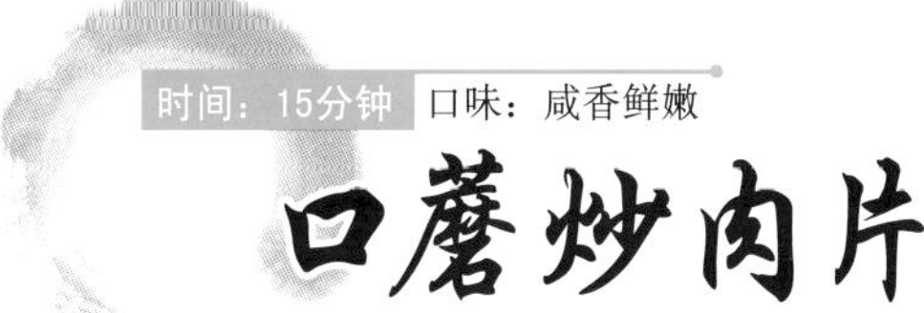

时间：15分钟 口味：咸香鲜嫩

口蘑炒肉片

原料 鲜口蘑300克，猪瘦肉100克。

调料 葱花15克，姜片10克，精盐、味精、白糖各1小匙，酱油2小匙，香油少许，鲜汤5大匙，葱油2大匙。

制作步骤 **壹** 猪瘦肉洗净，沥干水分，切成小片；鲜口蘑去蒂、洗净，也切成小片。

制作步骤 **贰** 坐锅点火，加入葱油烧热，先下入葱花、姜片炒香，再放入猪肉片炒至变色。

制作步骤 **叁** 然后下入口蘑片，加入精盐、酱油、白糖、鲜汤炒至入味，再放入味精炒匀，淋入香油，出锅装盘即可。

时间：30分钟 口味：香辣味浓

黑白冻豆腐

原料 冻豆腐1块(约600克)，鸭血150克，卤大肠80克，青蒜30克，红辣椒片20克。

调料 花椒6粒，白糖1小匙，酱油、豆瓣酱、植物油各1大匙，高汤500克。

制作步骤 **壹** 冻豆腐化开，切成小块，挤净水分；青蒜择洗干净，切成斜片，分开蒜青、蒜白。

制作步骤 **贰** 把卤大肠切成小段；鸭血洗净、切成块，用沸水略焯，捞出、沥水。

制作步骤 **叁** 锅中加上植物油烧热，先下入花椒炸香，再放入蒜白、大肠、冻豆腐略炒，然后加入鸭血、蒜青、红辣椒调匀。

制作步骤 **肆** 再加入白糖、酱油、豆瓣酱、高汤烧沸，转小火烧焖约10分钟至入味，出锅装碗即成。

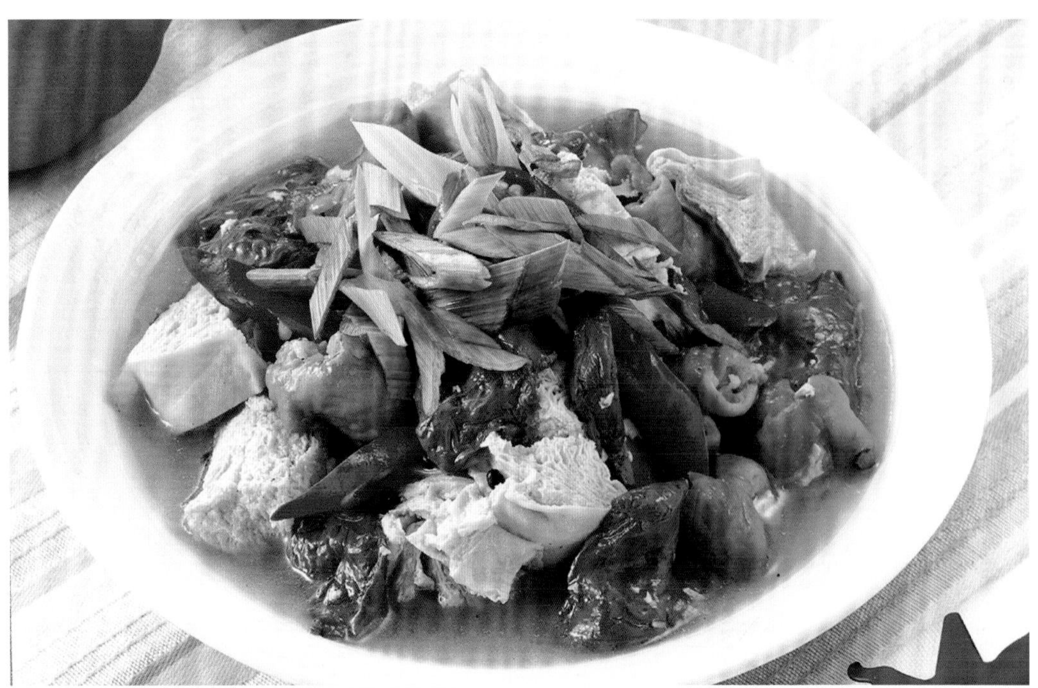

时间：15分钟 口味：咸香酥软

干烧鱼

原料 净草鱼1条（约750克），猪肥肉100克。

调料 葱末15克，姜末5克，蒜末10克，精盐、味精、白醋、料酒各2小匙，白糖1大匙，酱油1小匙，豆瓣酱3大匙，植物油适量。

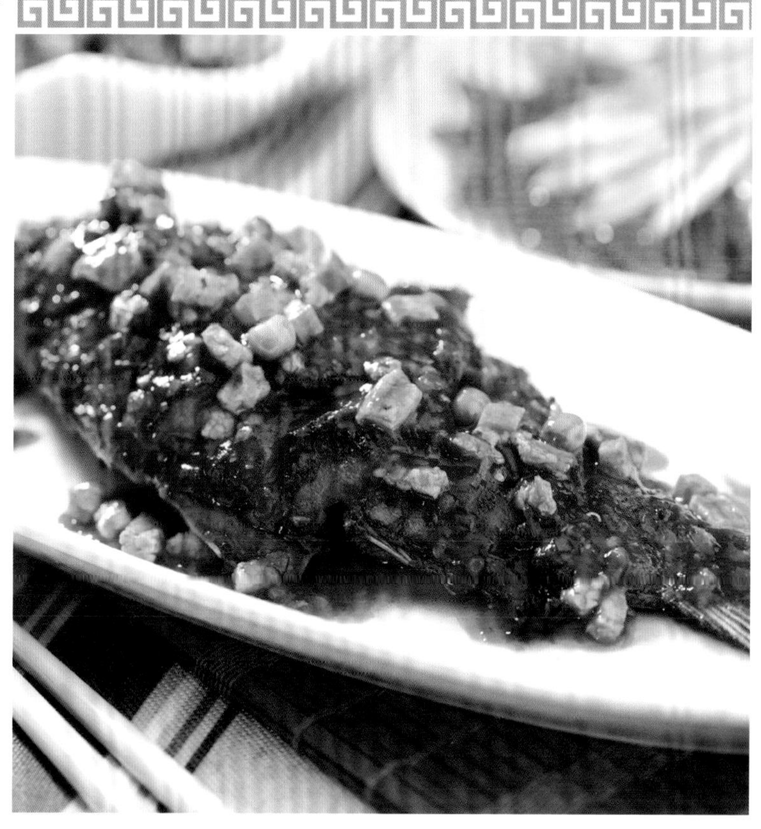

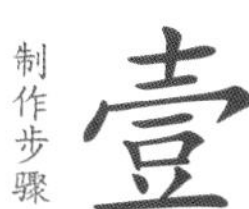

制作步骤 壹 草鱼洗净，表面剞上浅十字花刀，再加入少许精盐、料酒拌匀、略腌；猪肥肉切成小丁。

制作步骤 贰 净锅置火上，放入植物油烧至八成热，下入草鱼炸至浅黄色，捞出、沥油。

制作步骤 叁 锅中留底油烧热，先下入肥肉丁、豆瓣酱、葱、姜、蒜炒香，再加入料酒、酱油、白糖、精盐和适量清水烧沸。

制作步骤 肆 然后放入草鱼，用小火烧至熟透，再加入味精调匀，淋入少许明油、白醋，即可出锅装盘。

图书在版编目（CIP）数据

舌尖上的养生食谱 ： 不时不食的24节气美味攻略 / 高玉才主编. -- 长春 ： 吉林科学技术出版社，2013.8
ISBN 978-7-5384-7015-4

Ⅰ. ①舌… Ⅱ. ①高… Ⅲ. ①食物养生－食谱 Ⅳ. ①R247.1②TS972.161

中国版本图书馆CIP数据核字（2013）第200319号

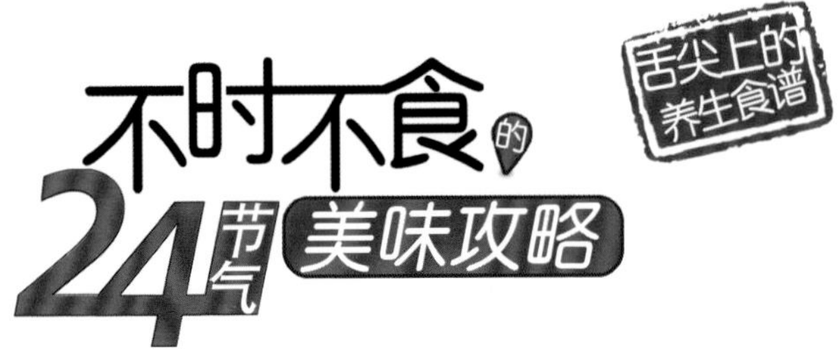

主　　编　高玉才
出 版 人　李　梁
责任编辑　张恩来　赵　渤
封面设计　长春创意广告图文制作有限责任公司
制　　版　长春创意广告图文制作有限责任公司
开　　本　720mm×1000mm　1/16
字　　数　260千字
印　　张　14
印　　数　1—15 000册
版　　次　2013年10月第1版
印　　次　2013年10月第1次印刷

出　　版　吉林出版集团
　　　　　吉林科学技术出版社
发　　行　吉林科学技术出版社
地　　址　长春市人民大街4646号
邮　　编　130021
发行部电话/传真　0431-85677817　85635177　85651759
　　　　　85651628　85600611　85670016
储运部电话　0431-84612872
编辑部电话　0431-86037570
网　　址　www.jlstp.net
印　　刷　沈阳天择彩色广告印刷股份有限公司

书　　号　ISBN 978-7-5384-7015-4
定　　价　29.90元

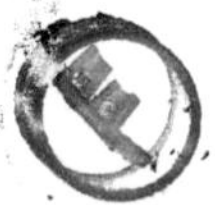